幕末防長儒医の研究

幕末防長儒医の研究

亀田一邦著

知泉書館

はしがき

幕末――それは欧米中心的近代主義が極東の最涯にある小国を、周辺諸国とあわせて頭から丸呑みにしようとした時代であった。

嘉永六年、アメリカの砲艦外交による世界参入への強制が開始されると、本州西端に位置した毛利氏の領国防長でも開鎖論が喧騰した。あるものは協調・融和を説き、相手制度を模倣して交易通商を主張し、またあるものは抵抗・反発の論理を基軸とする攘夷論や積極的攻夷論を展開した。対外施策は思想、経済、内政問題とも複雑に絡み合い、長州の藩論確定までには少なからぬ紆余曲折を経たことはよく知られる。しかも、選択の結果は下関戦争と征長という藩国存亡の危機を招くのであり、その備えとして対処された奇兵隊の創設は、封建身分制崩壊のプロローグとなった。防長はかようにして伝統から近代へのドラマチックな変革を皮膚感覚をともなって体験することになった国内唯一の土地であった。

ひるがえって今日の世界情勢をみるに、我々もまたグローバル化という大きな歴史的転換期に遭遇し、無数の困難と矛盾のなかで不安な生を余儀なくされている。世界は米国権力の横暴にさらされ、アメリカ的企業資本主義が各地で政治・経済的不平等、暴力的対立の永続化をもたらし、また消費主義、物質主義の蔓延は、各民族の文化的アイデンティティをも奪おうとしている。グローバルな変動の渦に巻き込まれた現在、我々は自国だけではもはや統御しきれぬ巨大なリスクに囲まれて存在しており、それはかつて列強外圧と対峙した幕末の状況に酷似する。我々はこの現実を自覚し、真剣に新たな展望を開く必要がある。問題解決や障碍の超克にいかなる思考でのぞみ、どんな方策を用いるかを提示することはそう簡単ではないが、ひとまず歴史を鑑としたい。類似する状況下における過去の歴史を振り返ることで、何らかの有益な示唆と実践の勇気が与えられることになるだろう。

本書に収録した各論考は、地方における限定された時代の思想史、学術文化史の解明をテーマとしてある。しかし、研究の内発的動機は、いまも拡大、加速しつつある、前述のグローバリゼーションへの困惑に発し、その対応を筆者なりに検討するために準備されたものである。

幕末維新は近代化と同時にグローバル化を成功させた時代であった。その過程において、国民統合、政治理念、個人倫理、風俗教化等に関する指導的役割を儒家が担った。また西洋の自然科学にいち早く接近し、合理性、実証性を身につけ、西洋文明の受容体制の充実に貢献したのは医家たちであった。近代化の推進役となった開明派儒医たちは、いったい何に苦悩し、いかなる解決策を導き、そしてどのように行動して目的を達成し、あるいはまた挫折、失敗を体験したのであろうか。こういった儒医の思考や行動様式、生涯の軌跡を考察することで、客観的、比較的、批判的な自己検証の準備が整うのであり、いわゆる再帰性の行使へと前進することになる。そうしてこそ今日の歴史的転換期を主体性を失わずに生き、融合と創造に向けての新たな可能性の模索が開始されると私は考えるのである。

さてまたこの書は一面において、幕末期に我が国最大の危難をリアルに体験した防長の知識人と、その周辺の人々の日常を描き、彼らの知的実践やその社会的機能の方面から思想史研究を企図したものともなっている。近世防長では予想以上に海上交通網が発達していた。それが知識人のネットワーク拡大を容易にし、双方の結びつきは相互依存、相互作用をともなって発展した。その結果、比較的早くから藩という閉鎖社会を超えた活動を志向する儒医が輩出する。その典型が馬関の永富独嘯庵と三田尻の斎藤方策であろう。

ことに馬関、赤間関と呼ばれた下関は、政治、経済、文化的見地からみても、単純なローカリズムの枠組みで論じられる地域ではなく、各方面からもっと注目されるべきかと思う。下関は長崎と京坂、あるいは北前航路における北地と内海といった、物流・情報の中継地点としてすこぶる重視され、当地は西国随一の経済的繁栄をみせ、他に類例のない港湾都市、商都として隆盛を誇ったのであった。そういう意味からも、下関は資本主義的近代化の先駆となるべき種々の条件を備えた土地であったと結論される。

幕末になると商品経済、通信・輸送制度はさらに発展し、外国船の通過や不時寄港等の外的要因も重なり、下関のボーダレス化が進む。先見の明をもった坂本竜馬が当地を活動拠点に選んだこと自体、下関が藩から国家、国家から世界へという国内外に向けての雄飛の窓口として機能していたことを証明する。このように下関は当時のグローバルな力の影響を著しく受ける形勢にあったが、その反動もまた凄まじい状況が展開した。文久・元治期にはナショナリズムが席巻する思想・政治都市へと変貌し、ついには無謀な攘夷決行の場となる。これと相前後して反攘夷派に対するテロリズムも横行し、常時戦時体制下に置かれたこともあって人心は安定せず、町は活気と殺気を同時に孕んだある種の恐怖都市の様相を呈した。書中にはかかる当地の特殊性や属性をふまえて、学術文化史、思想史における下関の位相に触れ、ローカリティ（現場性）を扱う論考も含んでいる。本書が下関に縁ある知識人をより多く取り上げたのは、そういった地域性の影響により、変革期にみる人間群像が多様で、個々の躍動がむしろ日本海側の萩を超えると実感されたからである。幕末という激動の時代、破壊と創造の舞台となる下関に誕生し、あるいは生活し、さらには当地の教学に関わった儒医を考察対象とすることは、知識人における思惟の近代化を探るうえからもごく重要な意味をもつと思う。本書に取り上げた防長の儒医たちは、誰もが矛盾に対する省察や批判能力を喪失していない。体制派の藩儒や藩医たちの保守性に比較すれば、どれほど再生産のエネルギーを秘めていたかが分かるのである。例えば福地苟庵はすでに化政期の段階で開国通商論者として行動し、また攘夷が過熱した元治期、松本濤庵は関門海峡を通過する外国船に石炭の密売を計画したという。攘夷の聖地たる下関に、かくも異彩を放つ儒医が逞しく育っていた事実に対し、私はただただ驚くばかりである。

防長は大内氏の時代より大陸の先進文化の摂取に熱心な土地柄であった。その点からすれば、数百年も前から東アジア漢字文化圏におけるグローバル化の先進域であったといえよう。伝統は近世末まで連綿として継承された。吉田松陰は『講孟箚記』終章で「抑々吾が長門の国たる、西海の陬にあり、海を隔てて西、鄒・魯と対峙す。鄒・魯の聖賢を喚び起すこと固より長門人の任なり」と述べたが、これは普遍主義と個別主義の融和に基づく創意であったと解釈することもできる。松陰の脳裡にはもはや清国も日本もなかった。そこには境界のない革命思想が時空を超越して存在したに過ぎない。その松陰の自由暢達な精神が防長の人々に維新をなしとげさせたのである。孟子の遺風は松陰を感化し、松陰は松門の諸士にこれを及ぼして志を達し、なおかつ今日の我々の教育や学問のありかたにまで影響を及ぼし続けているのである。防長における維新回天の実現を底支えしたものは、あるいは大内時代の南村梅軒、桂庵玄樹（ともに周防人）にまでさかのぼる儒教グローバリゼーションではなかったか。もちろんそれはあくまでもひとつの仮説に過ぎないのだが。

そうして最後には、実際にトランス・ナショナリズムを実践し、理想的な善隣友好を展開した事例を掲げてみた。本篇は防長儒医論の範疇から逸脱した部分も多いが、福地苟庵という儒医を介して、下関、長崎、清国浙江の地が一直線に結ばれていたことの現代的意義を重視し、あえてここに加えた次第である。苟庵以下数名の長崎文人と乍浦の騒客たちは、中国の文語を媒介とし、積極的な異文化コミュニケーションを楽しんだ。さらに咸豊・同治期、浙江は太平天国の乱で山河も人心も荒廃し、詩文交流に興じた清人たちも居場所を失う。流民となった彼らのなかには、遠く海を隔てた隣邦に寄寓し、難を避けたものもあった。長崎の人々は深くこれに同情し、歓待に余念がなかった。このように幕末の日中間に学術・文化的交流を通じ、感情的な深さや道義性を共有できる文人コミュニティが形成されていたことは、将来の日中関係を考えるに当っても何らかの啓示を与えてくれよう。

地方史研究はとかく郷土自慢の域に堕してしまいがちであるが、筆者は以上に述べたような問題意識を反芻しながら、幕末防長ゆかりの儒医たちの事蹟調査を続けた。各篇に述べた彼らの思惟や行動が、いま我々を呑み込もうとしている歴史的変動への対応に、的確な指針と助言をもたらすものと確信している。

目　次

第二編　防長王学の展開

第三編　医侠松本濤庵の研究

第四編　下関と広瀬旭荘――通儒の悲劇

第五編　下関出身の草莽儒医とその活躍

幕末防長儒医の研究

第一編　坂家連璧考

久坂玄瑞の神医説

――安政末における起医の決心――

はじめに

松門四天王の一として知られ、文久・元治の萩藩政局に主導的役割を担った久坂玄瑞は、ともすると忠烈義士の亀鑑のごとくに扱われることが多いが、それは禁門の変における鷹司邸内での寺島忠三郎との自刃の様子が余りに壮絶であったことと無関係ではなく、与えられた江月斎義天忠誠居士なる法号自体もかかる意識の存在を客観的に証明するように思われる。右のイメージは必ずしも否定されるべきものではないのかも知れぬが、いささか臨終の姿を美化した感が強いようである。我々はもっと久坂と「生」との関わりに目を向けてもよいのではないだろうか。

そもそも久坂は医（二十五石、本道、道三流）を家職として藩府に仕える身であった。この医業の継承を久坂自身が不本意に思っていたことは、各評伝類が言うように動かしがたい事実である(1)。しかし、久坂の廃医をめぐっては内なる葛藤が存在し、決して直線的な経過をたどるものではなかったのである。ことに松陰師が江戸へ檻送され、刑殺の大難を予感し始めてからは、あろうことかその反対に医として身を立てることを宣言するまでに至るのである。

本論はこの安政末における久坂の起医事情を整理しながら、その過程において創出された神医説にふれ、従来見落とされがちであった憂国医家としての久坂像を浮き彫りにすることを目的としている。

一　家学継承に対する鬱懐

久坂別家は譜代となって三十余年と日も浅く、藩医中では新参の部類であった。しかし、祖父良悦、父良廸はともに手廻組に属して君側の信頼も厚く、且つ長兄玄機は医学ばかりか洋式兵学にも通じて、藩府から大いに将来を嘱望される身であった。(2) このように久坂別家の家運は上昇の兆しを見せていたが、安政初年、不幸にも父兄が相次いで病没するのであった。

その結果、本来ならば他家へ養子に出され、まずもって家督を襲うことのなかったであろう三男の秀三郎が、玄瑞と法体名替して、家名を背負うのは安政初年六月のことであった。しかもそれは十五歳という最も多感な時期であっただけに、にわかに人生の設計図の変更を余儀なくされたことへの反発は相当に大きなものがあったかと思われる。ただそのような苦境にありながらも、久坂はよくこれに耐えて学業に邁進する日々を送っていた。後日の行動からややもすると松下塾における尊攘学への傾倒のみを連想しがちであるが、久坂家と同じ平安古にあった吉松塾で医学の基礎教育たる漢学の手解きを受けた後、藩医養成所の好生館に在籍し、家学の研鑽に精励していた点も記憶しておかねばならない。

久坂日記には、蘭文法の学習を怠らず、原書へ熱中する勉強家玄瑞の姿が方々に見える。(3) しかし、原書はすべて軍事書であり、軍艦運転術や艦砲術の講義へ積極的に参加しており、久坂の興味は医学よりもむしろ西洋兵学にあったといえるようである。もちろん、漢・蘭医学の修得へも真摯な態度を貫いたが、それはあくまで表面的なもので、本音の部分では家学を修めることへの大きな不満がうずまいていたのである。

『丁巳鄙稿』（安政四年）の詩中には、その点についての明瞭な意思表示をうかがうことができる。

有感（第二首）

十五家兄随父亡　　十五　家兄　父に随ひて亡せ
医林継職杏花場　　医林　職を継ぐ　杏花の場
向人漫称医天下　　人に向ひて漫りに称す　天下を医せんと
胸憶不畜療人方　　胸憶　畜へず　人を療するの方を

また、年次不明の作品を一括して収めた『雑詩』の中にも、これと同様の趣旨の詩を確認することができる。

失題（第五首）

問職言我医　　職を問へば言ふ　我は医なりと
清治我不知　　清治　我は知らず
疎傲漫自負　　疎傲　漫りに自負す
閑却伝家匙　　閑却す　伝家の匙と

そうしてその思いは、『己未鄙稿』（安政六年）に見える「書慨」詩中の次の二句において、自己内部にいよいよ増殖していたことを知るのである。

我本齠々刀圭児　　我は本　齠々たる刀圭の児
読書幾歳不知医　　読書　幾歳なるも医を知らず

これらの字句には、自らの意志とは無関係にやむなく継承した家学への鬱懐が如実に表れており、そこに久坂家四代目としての自覚と責任のもと、真剣に医学を研鑽しようとする意欲を読み取ることは到底できそうにない。

二　入江宛書簡に見る神医説

この不満は尊攘運動の活発化にともなって、久坂の心中で昂進していった。膨張の最初の契機は、安政四年の九州遊学における宮部鼎蔵以下の尊攘派有志との接触であり、さらには帰萩後すぐの松陰への入門であった。ところが、安政五年十二月、松陰師が学術不純をもって再び野山に下獄し、さらに翌年五月に東送の措置がとられると、久坂の胸中に顕著な変化が起こる。その思いが極点に達するのは、安政六年の七月から九月にかけてのことで、これはちょうど松陰の刑死（十月）直前の時期に当たっている。久坂は同年九月晦日付の入江九一宛書簡において、そのことを次のように述べている。

僕曾て暢夫（高杉）に力を経済に尽し、国政を変革すべしと云ひしことあり。又々論じやるべし。老兄（入江）は何卒名教を維持すべし。僕先日以来、大発明あり、事有れば則ち為す有り、事無ければ則ち医と為るも、亦た神医と為るべく、名医と為るべからず。(4)

高杉には藩官僚となって藩政改革を期待し、入江には儒員となることを助言し、自らについては条件付きながらも医者になることをこのように表明しているのである。足軽の入江については、一旦益田弾正の家来にしてから藩儒の片山家に養子に入れようとする話があり、松陰師を中心に工作が続けられていた。これは安政五年十月の話である。右の「事有れば為す有り、事無ければ則ち医と為る」という考えは、松陰がかつて久坂に示した、

「事起これば事有る所へ行き、事を成すより外はなし。(5)」（安政五年八月中旬）という言葉を、久坂なりに咀嚼したものと見られる。

この手紙に加えられた自注には、前掲部分よりいっそう決然とした筆致で、「帰する所は医術なれど、今は尚ほ手を下さざるなり。(6)」と述べられており、このように依然気持ちの上では藩医志望に変わりのないことを久坂が入江に伝えている点は大いに注目されるところである。

三　『海域大観』――西洋医療制度への賛嘆

久坂の考え出した神医の具体的な中身については後述するとして、まずその創意に際していかなるものの影響があったかという点を明らかにしておきたい。

医家志望への翻意は、すでにこのふた月前、『九仞日記』、七月八日の条に、以下のごとくに記されていた。

是の日、予、密かに発明する所有り。余、当に名医と為らずして、神医と為らんと。(7)

この「名医」に対置される「神医」の語は、古く『列子』（力命篇）に見えるものであるが、その内容が久坂の神医説に直接の示唆を与えたとは考えにくいものである。ならばいったいいかなるものに触発されて久坂の神医説は創出されたのであろうか。その神医説の形成に深く影響を与えたもののひとつが清・徐朝俊の『海域大観』であった。(8)海外事情を簡略に紹介した本書の読後感を久坂は次のように書き残している。

是の日（七月八日）、海域大観を閲す。其の院を病院、幼院に分かち、其の他、学問の等科を分かつに至っては甚だ妙。科は、或は各国の史書を立て、或は守教道を主とし、或は教化を興すを主とし、其の師儒の書生を考閲すること頗る厳にして、余、謂へらく、西洋諸夷を拒む者は、大艦巨砲に在らずして、当に大いに教化を興すべきなりと。(9)

右の内容は「第二、大洲欧邏巴」の条に確認される。先の神医説はこのすぐ後に記されているため、久坂が本書から直接の触発をうけてこれを案出したことは明白である。

久坂は同月十九日にも再度この点にふれ、

余も亦た深く養生喪死の政の地に委して、西洋却って病幼貧の三院に尽力するを悲しむ。(10)

と言及しており、このように繰り返し、外国の医療、福祉行政の充実ぶりを羨慕する発言がなされていることは、本書の印象が決して小さくなかったことを示すものである。なお養生喪死の語は『孟子』首章に見える。

四　玄機遺著の発見——種痘関係訳述書と「医竇」

しかし『海域大観』からの刺激だけで神医説が生み出されたわけではなく、ここにいまひとつの偶然が関与した。七月二十五日、親戚の中井家に預けていた蔵書の中から、長兄玄機の治痘関係の訳述書を発見したことがそれである。

玄瑞とともに、世に〝坂家の連璧〞と称された久坂玄機は、『防長回天史』(第一編、蘭学の奨励)にも、

周弼(青木)等の唱導は自ら藩内蘭学研究の精神を鼓舞したるものの如く、此の学を以て名あるもの次第に輩出す。竹田庸伯、青木研蔵、久坂玄機、老臣毛利蔵主の家臣松村太仲、同毛利筑前の家臣、東条英庵、田上宇平太等、其の顕著なる者なり。

とその名がみえ、長藩蘭学史上に重要な位置を占める人物であったが、志半ばにして病没したことはすでに述べた。玄瑞はこの賢兄を畏敬の念をもって見つめていた(11)。その仰慕する亡兄に西洋兵学書の翻訳があることは前以て承知していたが、医学方面の訳述書が存在することをこれまで知らず、今回はじめて知ったのであった。

亡兄、曾て新撰海上大砲書及び銃隊指揮令を訳し、又、牛痘諸書に及ぶを観て、其の尽力至れりと謂ふべし。又、医学館の事を書するを観、其の西洋病院等の事を慨くを知るに足る。因って亡兄の盛事を想見して惨然と涙下る(12)。

今日まで兵主医従の長藩医家の典型として玄機を理解し、その積極的攻夷論（「深慮論」）に深く共鳴してきた玄瑞は、亡兄に対して誤解のあったことを大いに反省するのである。玄機の残した医学関係の訳述書は、玄瑞に家学の重みというものがいったいどれほどのものであるかをまざまざと見せつけたのであった。

そうして、ここにいまひとつ重要なことは、「又、医学館のことを書するを観云々」と記載されている点である。これはおそらく玄機の「医黌」（三九七字）と題する一篇を指すものかと思われる。この文章は長藩が医員養成所として好生堂を設立したことを喜び、医家はいっそう懈怠なく学問に励むべきことを論じたもので、ことにその創設の目的を「良医を鋳造して、士民を周済せん(13)」ことにあると理解している点は極めて重要なことである。またそこには次の一節を見ることができる。

西洋諸国、往々医黌を立造し、徒を聚めて講究し、其の道日に闢け、人材輩出し、進取して怠る無く、其の盛んなること蓋し想ふべし。

おそらくこの部分を見て、玄瑞は亡兄が自分と同じく『海域大観』を読んだと直観したのである。そして兄もやはり西洋の医療制度、医学教育の先進性に注目し、積極的に藩地にこれを導入しようと企てていた事実のあったことを知り欣喜するのである。この感動の共有が天啓にも等しい示唆を玄瑞に与えた。すなわち、玄機の遺稿中に展開された士民周済を理想に掲げる医政観は、それまで茫漠としていた玄瑞の民生本意の社会改革論をいたく刺激し、医家としての自覚を呼び醒まし、神医説発明のきっかけを作ったと言えるのである。

五　神医説の本質

玄瑞の神医説創出の背景には、このように亡兄玄機の影が濃厚についてまわる。久坂兄弟をひとつに結びつけたものが、士民周済の思想であったことは今も述べたが、その根幹には「医国」という漢医学独自なものの考え方が存在している。前引『丁巳鄙稿』に見た「天下を医せん」という玄瑞の言葉は、実に印象的な響きを持っている。類似の表現は、『己未鄙稿』の「書慨」に、「噫嘻、我竟に君国を医すること能はず。」と見えており、「医国」の思想は、久坂にはっきりと意識されていた。この医国という考え方は古く『国語』(晋語)に見え、漢医学に伝統的に存在する考えであった。古来、漢医学においては治病と治国は同一視され、医は自らの道徳理想を実現する手段とみなされ、医学の理論は社会政治の理論とも不可分なものと考えられてきたのである(14)。こういった考え方は明代の『医学入門』(元和三年和刻)や『古今医統大全』(明暦三年和刻)等に儒医の説として詳しく論じられ始めており、この明代の医学は江戸期の医学に対しても多大な影響を与えていた。したがって、久坂兄弟がこれら儒医を論じた医書を通じ、あるいは師授によって、かかる医国の思想を吸収していたと考えることもあながち否定されるものではない。

玄機もまた玄瑞以上に熱烈な医国思想の信奉者であったことが確認できる。そのことは前掲の「医譽」からもうかがえようが、親交のあった斎藤誠軒（津藩儒、拙堂嫡男）の帰郷に際して贈った「斎藤徳太郎を送るの序」（嘉永元年季冬）の中でより詳しく開陳されている。[15]玄機は儒・医の腐敗を慨嘆すると同時に、目下の難局に両者がいかなる対応をせねばならぬかを斎藤のために論じたのであった。そこに『国語』の「上医は国を医す。」が引用され、末尾には我が説く所を君が行なってくれたならば、「余の医国の効も亦た或は在る有らん。」と、期待を込めて締め括っているのである。すなわちこの医国の実践こそが長藩医久坂玄機の行動の原理であった。盟友の月性はこの特性をいち早く察し、「読書医国は平生の志」[16]と追悼詩に詠じたほどであるから、弟玄瑞における医国の気概がこの長兄の影響下に生起したと考えることは、さほど困難なことではないだろう。

ではその医国思想に基づいて創出された久坂の神医とは、具体的にはどのようなものを指すのであったろうか。書簡・日記に述べられた内容を総合して考えるならば、久坂の神医説は、元来賤技小工とみなされ、技術職として一段低い位置を与えられ続けた医家を、医療政策の推進者、国家（藩）における保健衛生の管理統括者としてその格上げを企図したものであったといえるようである。久坂は医政を通じて人々の福利厚生に尽力し、その結果、国家への寄与を果たそうとする、ごく政治的色彩の濃厚な医家のことをここに「神医」と呼んだのである。そのため「神医」には医学的見地から社会・政治と関わり、国家の発展に貢献しようとする壮気と卓見が要求される。それは臨床的な施療行為を通して個人の生命に向きあってきた、従来の疾医とは全く異なる概念であり、スケールの大きな医家の創出が企図されていたのである。

このような医家における政治志向は、幕藩期にも先述した儒医という概念で細々と存続するものではあった。しかし久坂の神医説は、社会政策的精神に立脚して導かれたもので、人間尊重思想を基盤とし、これを国家的危機意識と連動させて具体化した点に特徴があり、儒医の次元をはるかに超えた斬新な概念であったと言わなければ

ばならない。(17)

一日、咸臨丸の帰朝者が、米国社会は豪富家が多く、貧困者を見かけなかった、との実見談を芳野金陵に語った。これを久坂が又聞きして、「されば貧院病院等の設これ有るは必然の事」(18)（万延元年五月十九日、佐世・入江宛書簡）と、その理想的な状況が充実した米国の福祉、医療制度によって現出されたと論断しているのである。この分野の早急な整備こそが国勢の発展に直結すると久坂が確信していたことがよく分かるであろう。

六　久坂自身の告白――失望と発奮

前節までには久坂の身辺に起こった出来事を通して、起医を決意するまでの経緯を探ったが、その理由については実は久坂自身が前掲入江宛書簡に述べているのである。もともと久坂は兵学専攻のつもりでいたという。ところが、当時流行の蘭学や西洋兵学を学びに来た連中は、いずれも学問を立身出世の道具と考える不埒輩ばかりで、彼らが真剣に国事を顧みないことに大いに憤慨したというのである。つまり、学者の本務を忘れた喪志集団に入ることを潔しとしなかった、というのがまず第一の理由であった。

また第二の理由については以下のごとくに説明される。

僕、近時、西洋の事を記せる諸書を観、城下都邑は勿論、村落に至るまで、必ず病院、幼院、貧院、施医局等を建て、人心を籠絡すと見ゆ。左すれば、我も人心を一和させて置かずては、中々巨砲大艦斗りにては、全勝は得られず。是において吾竟には医学に神を注ぎ、少しも国に益ありたく考へるなり。(19)

近時読破した西洋関係の諸書とは、七月に読んだ『地学正宗』、『泰西三才正蒙』、『六合叢談』を指している。

また右に示された西洋の医療、福祉制度が、『海域大観』の内容であることはもはや言うを俟たないであろう。ここに久坂は、西洋列強の侵略主義に抗するためには、国防の基幹としての人心一和策、すなわち天下万民の強固な精神的結束が不可欠なことを主張しているのである。つまり、久坂が医療の充実を国家的事業と位置づけたのは、士庶に対する福利厚生の恵賜が、報国心、忠誠心の涵養に頗る有効であると判断したからに他ならない。時代はそれほどまでに緊迫し、国家の崩壊を予測させるに十分な状況にあった。久坂が医療行政の重要性を主張した理由の一端は、この国家防衛の手段としての利用価値にも求められるのである。

かかる国家存亡の危急時を前にしながら、いったい医員は何を考え、いかなる行動を起こしたというのであろうか。久坂の怒りはその一点に向けて収斂し、ついに爆発する。

医道は近時大いに廃し、諂諛奔走、糊口するに止まるは、大いに嘆ずべきなり。先達て、前田（孫右衛門）に過ぎる。前田、僕に束髪を薦むるも、僕は掉頭して肯ぜず。僕、このごろ、後藤艮山、永富独嘯の人と為りを慕ふ。然れども尚ほ二人にして未だ尽くさざる者有り。西洋人は、支那、日本等は天文地理に暗く、最も医術に拙しと謂ふ。嘆ずべきに非ずや。(20)

医人の道義については『千金方』、『医心方』以下、和漢歴代諸家に言及があり、本邦では元禄年間の竹中通庵の『医病問答』、『医病通鑑』を専書の嚆矢とする。(21) ただ、久坂の医業倫理観の形成がそれらに影響を受けたものかどうかは現時点では詳らかではないが、少なくとも儒学と国学によって育まれた士道観と関係することは疑いない。政務役の前田孫右衛門が束髪を薦めたというのは、当時、医者は法外の職として僧侶同様、禿髪が原則であったことをふまえている。久坂はこの前田による廃医の勧奨をにべもなく断った。そこにはあれほど医員を嫌い、武士となることを夢みた久坂の姿は見えない。それどころか、医者という家職へのプライドさえ示そうとする思いもよらぬ久坂が存在していることに驚かされるのである。

右書簡中には尊敬する医として後藤艮山と永富独嘯庵の名があるが、とくに後者との志向の類似性が注目される。

独嘯庵は赤間関の人で、享保から明和にかけて大坂で活躍した名医である。ただ本来の志はあくまで儒道にあり、政治に対してより高い関心を示すものであった。亀井聴因（南冥父）の撰した墓碑銘にも、「其れ夙に大志あり。」、「凡そ身に蔵する所は苟も時勢を済ふを以て足れりとすべし。」と見え、その傾向を認めている。また彼の著作の一である『嚢語』（時蔽弟五）では、「士風の汚隆は時学の汚隆よりす。」と述べ、経国済民の実利的機能を失った儒学の腐敗を鋭く指摘する点などは、久坂の朱学攻撃とまったく同軌の視点といえる。且つ独嘯庵は、山鹿素行、熊沢蕃山、伊藤仁斎、荻生徂徠を四代英雄と称し、この点でも古学を賞揚した久坂と同じ視点を持っており、さらに『漫遊雑記』中には時医への痛烈な批判がうかがえるが、これもまた久坂兄弟における拝金主義の庸医攻撃に重なるものであった。以上のように久坂と独嘯庵は共通する部分が多く、久坂の敬慕が「志は経世に在りて、業は則ち経方」（松岡道遠、再刻漫遊雑記・嚢語二書の跋）という、独嘯庵の医国精神に向けられていたことは明白である。(22)

しかし、その艮山や独嘯庵という高志をもった国手でさえ、医学を極めることは困難であったと嗟嘆するのである。久坂はそれを当人の努力、才幹の次元とは捉えず、漢医学そのものが抱える近代学術としての限界と考えた。西洋の先進医学を学ぼうとしたことは、ひとつにはこの東洋の伝統医学に対する懐疑とも無縁ではなかったのである。

そうして最後の理由が、松陰の言葉による発奮であった。松陰は久坂が家職へ不満を抱いていることを残念に思い、「今、吾兄は医者なれば、医者より起つべし。[23]」（「久坂生の文を評す」）と、入門当初から諭し続けていた。この点については、早くから口羽憂庵も同様の意見を持ち、「玄瑞次韵」（七言二十句）の詩中で次のようにこれを戒めている。

国有常制家有業　　国に常制有り　家に業有り
忠義何問医与士　　忠義　何ぞ医と士とを問はんや
共蒙恩沢幾百年　　共に恩沢を蒙ること幾百年
出力須廻狂瀾水　　力を出して須らく狂瀾の水を廻らすべし[24]

しかも、こういった言葉に対して久坂は、「松陰師、常に医を以て僕に説くも、僕遂に至るべからず。[25]」と、当時、激しく反発していたことを認めている。それがいま、松陰の江戸檻送という大事態に遭遇し、初めて師意の深遠であったことを悟り、ついに医家として国事に貢献する決意を固めたと結ぶに至るのであった。

この点に注目すれば、神医説の創成には、大恩人たる吉田松陰と口羽憂庵に対する、どこか贖罪にも似た雰囲気が漂っており、前非を悔いるという私的な心情面からの意味合いも、多分に含まれていることが指摘できるようである。

七　神医説の終焉

しかしながら、この安政末の起医の決意は、そう長くは続かず、あたかも泡沫のごとくに自然消滅していった。久坂が最終的に家学たる医業を捨て、尊攘志士として国事に奔走したことは誰もが知るところで、それがこの決意のわずかひと月後に起こる、松陰の刑死に起因したことは、何とも皮肉な巡り合わせであったとしか言いようがない。

その後久坂は、昨今における洋学の興隆が、士気作興に最も貢献すべき漢学の衰頽をもたらすことを憂え、国防思想の観点から洋学への盲従を否定するようになってゆく。神医説を創出した時期でさえ、すでに洋学に対する不信は芽生えていた。そのことを示すものが、村塾内での岡部子楫、福原去華を相手にした蘭学論争である。久坂自らは家業との関連から致し方なしとするが、大組士たる両人の蘭学修行についてはこれを認めず、藩府による西洋学急務の下命が漢学軽視の風潮を蔓延させたことを憂慮して、次のような所懐をぶつけている。

頃日、人士何ぞそれ奇（洋学）にこれ趨りて、迂（漢学）にこれ安んぜざるや。吾密かに謂へらく、今時の奇遂に益無くして、今時の迂竟に恃むべきなりと。

（『九仞日記』安政己未、七月十七日）

さらに翌年になると、「（藩地）洋学大流行、是れ又大弊を生じ、士風を壊し候事少なからず。[26]」（万延元年七月四日付、白井小輔宛書簡）と、よりいっそう強い懸念を表明するようになっている。

久坂は当初、洋学への盲従こそ戒めたものの、制度典章の移入に関しては積極的であった。そのことは、西洋の医療制度を手本とした、彼の神医説そのものがこれを証明するであろう。しかし、違勅条約調印後の外夷の傲岸な態度に憤慨し、キリスト教を隠蓑とする西洋人の巧妙な国家侵略策を憎むに及んで、しだいに学問自体へも警戒心を強めてゆく。

このように、洋学に対する久坂の不信が極まる状況下に神医説の命脈も尽きたわけで、それは久坂の洋学主体の為学との訣別がもはや秒読みの段階に入ったことをも意味していた。

おわりに

以上、安政六年における久坂の神医説の内容及び創出の過程、そうして、その呆気ない終焉の様子を眺めてみた。ただし、久坂の青年医生としての地位は神医説が消滅してもなお存続する。これを脱するまでの紆余曲折について最後にふれておきたいと思う。

文久二年十月、藩府は久坂の勤功を認め、寺社組儒者に取り立て、藩政に発言しやすい立場を与えようとした。儒員の役割については松陰師にも論（安政五年七月二十七日、久坂宛書簡）があり、それによれば、(1)藩子弟の造就、(2)君美の承順、(3)君過の匡救の三点であって、いずれも藩国の治の根幹に位置づけられると久坂に書き送っている。尤も松陰は久坂を儒官にするつもりは全くなかった。久坂を儒臣へ転出させる画策は、前年（九月晦日）に周布政之助から藩府へ呈された書面に、「自今志を改め候ひて、大儒に相成り、大業を他日に期し候はば決して一事業は成就仕るべく候。」[27]と見えるのが最も早いものである。周布は桂の意見に従い、久坂を肥後の横井小楠へ入門させ、儒学の研鑽をすすめたが、久坂は煮え切らない。ただ横井へは傾倒しているので、いま少し深く申し聞かせれば納得するだろう、と周布は楽観視していた。しかし、久坂はかたくなに藩命を拒絶する。儒にしても、医と同じいわゆる「業家」である点に変わりはなく、藩士中にはこれを軽視する傾向があったことも微妙な影響を及ぼしていたのではないかと思う。

これについて小田村伊之助は、「玄瑞蓄髪の儀、奉命仕りかね候様にも相聞こへ、何卒奉命仕らず候事は叶ひ申さざるが故に、丁寧反覆御辯解肝要と存じ奉り候。」（文久二年十月十二日付）と、政務役の前田孫右衛門に助言し、みずからも「説解仕りたく存じ奉り候。」[28]とその決意を示し、早速翌日、その言葉通りに、「老兄の御事業、已に医よりも儒の科に御似合と相考へられ候。格別摘章摘句の文儒を以て老兄を望み候訳にはこれ無く候へば、断然御奉命に御決心所望に御座候。」[29]（十月十三日付）と久坂に書き送り、ぜひとも儒役を拝受するようにと説得を試みている。その際、ひとまず儒役に納まっていれば、ゆくゆくは大組士にも取り立てられるということも、それとなくほのめかしたことであったろう。[30]

しかし、その小田村の説得も空しい結果に終わる。藩内の体制派朱子学者の堕落を憤る久坂にとって、腐儒の群れへ投じられることは何にもまして耐えがたい屈辱に他ならなかったのである。[31]この久坂の一徹さが奏功するにはなお半年を待たねばならなかった。下関攘夷戦を目前にした文久三年の四月二十二日、藩府はようやく久坂を大組士に列したのであった。かくして久坂は公的にも医学との絶縁が完了し、以後、国司信濃組平士として堂々と国事に挺身する。ただ哀れむべきはそれが絶命の前年であったという点である。

（1）天野御民「久坂通武伝」（福本義亮『松下村塾偉人久坂玄瑞』所収、十七頁）は、「幼にして父兄を喪ひ、刀圭の業を屑しとせず、夙に尊王の大義を明にするを以て志とす。」とし、芳野金陵「久坂通武伝」（『金陵文抄』所収）も「医を業とするを屑しとせず。」と記している。

（2）久坂別家の成立事情、玄機の業績等については、田中助一『防長医学史』（聚海書林刊、昭和五九年復刻）、第三篇、医人伝中の記載が詳しい。三二九－三三七頁。

（3）久坂の洋学修業については、従来、かなり辛辣な評価が見られる。池田哲郎「毛利藩の蘭学」（『蘭学資料研究』第六巻所収、龍渓書社刊、昭和三六年稿、同六一年復刻）は、長藩は人材養成のため、内地留学による蘭学修業を奨励したが、賢明な投資にならず、「捨金になった久坂（玄瑞）の例」（九〇頁）もあると述べている。この理解は正しいかと思うが、ただし、池田氏は注

(13)において、玄機と玄瑞を誤認している。また近時では、五十嵐暁郎『明治維新の思想』（世織書房刊、一九九六年）も、同じ藩医家出身であった木戸が洋学の修得に積極的であったのに対して、久坂は観念的、精神主義的傾向が強く、洋学の修得を中途放棄したと、両者の行動が対比されている（「倒幕と維新の思想――木戸孝允を中心に」二〇―二六頁）。なお文法書は『新定和蘭文典』前編・後編、原書は『三兵太古知機《タクチーキ》』、『小隊教練』、『白鹿屯学校《ペロトン・スクール》』が確認される。

(4)『久坂玄瑞遺文集』（上）尺牘篇、一七〇頁。

(5)同書、八七頁。

(6)『松下村塾偉人久坂玄瑞』五三五頁、欄外自注。

(7)同書、二三八―二三九頁。

(8)山口県立図書館には、「久坂家旧蔵図書」なるものが存在している。筆者はすでに調査を終え、これについて発表する用意があるゆえ、いまここに詳細は省くが、山口市内の書肆楠林から、昭和三年に総額百三円で二八部五二冊が購入（『図書原簿』）されており、現在このうち、二五部四七冊を確認することができる。この中に『海域大観』の写本（一冊）が含まれている。

(9)注(7)に同じ。

(10)同書、二四〇頁。

(11)玄機の玄瑞への影響については、すでに代表的な評伝類に指摘がある。武田勘治は「その卓越した人となりに一方ならず激励され続けた」（『久坂玄瑞』九―十三頁）と精神的な拠所としての意義を述べ、同様な視点は、和田健爾にも、「家兄のこの凛烈の気魄が、少年玄瑞の心に与えた影響は大きい。」（『久坂玄瑞の精神』二八頁）と見えている。また香川政一の場合は、年齢差がかなりあったことで、玄瑞の畏敬の度合いを忖度するにとどめており（『久坂玄瑞』十一頁）、これらはいずれもその具体的な影響については論証していない。

(12)同書、二四一頁。

(13)福本義亮編『久坂天籟詩文稿』（昭和四年刊）四二―四三頁。

(14)薛公忱主編『論医中儒道仏』（中医古籍出版社刊、一九九九年）、「論儒医的政治情結」三七―四五頁、及び安西安周『日本儒医研究』（青土社刊、一九八一年復刻）、前篇総論、第三章、儒医概観、三七―六三頁。

(15)前引詩文稿、五三―五八頁。

(16)『清狂遺稿』巻下所収、「輓久坂玄機」。
(17) 久坂の人間尊重主義的な考えは、『侫采択録』にかなり庶民を取り上げており、また当時、不当な扱いを受けた蝦夷人への感情からも読み取れるようである。なお彼の済民思想は、実母の血縁に関係するかと思う。その生家は生雲村庄屋で、奥阿武宰判の大庄屋を兼ねた大谷家であった。大谷家は代々民治に厚く意を用いた家柄で、とくに当時の九代忠兵衛（伯父）は、奥阿武郡の御仕組詮議掛、勧農大庄屋に任ぜられ、窮民救済、物産取立（櫨蠟）、植林などを積極的に推進した人物であった。嫡男久七も地方開発に尽力し、尊攘派を熱心に支援したいわゆる勤皇庄屋である（波多野放彩『阿東町誌』、倉増清『阿東町史余話』等参照）。この地方施政家としての大谷の名望は、玄瑞の政治志向とけっして無縁ではなく、大谷家代々に踏襲された民生本位の政治姿勢は、母を通して久坂兄弟の血に確実に受け継がれたと言えるだろう。
(18) 前引遺文集、二〇二頁。
(19) 同書、一七一頁。
(20) 同右。
(21) 富士川游『日本医学史』（日新書院刊、昭和十六年）六三〇―六三一頁。
(22) 以上の本文引用は、粟島行春『医聖永富独嘯庵』（東洋医学薬学古典研究会刊、一九九九年）所収本を使用した。
(23) 前引遺文集、六―七頁。
(24) 坂上忠介編『杷山遺稿』（明治十六年刊）所収。
(25) 注(19)に同じ。
(26) 前引遺文集、二〇五頁。
(27) 同右、三一九―三二〇頁。
(28)『楫取家文書』一、一五九頁。
(29)『松下村塾偉人久坂玄瑞』六一六頁。
(30) 小田村は正月の上書（『楫取家文書』一所収、一〇二―一〇八頁）においても、側儒（侍読）には有用経綸の学問を修めた人材を広く登用し、政務の枢機に参画させるようにと進言しており、或はこれが久坂を儒員とするための伏線であったかも知れず、本件に関しては、この小田村が中心的役割を果したのではなかったかと思われる節がある。彼はもと藩医松島瑞璠の次男であったが、儒員の小田村家に養子に入った。その点でいわば久坂の先輩格であると同時に、杉家（松陰実家）の次女寿子を娶り、四女文子の夫たる久坂には、松陰と同じく義兄にあたる存在であった。小田村は十二歳で家督を嗣いで以来、三十前までは艱難辛苦の日々が続いた。江戸詰めが長く、萩では居宅もないままに親族中に厄介をかけ、結婚の際には烹焼きの道具さえ不足する始末であったと、その苦労を語っている（同所収、「楫取素彦手記－申残候言の葉－」元治元年十一月、二九一－二九二頁）。この点においても、久坂の境遇によほど近いものがあり、説得の側としてこれほどの適任者は他に存在しなかった。

(31)　久坂は体制派朱学者を陽明学派の下位に置いた。長州藩学における大弊については、万延元年九月二十四日付の藩主宛建白書（案）で、本藩での士気衰退の原因を藩儒の責任と断じ、「山県半七、小倉庄蔵、平田新左衛門、飯田猪之助など、明倫館学頭職勤め仕り来たり候所、学風は繁文修飾の弊に陥り、一種の御役目とのみ相成り、士気一振など申す事は、竟に目途もこれ無き様に相見え候。」（前引遺文集、二三二頁）と奸儒四人を実名入りで糾弾している。このように、現今の国家的危急時における御用学者の非現実性を徹底して指弾する点は、医員攻撃と全く同様で、激しい憎悪をともなうものであった。

京坂遊学期における久坂玄機の交友関係について

はじめに

久坂玄瑞の兄を玄機という。久坂兄弟は微禄の藩医家に生まれながら揃って明毅果断、世に「坂家の連璧」と称され、幕末長州藩に一種独特な光芒を放って存在している。ところが連璧と云い条その実際の研究となると、長く瑞主機従のアンバランスな状態が続いている。それは玄機の評伝が常に玄瑞伝の添物として配される点からも窺えようし[1]、何よりも医史学家の数編以外に今以て専論のない事実がこれを雄弁に物語っているだろう[2]。

筆者は右の状況に一石を投ずべく、先頃玄機の思想への言及を試み、積極的攻夷論（「深慮論」等）と民生本位の医政論の展開に特色のあることを指摘した[3]。と同時にその思想形成の過程において、京坂遊学期（弘化三年—嘉永二年）の交友が極めて重要な意義を持つことを察知するに至ったのである。

本論はこの在坂期における玄機人脈の精査を主眼とし、関西圏での諸儒、医家との接触が、その後の玄機の行動や思惟にいかなる影響を及ぼしたかを考察するものである。

一　在坂交友の淵叢——適塾と妙円寺月性

この遊学の目的は家学（道三流）研鑽にあり、当初は著名な京医の門を叩いたと見られるが、誰に就いたかは定かではない。[4] しかるに彼地ではかえって蘭学に接近、西洋知識の摂取を主体とする為学へと転ずるのであった。それを象徴する出来事が翌四年六月の適塾入門である。しかも程なく塾頭に挙げられ、客分として門弟の指導に当るまでになる。同時期、江戸の三大蘭方医として著名な伊東玄朴も玄機を塾頭にと懇望したことが、両親宛書簡（後述）に見えており、これらの話は玄機の学問と人物がいかに秀抜であったかを教えるものである。

上京後の修学姿勢は甚だ謹直で、当初一年は禁酒してまで学業に勤しんだ。それが適塾時代になると浪華に蝟集した諸藩儒員や蘭医等との会同痛飲が急増し、これにより玄機の京坂人脈形成の端緒が開かれることになった。この知識人ネットワークの拡張については、第一に適塾という媒体を無視できぬが、のちに玄瑞が『俟采択録』で「天籟上国に游び、時の鴻儒碩士と議論を上下し、周防の僧月性を得て交はるに最も善し。[5]」と記すように、終生の盟友月性が重要な役割を担った点も看過できない。つまり玄機の在坂知識人との交流は、すでに当地で多数の友人知己を得ていた月性の仲介に負うところが大きく、これにより玄機の交遊範囲も著しく拡大したと考えられるのである。

月性は天保十四年八月、有名な立志詩を作り上坂、篠崎小竹の梅花塾で都講を務め、その縁で小竹周囲の一流文化人との交流が生涯続くことになる。月性はこのとき既に四年近い歳月を大坂に送り、学才あり詩才も豊か、尚且つ「開蕩好酒、状貌魁梧[6]」という性格と異相も手伝って、関西詩壇には随分と知られる存在となっていたのである。

二　阪谷朗廬とその周辺

適塾を仲立ちとする邂逅は決して少なくなかったと思われるが、中でも備中井原の郷儒、阪谷朗廬との出会い(弘化四年初夏)は、その代表格に位置づけるべきものである。玄機の朗廬に対する思いの丈は「阪谷子絢の備中に帰るを送る」(七言四十四句)に語り尽くされている。これに対して朗廬も「舟中の次韻」(同)を返詩とし、両詩は「友情の賦」として永く阪谷家に伝わったという(7)。

右の朗廬詩には、数ヶ月の在坂期間中に歓酌した人々の名も多数見えている(8)。この諸子は朗廬の朋党であるばかりか、玄機にとっても友人といえる存在であった。朗廬は自らの友人を玄機に紹介し、玄機も亦仲間を朗廬に引き合わせた。かくして相互の人脈は裾野を広げて行ったのである。詩中に確認される諸家は十一名で、いまこれを年齢順に並べると次のようになる。

安藤秋里(詩文家　一八〇三―　五七　四十五歳)
関藤藤陰(福山藩儒　一八〇七―　七六　四十一歳)
山鳴弘斎(蘭方医　一八一四―　六八　三十四歳)
大戸郁蔵(蘭方医　一八一六―　七一　三十二歳)
月　性(海防僧　一八一七―　五八　三十一歳)
賀古公斎(浜松藩医　一八一九―　八九　二十九歳)

菅野白華（姫路藩儒　一八二〇―　七〇　二十八歳）
久坂玄機（萩藩医　一八二〇―　五四　二十八歳）
福島修斎（延岡藩医　一八二一―一九〇三　二十七歳）
阪谷朗盧（興譲館主　一八二二―　八一　二十六歳）
堀　竹堂（津和野藩儒　生没年不詳）

これらのごく一部には血縁、地縁を認めるが、それ以上に彼等を強く結びつけたものは、師縁であり学縁であった。その主要なものを次に掲げておく。

〔古賀侗庵門〕　阪谷朗盧　賀古公斎　菅野白華　福島修斎
〔篠崎小竹門〕　安藤秋里　賀古公斎　月性　堀竹堂
〔緒方洪庵門〕　大戸郁蔵　山鳴弘斎　久坂玄機　福島修斎
〔小石元瑞門〕　賀古公斎　福島修斎　（久坂玄機？）
〔坪井信道門〕　大戸郁蔵　山鳴弘斎　福島修斎

その他、頼山陽との関係から阪谷朗盧と関藤藤陰、長崎で遊学中に知り合った可能性を否定できぬ久坂玄機と賀古公斎、同門同僚であった江木鰐水（福山藩儒）を通して知己であったろう関藤藤陰と福島修斎、斎藤拙堂を縁とする阪谷朗盧と月性等も指摘できる。(9)尚又月性は一時広島の坂井虎山門にあり、その関係で芸備方面に広く人脈を持ち、同門の浜野箕山（福山藩儒）は親友であったから、関藤や江木とも旧知であったと思われる。要するに彼等は諸方面から幾層もの繫がりによって強く結び付いていたのである。

最年長の安藤秋里は大坂の人で、小竹門千五百と云われる中にあって四天王に位した高弟である。詩文ばかりか書の才にも恵まれ、嘉永五年には藤沢東畡、後藤松陰、広瀬旭荘等と大坂の文運興隆を目的として真率会と称する詩文結社を興し、当時における大坂詩壇の中核に存在した。

関藤藤陰は幕末に福山藩執政にまで登る山陽門の偉材である。天保十四年、福山藩に儒員として登用されて以来、一藩文教の発展に尽力、藩主阿部正弘が老中首座となってからはよくこれを補佐した。のち執政に栄進し、長州軍による福山攻城に際しては八方陳弁、媾和に大功があった。井原の興譲館へは福山からも多数の遊学者が確認され、朗廬との交情も厚く、藤陰墓碑は朗廬の手になるものである(10)。

山鳴弘斎は備中梁瀬の人である。そこで庄屋兼医の叔父山鳴大年の養嗣子に迎えられた。大年は朗廬の伯父に当り、特に頼山陽と関皃翁（藤陰実兄）とは昵懇であった。弘斎は大戸郁蔵とともに適塾に入門しながら、郁蔵が「洪庵門下の三蔵」として推称されるのに比べやや地味な存在である。恐らくそれは彼が早く梁瀬に戻り、地域密着型の医療を展開したからかと思われる。嘉永三年、洪庵の足守除痘館での種痘実施に際しては、弘斎も施療医の一員として加わった。玄機とはごく懇意であったらしく、年次不明ながら「山鳴子毅と別る」という送別詩が残っている。又安政五年のこと、玄瑞は備中井原に遙々朗廬を訪ね、その足で二人して梁瀬の弘斎にも会いに行く。その一事をとっても玄機と弘斎の親密ぶりが察せられるようである(11)。

大戸郁蔵は弘斎と同郷で山鳴大年は外舅に当る。江戸で昌谷精溪（津山藩儒）に漢学を、坪井信道に蘭学を学んだ。後大坂に来て弘斎と共に最初の洪庵門人となり、初期の適塾を支えた。大戸は洪庵の人物に心酔、また洪庵も深く彼を信頼し、ついに義兄弟の誓いを交わして緒方姓を名乗らせるに至った。万延元年に郁蔵が開いた独笑軒塾は適塾を範とし、両方に在塾するものも多かったことから南塾と称された。この郁蔵の墓碑も亦朗廬の撰である。

賀古公斎は大坂に生まれ、のち浜松に招かれて藩医に列した。父祖の代からの裕福な町医であり、父公山の友人に篠崎小竹、小石元瑞があった。その縁で両大家に親しく詩文と医を学んだ。その後江戸に出て古賀塾に入り、さらに長崎に下って蘭学を修め、一時は熊本藩に聘せられて蘭書を講じたが半年で致仕、帰坂後は蘭方医として開業した。ただ元来が学究肌の為、嘉永四年、浜松藩家老岡村義理の請に応じ、藩校克明館教授に就任、蔵書購入や学制編成に中心的役割を果たしている。(12)

菅野白華もやはり古賀侗庵門で、昌平黌に在学五年、舎長として仙台の斎藤竹堂と並び称された。安積艮斎、藤森弘庵と深交があり、水戸烈公の知遇をも受けた。熱心な海防論者で積極的に辺地の防寇を考究し、姫路にあっても沿岸の防備に心を砕き、進んで砲台築造等を建議している。

福島修斎は延岡藩の飛地領、宮崎郡大田村の人で、家は代々医を以て藩府に仕えた。右の十人中最も長命で八十二歳の天寿を全うしている。天保七年、昌平黌で古賀門となり、斎藤竹堂、佐野常民と親しかった。江戸では漢学修業の傍ら、坪井信道、伊東玄朴に蘭方を学び、弘化二年、更に京摂に出て小石元瑞、日野鼎哉、緒方洪庵に教えを乞うている。その墓碑は親友の佐野常民の撰である。(13)その他に淡門の秋月橘門（佐伯藩儒）と親交のあったことが、『橘門韻語』（明治十五年、博聞社刊）巻上から確認できる。詩もなかなか巧みであったという。

なお堀竹堂に関しては、昌平黌に学んだ津和野藩儒であったという点と、(14)「篠崎小竹門人帳」の弘化四年（七月十八日）条に「津和野家中」としてその名が確認されること以外は、(15)生卒年を含めて詳しい事跡は判明していない。

さて彼等は韻事以外では、如何なる話題に興じ、如何なる事柄について意見交換を行なったのであろうか。それを知る手掛かりはやはり彼等の履歴そのものにある。月性はつとに海防僧として知られるが、関藤藤陰、菅野白華、福島修斎の三名も以下の共通する体験を持っている。

福島修斎＝天保十一年　奥羽・蝦夷松前巡遊。

関藤藤陰＝安政三－四年　東蝦夷・西北蝦夷踏査。

菅野白華＝安政三－四年　奥羽・蝦夷・樺太を巡遊。

藤陰はペリー来航に際して藩主阿部正弘に尊王攘夷を建策し、白華も通商条約締結に際しては藩主酒井忠顕に尊攘方針を進言しているから、これにより両人の政治的立場は明らかとなる。修斎についてはこれを証する資料がなく、慶応二年と明治七年の両度に渡清、明治二年には世界一周旅行を企図したという事実（未完）に照らせば、寧ろ開国派であったかも知れず、それは又北地行に同道した人物が通商開国を持論とした江木鰐水であった点からも察せられるが、いずれにせよ、これらの経歴に照らせば彼等の間で時局論や海防論が積極的に討議されたことは確実である。

又医員たちは政治への関心が高く、これについても注意を要するが、それ以上に彼等の興味は最新の医学情報にあり、その核心は種痘法にあったかと思われる。というのもここには各地で種痘医として先駆的業績を残す人物が複数含まれるからである。大戸、山鳴の他は以下の通りである。

久坂玄機＝青木周弼、赤川玄悦と長藩引痘掛となり、防長初の種痘に成功。（嘉永二年九月）

福島修斎＝若山健海（牧水祖父）とともに日向初の種痘に成功。（嘉永三年三月）

賀古公斎＝遠州初の種痘に成功。（嘉永六年三月）

福島、久坂は長崎の痘苗を使用したものであるが、その対応の速やかであった点は、洪庵の種痘事業に対する格別の思いが反映したものといえる。公斎は洪庵門ではないが、大坂除痘館から痘医許可証を付与、分苗されており、大戸、山鳴等適塾グループとの連絡が密であったことが推測される。加えて菅野白華の姫路（橘三折、嘉永三年一月）、関藤藤陰の福山（寺地強兵、同年二月）についても、大坂からの分苗が最初期に属している点も注目すべきであろう。

このように、在坂玄機を取り巻く諸藩儒員、医員たちには思想傾向や行動の類似性が指摘できるのであり、これらが玄機の思想形成に何等の影響も及ぼさなかったと見るのは到底不可能である。しかも彼等は体制下での保身に汲々とする迂儒腐医ではなかった。現実的な政治意識を共有する雄志家なのであり、いわば同憂の先覚者集団を形成していたのである。無論、開鎖問題や種痘をめぐる議論にも細部での相違はあったが[16]、時局の緊迫に危機意識を抱くという点では一様であった。その点からも分かるように、ここでは自由闊達に時局を論じ合う空気が醸成されていたのである。そんな中で玄機も政治、外交、軍事、医学等の諸分野で刺激を受け、大いに触発、啓蒙されたに相違なく、藩内では体験し得なかった広闊な視野の下、その思想基盤をしだいに整備していったものと思われる。

三　広瀬旭荘

玄機が萩の両親に宛てた書簡が唯一通残っているが、その末尾近くに広瀬旭荘の名が出てくる。

広瀬旭荘より度々談じに参り呉れ候様申し越し、只様無音に罷り過ごし候所、漸く一昨日相尋ね、頗る快談に及び申し候。[17]

これにより玄機と旭荘の間に交際のあったことが知られる。両人の厚誼については、旭荘の日記（『日間瑣事備忘録』中にも三条ほど記載があり、そこで前述の玄機・朗廬等の交遊も確認できる。なお高瀬大助は町医で、『町請医師名集大鑑』といった大坂の医師番付にままその名を見かける。

月性を訪へば斎藤徳太郎を見る。少くして阪谷希八郎、山鳴剛蔵、高瀬大助、萩人久坂玄機及び緒方氏の門人数輩来たる。余が話を聴く。一生余に謂ひて曰く、「吾嘗て公に見ゆ。公猶ほ記えたるか。」と。余之を熟視して曰く、「実に生面に非ざれば忘れたり。」と。生曰く、「吾は福島修斎なり。」と。余始めて嘗て長崎に交はりしを悟る。(18)

（弘化四年、九月四日）

もともと旭荘は防長に知りあいが多かった。そんな縁もあってしだいに玄機とも懇意となり、嘉永二年、三月十三日には自ら長藩蔵屋敷に玄機を訪ねている。そこで久坂は帰藩の一件を伝え、今晩あらためて伊藤賢蔵（伊藤慎蔵か）と暇乞いに参上すると伝えている。(19) 更に翌嘉永三年六月七日には、前月二十六日に玄機が青木研蔵の書信を携えて来訪したとの報告を家僕から受けており、玄機の再度の上坂をこれにより知ることができる。(20)

広瀬旭荘（一八〇七－六三）は淡窓の季弟、兄の他、亀井昭陽、菅茶山等に経詩を学んだ。殊に詩儒として盛名があり、清朝の鴻儒兪曲園からは本朝詩人の冠と激賞された。また『識小編』、『異船議』等、海防に関する著作もあり、前者は緒方洪庵に貸与したりしている。その性格は豪放磊落、勤王の志に厚く、門下からは尊王志士が輩出した。吉田松陰とは直接の対面はなかったが、松陰は月性を通じて金子重之輔の哭詩（『冤魂慰草』所収）を依頼し、又旭荘も松陰を志士として頗る高く評価した。土屋蕭海等、長藩尊攘派とも深交があり、安政五年の萩行では、前田孫右衛門、周布政之助、中村道太郎、口羽徳祐、赤川淡水等を前に経綸を講じ、二月六日には玄機の弟の玄瑞とも対面している。このような旭荘の経歴に照らすと、玄機来訪時の談柄が詩文雅事に終始したとは思えず、白熱した時局論も交わされたであろうし、又旭荘の江戸・大坂での医家人脈の広範であった点を思えば、ここでも種痘関係の話が出たろう。広瀬邸については、大坂における第一級の文化サロンとしての機能を果たしながら、またいっぽうにおいて種痘普及への啓蒙の場としての重要な役割を担っていたという指摘があり[21]、したがって玄機もこの旭荘からは、医・政ともに少なからぬ影響を蒙ったものと思われる。

四　斎藤誠軒

右の日記には斎藤徳太郎（一八二六―七六）の名もあった。この人物は当代の碩儒拙堂の令嫡で、誠軒と号し、このときまだ二十歳をわずかに出たばかりの青年であった[22]。幼少より父の薫陶を受け、拙堂と深交のあった月性の導きもあって、安芸（坂井虎山）、周防の諸州に遊歴して学識を広め、後に父と同様に津藩文教の最高責任者に進んだ。

嘉永元年十二月、玄機は誠軒の帰郷に際して「斎藤徳太郎を送るの序」を与えた。玄機はいう。世間では儒と医を比べて、「儒者の言葉は薬にならずとも毒にもならぬからさしたる問題はない。しかし医者は誤診すれば人命を損なう。だから医者の方がはるかに罪深い。」というが、それは大きな謬見であり、本当に甚大な災厄を招くのは国政の舵取り役たる儒者の過ちなのだと[23]。そう前置きして今日の儒員のあるべき姿を次のように徳太郎に諭したのである。

嗚乎、天地人に通ずる、之を儒と謂はば、則ち外国の情状固より宜しく照悉すべきなり。儒なる者は人の耳目なり。耳目既に蔽はれなば、其の余の無学の士大夫は又何をか責めんや。君は今儒の家に生まる。職、天地人を兼ぬ。其の事、重く且つ難しと謂ふべし[24]。

玄機に右の結論を導かせたものは、他ならぬ清国の阿片戦争における大敗であった。しかもその敗因を時勢への適応能力を喪失した儒学・儒員の無能に求め、彼等の国際的視野の欠落及び自国軍事力への過信が今次の国辱をもたらしたと痛烈に批判する。このあたりの趣旨は斎藤竹堂『阿片始末』（天保十四年刊）に類似の発想であり、竹堂もまた古賀門であったことからすれば、玄機は朗盧以下の劉門諸子からかなりな影響を受けていたといえそうである。さらに玄機はこれを本邦儒員に敷衍し、清国の轍を踏まぬ為にも早急なる儒員の意識改革の必要性を指摘する。その旧套脱却についての具体的提言が右の部分なのである。すなわち、海外事情に精通し、その情報収集を推進する国際派儒員が目下の日本に待望されるというのである。この点は末尾の激励にも「凡そ五大州の事、烱照すること炬のごとく、洞徹して遺さ(25)」ぬ儒を目標にせよと重ねて記されており、政務に携わる儒員の資質や意識が国家の浮沈に直結すると玄機が強く意識していたことが窺える所である。

この新儒創成論は、開明派儒者、古賀侗庵と徳太郎の父拙堂が大いに意識され、両者をモデルと仰いで誕生したものである。古賀の思想や為人に関する情報は、朗盧、公斎、白華、修斎という古賀門人から玄機に伝わったろうし、拙堂の場合は主に月性、朗盧からレクチャーを受け、さらに自ら訪津の上、拙堂に接見してこれを確認したのであった(26)。彼らがもたらした情報は玄機なりの整理・統合・検証を経て、右の新儒創成論へと結実したといえるのであり、この事例なども在坂期の知識人との交流が、玄機の思想に大きな影響を与えたことの証左となるのではないかと思う。

五　斎藤拙堂を中心とする津藩儒員との交流

新儒創成論の祖型として玄機が畏敬した斎藤拙堂を津に訪ねたのは、彼の詩に「節は将に端午」（「阿濃津」）とあるから初夏に相違なく、弘化末のことであったろう。

津は藤堂和泉守三十二万石の城下である。当時の藩主高猷は尊攘思想の持主で、儒官であった拙堂を重用して積極的に藩政改革を推進した。拙堂は天保十三年郡奉行に任ぜられ治績を上げたが、弘化元年、一藩文教の責任者たる藩校（有造館）督学に移り、教学の充実に精魂を傾けた。為にこの時期、津藩文教は全国的にも最高水準に達し、諸藩争って範をこれに取り、遊学者も年々数十人に達していた。

玄機は月性の縁により、拙堂はじめ土井聱牙、宮崎青谷、奥田強斎等、錚々たる人士と歓酌したようで、[27]極めて有意義な時間を過ごしたことが、その際の詠詩からも伝わってくる。

①倒屣相迎慰旅魂　　屣を倒にして相迎へ　旅魂を慰む
小楼環酌酒盈樽　　小楼の環酌　酒　樽に盈つ
平生倦見俗医面　　平生　見るに倦みたり　俗医の面
好聴諸君海寇論　　好もしく聴く　諸君が海寇の論

②太平議論塞人腸　　太平の議論　人腸を塞ぐ
二百年余虎亦羊　　二百年余　虎亦羊
一掃可無踈滌剤　　一掃無かるべけんや　踈滌の剤

従誰好借礮千張　誰に従って好く借らん　礮千張

後者には「之（大砲）を碧海の浜、曠寞の野に列ねて万発雷轟、天を突き浪を撼がせば、則ち吾人の腸胃は洞豁を感ぜんのみ。」[28]と添えられており、その気分的昂揚が当地における充足感を如実に示している。

斎藤拙堂（一七九七－一八六五、三百石）の業績については今更論ずるまでもない。昌平黌で業を古賀精里に受けたが、朱学に拘わることなく終生実学を旨とし、文章家であると同時に卓絶した経世家的識見を有する碩儒であった。二十四歳にして藩校有造館の学職に抜擢され来津、以後、洋式調練の導入、海外事情の紹介、種痘の普及、海防等に尽力、天保期以後の津藩教学の中心に位置し、藩政に大きな影響を与えた人物である。人材の育成にも力を注ぎ、この折に玄機と歓酌した土井聱牙、宮崎青谷、奥田強斎は皆その門人であった。[29]

土井聱牙（一八一七－八〇、百九十石）も藩儒として名高く、ことに資治通鑑の校刊総裁となって難事業を完遂したことで知られる。月性は津藩中ではこの聱牙と最も親密であった。聱牙の方も月性を詠んだ詩を数編残しているが[30]、ただ政治思想的には聱牙は佐幕派に属していた。

宮崎青谷（一八一一－六六、百五十石）は拙門四天王の一。二十歳で養正寮句読師となり、翌年京都に出て経学・文学を猪飼敬所、頼山陽に学ぶこと三年、さらに昌平黌に一年間学んだ。その後、有造館講官等を歴任した。詩文に長じ、画は米村酔翁に学び、山水画でも一家をなした。

奥田強斎（一八一八－七一、百八十石）の本姓は岡部氏であったが、のち奥田恕堂の養嗣子となる。天保八年にやはり養正寮句読師となり、嘉永二年、有造館講官に進み、文学曹長を兼務、次いで書斎司に任ぜられた。聱牙とともに通鑑の校訂にも携わり、巻五周紀以下、凡そ十四巻にその名が確認できる。

玄機詩には、この他、松岡良平、三宅源蔵、高橋忠三郎という三人の津藩関係者の名が見えている。このうち三宅、高橋とは月性の大坂浪華橋西岸の寓居に会したとある。幕末期の津藩分限帳には、三宅源蔵（城和郡奉行、二百三十石）のみを確認するが、他の両姓は譜代には各一家しかなく、松岡嘉吉（百五十石）、高橋勇之進（百七十石）が多分これに該当するかと思われる。[31] なお三宅源蔵については、「篠崎小竹門人帳」の天保七年（六月二十九日）に「津藩儒臣」とその名があり、天保十四年入門の月性にとっては大先輩となる人物である。[32]

このように月性、玄機の津藩での交流は、家格の高い藩儒や上士層に囲まれる状況の中に展開しており、この点に津藩儒員側の両人に対する評価も読み取れるようである。津藩での話題も前引の訪津詩にあったように防寇関係が中心であり、その他に医学（種痘術）や外国事情についても盛んに意見交換が行なわれたものと思われる。

六　和歌山藩医　板原忠卿

いっぽう紀州行についてもその時期は不明である。詩に「袖に春風を満たして紀伊に入る」（「紀伊道上」）、「一浅の清流春掬ふべし」（紀川）とあって、それが春先の旅であったことを知るが、端午の伊勢行との関係は現時点ではよく判らぬ。

さて当地では板原忠卿なる旧友に会う。玄機詩には「雨夜、板忠卿と舟を和歌山城外に泛ぶ。時に夏目某も亦来会す」（七絶）、「板原忠卿の紀藩に返るを送る。忠卿方に東行の志有り」（七律二首）、「忠卿に憑って村田士正の東武に在るに寄す」（七絶）と最多の四首が詠まれ、かなり深い交際があったと思われる。[33] 舟遊びの七絶で忠卿とは大坂で知り合ったといい、再会して旧交を温め得たことを大いに喜ぶ玄機の姿がそこにある。いま一人の夏目某については未詳ながら、安政四年の月性南紀行の折、倉田亀之助が宿所に連れて来た国学愛好の藩士夏目

某（四月二十八日）がこれと同一人物かと思う。(34)

板原忠卿は士分のようであるが、幕末の紀藩分限帳にその名を検し得ず、経歴等についても一切不明である。(35)ただ『久坂天籟詩文稿補』に、板原安十郎忠美なる人物からの玄機宛書簡（年次不明、二通）が収められており、これがどうやら同一人物のように思われる。

七月五日付書簡には、

早く御大業相成候はば御帰国成さるべく候。他地長滞留は実に入らざる事に御座候。(36)

とあり、これが在坂の玄機に宛てられたことは明白である。また次のような一節も見えている。

伊勢松坂、国の領分内に天学精敷き人出来、先日より城下へ御用にて罷り越し、小生方にも時々相見え候。(37)

当時松坂は紀州藩の飛地領であった。これを自国領と称するからには、確かに板原は和歌山城下に居住する藩関係者であったと思われ、且つ玄機とは洋学絡みで接点を持つ人物であったこともはっきりする。天学とは天文数学の類を指す。

この板原書簡は、①有馬某の訃報、②西洋兵書翻訳に関する協力者斡旋への回答、③不用の文法訳書の譲渡要請、という三つの骨子から成り、このうち①に関しては、以下のように記載している。

此人（=有馬）元来才子にてメースの思召も十分の人にてこれ有り候事ゆゑ先生別して御惜しみと存じ候。(38)

「メース」は蘭語で「師」を意味し、蘭学者の書簡中にはまま見受けるものである。この場合、玄機の所縁からすぐさま思い浮かぶのは緒方洪庵である。さすればこの有馬は「適々斎塾姓名録」(39)の最初に署名のある有馬摂蔵（一八一七―四七）のことではあるまいか。ただ「メース」と「先生」の関係がやや不明瞭で、両方洪庵とも考えられなくもないが、或いは「メース」が洪庵で、「先生」は別人であった可能性も捨て切れないようである。

有馬摂蔵は讃州寒川郡の出身で、「洪庵門下の三蔵」の一に数えられた。大戸・山鳴に次いで適塾に入門、その人物を見込まれて洪庵夫人八重の父、億川百記の養子となる。後長崎に遊学、訳書に『牛痘新書』や郁蔵訳『散花錦嚢』の付録等が確認されている。その没年は弘化四年であるから、おそらく本信の年次も同年ではないかと思われる。(40)

さらにもう一通の二月二十五日付書簡(不全)の内容は、①貸金の催促、②蘭語訳の教示の二点である。と同時に板原は玄機帰国の報に接した模様で、餞別(両親宛土産)を送り、惜別の情を行間に色濃く滲ませている。となれば本信の年次は嘉永二年と見なければならず、玄機帰国のほぼ一月前に出された手紙と考えられそうである。

ところで、和歌山には著名な華岡塾があるが、その門人帳に板原の名はない。(41) 或は玄機と同様、適塾入門前に別の京医門にあったことも十分考えられ、そこで念の為、京洛医家の門人帳に当たると、宮廷医として格式を重んじた百々家の一五七番目の登門者に次の記載があった。

同(天保戊春=九年)四月　紀州和歌山　板原孝庵　名忠美　字孝卿　二十三歳(42)

これにより板原忠美の生年が文化十三年(一八一六)と知れ、忠卿とも孝卿とも名乗っていたことが判明する。手紙の措辞からは年下を予想したが、意外にも玄機より四歳年長である。且つ又、蘭方医、産科医として知られた水原三折の門人帳の天保十年の条にも、「板原安節　紀伊」(四十八番)とあり、これも同一人物ではないかと思われる。(43)

以上の点から、彼が天保九、十年には、医学修業の為、すでに在京していたことが明らかとなり、しかも当時まだ和歌山藩医の身分ではなかったことも窺えるようである。その後、天保末—弘化にかけて大坂に出て洪庵門となり、同門の有馬摂蔵や玄機とも篤睦な交際を続けたことは右に見た通りで、適塾生であったことはほぼ間違いないだろう。彼がその蘭学の知識をもって紀州藩に新規に召し抱えられるのは、恐らく嘉永頃のことではなかったろうか。

おわりに

玄機在坂は三年という短期間であった。にも関わらず、その交際は広範且つ多彩、彼の思想形成上に著しい進展があったろうことは以上の記述より理解されたかと思う。

玄機は紀勢行の後も大坂で精進を続けるが、上述の多材多憂な人々との邂逅は、いやが上にも国事への関心を高めさせた。その結果として医学研鑽の意欲は益々凋喪し、専ら外事思想の吸収、ことに軍事学方面への取り組みを本格化させるに至るのである。この辺の事情は例の両親宛書簡に詳しい。当時早くも玄機の医学離れの噂が国許に伝わり、両親は後嗣の変節を憂慮する手紙を送る。長々と綴られたこの玄機書簡は一種の釈明でありながら、読む者の心を打つ誠忠に溢れている。文中、玄機はあくまで医学修業第一とした上で、職外の兼学（防夷之学）を告白、その理由を次のように説明する。

当時防夷の際に御座候得ば、何卒少々にても報国の寸忠をも達したき存念故、此迄区々として相勤め候儀にて独り立身出世の俗情より出候事にては御座無く云々。(44)

そうしてこの存念は洋書の翻訳意義を説くに際しても、「国家へ報效への手続き」と繰り返されるのであった。ここに誰しも玄機の清廉高潔な人柄を感じるであろうが、それ以上に防夷学に抱く使命感にも似た厳乎たる意志の存在を見落としてはならない。蓋しその稟性を諸友もまた畏敬したのであり、もとよりこの学問観そのものが関西圏人脈の多大な影響下に胚胎したものと考えられるのである。

（1） 武田勘治『久坂玄瑞』（道統社、昭和一九年、マツノ書店、平成一〇年復刻）九－一三頁、和田建爾『久坂玄瑞の精神』（京文社書店、昭和一八年）二六－二八頁、香川政一『久坂玄瑞』（昭和一四年、東行庵、平成一二年復刻）八－一三頁。

（2） 田中助一「久坂玄機とその訳述せる『治痘新局』」（『防長医学史』所収、昭和二八年、聚海書林、同五九年復刻）三二九－三三七頁。中野操「適塾と久坂玄機」（『大阪北区医師会誌』六四、昭和三八年）。又梅溪昇『緒方洪庵と適塾生－「日間瑣事備忘」にみえる－』（思文閣出版、昭和五九年）には在坂期玄機に関する記載があり、本論中の第三節はその内容に裨益された点が多い。

（3） 拙稿「久坂玄瑞の神医説－安政末における起医の決心－」本書五頁以下。

（4） 池田哲郎「毛利藩の蘭学」（『蘭学資料研究』六巻所収、龍溪書社、昭和三六年稿、同六一年復刻）に「おそらく小石元瑞についたのではあるまいかと思うが不明である。」（九五頁）と見える。

（5） 天籟游上国、与時鴻儒碩士上下議論、得周防僧月性交最善。（福本義亮『松下村塾偉人久坂玄瑞』、誠文堂、昭和九年、四〇〇頁）

（6） 土屋蕭海「浮屠清狂伝」（『清狂遺稿』所収）。

（7） 玄機詩は福本義亮編『久坂天籟詩文稿』（惜春山荘刊、昭和四年、二六－二八頁）、朗廬詩は『同詩文稿補』（同『松下村塾偉人久坂玄瑞』付載、七八八頁）所収。又阪谷家への伝来については、阪谷芳直『三代の系譜』（みすず書房、昭和五四年）、二六－二八頁に見える。

（8） 阪谷朗廬の交友については、大月明「阪谷素とその交友関係について」（大阪市立大学『人文研究』一八巻三号、昭和四二年）がある。本論と関係する部分では関藤藤陰、久坂玄機、月性、安藤秋里の四名があがるに過ぎず、相互の影響にも言及されない。（二〇六－二〇七頁）又阪谷前掲書は玄機等適塾関係者との接触が朗廬を洋学志望へと向かわせたとその影響を指摘している。

（9）　この件については土屋重朗『静岡県の医史と医家伝』（戸田書店、昭和四八年）に次の如くに見えている。「公斎は天保二年より弘化二年の間長崎に遊学しているが、その時長州藩医久坂玄機と交遊があった。玄機が気骨のある憂国の士であることを知り、のちに『大坂浜松藩の留守居に一大奇書があるので、上坂の折ぜひ一覧に供するよう取り計らおう。』と意味深長な書状を送り、岡村父子に引合わせる機会をつくろうとしたが、玄機から『寸暇なし。無風流を遺憾とす。』と返書がきて、このもくろみは実現しなかった。これは嘉永、五、六年ごろの話である」（二一六頁）と。玄機の長崎遊学については今日も未確認の状況で、これが事実だとすれば甚だ興味深い話である。ただし、その論拠となる資料を提示していないのが残念である。

（10）　関藤藤陰の研究書には、岡田逸一『関藤藤陰十大功績』（同遺徳顕彰会、昭和四九年）、志水主計『関藤藤陰－伝記と遺稿－』（同、昭和五九年）がある。

（11）　大戸郁蔵は諸書に記載を見るが、山鳴弘斎の方は関連書にも言及なく生没年すら不明であった。又『後月郡誌』（大正一五年）、『芳井町誌』（昭和四七年）、『備作医人伝』（昭和三四年）も未載。『岡山県史』（八巻、近世Ⅲ）も「緒方郁蔵・山鳴剛三」（六四二－六四三頁）の項目はあるが郁蔵の記述に終始している。そんな中、唯一弘斎の事歴に触れるのが井上奈緒「山鳴大年と芳井の蘭学者たち」（『史談いばら』一四号所収、井原史談会、昭和六〇年）である。弘斎についても一項（一〇－一一頁）を設けており、これにより生没年も判明した。

（12）　賀古公斎の事歴について真に参照すべきは、沢弌「賀古公斎」（日本医事新報、八七五号所収、昭和一四年）であり、又内田旭「浜松の藩学」中の第四章、井上藩の克明館（渥美静一編『郷友』第一号所収、昭和堂書店、昭和三〇年、三四－三五頁）及び土屋氏前掲書（二一六－二一九頁）も有用である。なお公斎の長男が森鷗外の親友賀古鶴所（耳鼻科医。一八五五－一九三一）である。

（13）　福島修斎については、『宮崎県医史』（宮崎県医師会、昭和五三年）上巻の「福島邦成の履歴」（四三二－四三七頁）が最も詳しい。又田代学に「橘橋を架けた医師福島邦成の生涯」（『宮崎県地方史研究紀要』第二五輯、七－二三頁、平成一一年）という論考がある。同名の書籍も刊行されているというが、そちらは筆者未見である。

（14）　松島弘『藩校養老館』（津和野ものがたり八、同歴史シリーズ刊行会、平成一二年再版、一七五頁）には、万延以降における藩校養老館の漢学方教授は堀松陰とあり、竹堂の方は助教としてその名が見える。しかし新井宣哉『津和野藩文武教育史』（昭和三年）には、十一代藩主亀井茲方時代（天保期）に執政となった多胡丹波が「江戸に聖堂に学べる堀竹堂（行蔵）を挙げて養老館文学の教授となし云々」（一一頁）との記載があり、松島も同書一八頁にこれに拠ったと思われる記述をしている。嘉永二年の文武教官表（新井、三〇頁）には既に堀竹堂の名はない。それが十年も経って、しかも降格の形で助教として復職するようなことが果たしてあるものやら。その点やや理解に苦しむが、少なくとも堀竹堂が天保―弘化にかけて津和野藩儒であった点については疑いない。

(15) 宗政五十緒、多治比郁夫編『名家門人録集』（上方芸文叢刊五、八木書店、昭和五十六年）所収、一九三頁。

(16) 開鎖の意見の相違については本文中にも若干触れたが、種痘をめぐっては月性が「謾りに言ふ洋法神より妙。引痘絶えて夭折の人なしと。識らず死生元命あり。枉げて牛膿を移して人身に種う」（「種痘詩」、『清狂遺稿』未収）と微妙な反応を示していた。後に松陰はこれを種痘反対の意見と受け取り、早速『講孟余話』（マツノ版全集第三巻所収、三七二頁）で「種痘の類は皆人事を尽すの一端にて、此の良術を廃して、死生命ありと云ふは、身を修めずして命を俟つに近し。他日を俟ちて清狂と此の義を論ぜんと欲す。」と非難している。

(17) 広瀬旭荘より度々談に参呉候様申越、只様無音に罷過候所、漸一昨日相尋頗る快談に及申候。（『久坂天籟詩文稿補』所収、七八五頁）

(18) 梅溪、前掲書、四九―五五頁。

(19) 同右、八八頁。

(20) 同右、一一五頁。

(21) 古西義麿「種痘をめぐる市井の人々―大坂の除痘館とその周辺の人々を中心に―」（有坂隆道、浅井允晶編、『論集日本の洋学』Ⅱ所収、清文堂、平成六年）二六六頁及び二七〇頁。

(22) 余談ながら誠軒と玄機の奇しき因縁を紹介しておく。誠軒には男子が二人あったが、家職は弟の次郎（誠斎。一八六四―一九一八）が継いだ。嫡男小太郎正熙（温秀院誠堂。一八四八―一八六四）は十七歳で逝った。それは禁門の変に出征中の戦病死（元治元年九月十二日没）であった。玄瑞の鷹司邸での自刃は七月十九日、親友の子息はその二月後にこの世を去ったのである。明治九年まで生きた誠軒はこれに関して何も記していないが、晩年は俗世から遠ざかったという。なお誠軒の詩が家里松濤編『勢海珠璣』第一集（嘉永六年序刊。『三重県史』資料編、近世五所収、平成六年）に四首採られている。そのうち「周防道中」を示す。「連朝寒雨又酸風。独取長途類転蓬。回首浪華一千里。家山更在浪華東」月性との西下は不本意なものであったのだろうか。遊学が希望に満ちたものならばまず自らを転蓬に喩えたりはすまい。
(23) 或曰、儒者即無所益世、不至於殺人之惨、医者則否、一診之謬、半匙之失、或有点軽為重、曳生陥死者、吁此洵医者之罪大也、然儒者之殺人、有或甚於此者。(前掲、詩文稿、五四頁)
(24) 嗚乎通天地人謂之儒、則外国情状固宜照悉也。儒者人之耳目也。耳目既蔽、其余無学士大夫又何責焉。君今生儒家職兼天地人、可謂其事重且難矣。(同右、五五頁)
(25) 凡五大州之事、烱照如炬洞徹不遺、一洗清儒因裏之陋、永使国家無所病、而識者得高枕寝焉。(同右、五八頁)
(26) 玄機詩（七絶）に「始謁拙堂先生」（風姿絶俗拝峩羊。何幸輙升君子堂。平日論鋒不漫屈。忽逢堅陣欲撓柔）がある。(同右、三五頁)
(27) 玄機詩には「津藩諸老才子」（後掲①②）とのみあるが、立泉昭雄「月性上人年譜」（三坂圭治監修『維新の先覚月性』所収、月性顕彰会、昭和五四年、一三頁）によると、弘化四年の訪津では六月六日に拙堂、七日に宮崎青谷、八日に奥田強斎と連日会っており、これに照らせば土井以下の諸儒が玄機を歓待したことはほぼ確実であろう。なお拙堂の『鉄研斎詩存』巻十（呉鴻春輯校、汲古書院、平成一三年）「澡泉余草」には月性を題材にした「僧月性憤外夷猖狂、慷慨論兵、緇徒中有此、差強人意、賦此為贈」があり、他にも山中信天翁の寓居に月性、秋良敦之助と同宿した際の詩など数首ある。
(28) 列之碧海之浜曠寞之野、而万発雷轟突天撼浪、則吾人腸胃感洞豁也已。(前掲、詩文稿、一四頁。①＝六頁)
(29) 斎藤拙堂、誠軒以下の津藩儒員については、『三重先賢伝』（正編、昭和六年、続編、昭和八年）、『津市文教史要』（津市教育会、昭和一二年）、斎藤正和『斎藤拙堂伝』（三重県良書出版会、平成五年）、『津市史』等を参照した。
(30) 『聱牙斎詩稿』（茅原藤八郎編、明治二九年）巻一に「清狂為侍人雷波索題帖」「同致卿有孚子達及時習館諸生三十人許人游辛洲、拉周防僧月性偕焉。此詩題沙上也」「陪学中諸老游桃源月性与焉」の三首があり、又『聱牙遺稿』（楓井純編、明治一九年）巻七には「清狂説」「続清狂説」が収載されている。
(31) 堀井光次編『安政四年津藩分限帳』（光書房、昭和五九年）。
(32) 前掲、門人録集、一七二頁。
(33) 前掲、詩文稿、八頁及び二〇－二一頁。なお村田士正については未詳。或は象先堂門人帳に見える村田文蔵か。
(34) 前掲、月性年譜、三〇頁。

(35) 板原忠卿の名は『和歌山県史』近世史料1(同編纂委員会編、昭和五二年)所収の幕末期の分限帳、すなわち『文久紀士鑑』、『和歌山御家中御目見以上以下伊呂波寄惣姓名帳』になく、又『南紀徳川史』(堀内信編、名著出版、昭和四六年)にも見えぬものである。彼の関連資料について和歌山県立文書館にも問い合わせたが所蔵なしとの解答を得た。その他『紀州家中系譜並に親類書書上』中には「板原利衛門家(文化一〇年=系譜二冊、文政元年=親類書二冊)及び「板原雲沢家(嘉永五年=系譜一冊、同=親類書一冊)の二家分を所蔵するが、その中にも該当名はないという。又『跡目調』(明和八―元治元年)、『被仰渡帳』(文化一三―明治四年)は虫損甚だしく且つ未整理の為、査閲困難な状況にある。

(36) 早く御大業相成候はゞ御帰国可被成候。他地長滞留は実に不入事御座候。(前掲、詩文稿補、七九一頁)

(37) 伊勢松坂国の領分内に天学精敷人出来、先日より城下へ御用に而罷越小生方にも時々相見え候云々。(同右)

(38) 扨而茫然自失之儀は有馬氏に而御座候……此人元来才子に而メースの思召も十分の人に而有之候事ゆゑ先生別而御惜みと存候……親友に而有之候ゆゑ為之実に香花を取申候。(同右)

(39) 緒方富雄『緒方洪庵伝』(岩波書店、第二版、昭和三八年)所収『適々斎姓名録』、一八八頁。

(40) 有馬摂蔵の生没年については、億川摂三「緒方洪庵門下の三蔵(緒方郁蔵、有馬摂蔵、伊藤慎蔵)に就て」(『医譚』二号、昭和一三年)は嘉永四年に京都で急死し、その時二七、八歳であったろうと記し、『日本洋学人名事典』(武内博編著、柏書房、平成六年)もこれに拠って生年不明、嘉永四年没とするが、板原書簡が遊学中の在坂玄機に宛てて有馬の訃を報じていることと矛盾する。その点からここでは億川説を採らず、伴忠康『適塾をめぐる人々―蘭学の流れ―』(創元社、改訂新版、昭和六三年、九一頁)の弘化四年説を妥当と考え採用した。

(41) 呉秀三『華岡青洲先生及ビ其外科』(吐鳳堂、大正一二年)所収、「華岡青洲先生春林軒門人録」、紀州条、四九四―四九八頁。

(42) 京都府医師会編『京都の医学史』資料篇(思文閣出版、昭和五五年)所収、「授業生名籍」、三八二頁。

(43) 同右所収、「探頷術伝授姓名録」、三九五頁。

(44) 当時防夷之際に御座候得ば、何卒少々に而も報国之寸忠を達度存念故、此迄区々として相勤候儀に而、独り立身出世之俗情より出候事に而は無御座云々。(注(16)同

第二編　防長王学の展開

幕末長州支藩の王学派台頭に関する俯瞰的考察

――吉村秋陽とその門人の軌跡を軸として――

はじめに

久しく鎮西徂徠学派の牙城として知られた萩宗藩の学風は、天保末年から弘化―嘉永期にかけて、山県太華等によって朱子学への転向が画策された。その結果、当然のごとく各支藩の学風もこれに倣い、漸次それまでの徂徠学派や古学派の立場から官学たる朱学派へと改められ、表立ってはこれら異学は防長二州の毛利宗支藩から一掃される状況となっていった。

右の学風転換の機に乗じて、一部の支藩では陽明学派に属する人々が行動を活発化させ、高名な王学者の招聘や王学を修めた藩士が政権中枢に進出し、藩政運営に参画するという事態が起こっている(1)。王学派は学理よりも事功に力を用い、学問の実践応用を重視する傾向を有していた。ただしこれらの事実は、吉田松陰やその門人たちが陽明学へ深く傾倒し、過激化していったことほどには、世間に広く認知されていないようである。

言うまでもなく維新の胎動において、萩毛利家の連枝たる各支藩の果たした役割は軽視すべきものではない。志ある支藩士たちの行動を胸奥から支えたもののひとつに、この迂疎の空論を斥け、良知を悟得して果敢なる行動を尊んだ陽明学的精神があったことを忘れてはならないだろう。

本論は、天保期以後の支藩儒員と陽明学との関わりを俯瞰し、それら及び一門毛利（右田・厚狭・吉敷）に共通して、幕末屈指の王学者たる芸州三原藩儒、吉村秋陽（一七九七－一八六六）の影響が多大であったことを指摘し、併せてその防長門人の事蹟を詳らかにしようとするものである。

一　岩国藩

岩国藩校たる養老館が設けられたのは弘化三年のことである。それまでは儒員の家塾や藩府の講堂が学館として役割を担っていた。その学風は京学系朱子学、堀川学を経て、その後宗藩にならって朱学へと移ったが、内実は古学的色彩を残す折衷的な学風が形成されたと言える。

この岩国藩と吉村秋陽は公式な交渉を一切有するものではなかった。又藩士の中から秋陽門となった人物も、「登門録」において見る限りは二名を数えるに過ぎない。しかし、その一人が後年「岩国三士」の一として、又陽明学者としても名を馳すことになる東沢瀉（一八三二－九一）であったことは記憶しておかねばならない。入門は安政二年のことである。東家は岩国の譜代士で、父蕃蔵は由宇代官、勘定吟味役等を歴任している。沢瀉は江戸で佐藤一斎、大橋訥庵に学び、後に広島に行って秋陽に従学した。秋陽は王学の正統と目されるいわゆる王門修証派を評価したが、沢瀉はむしろ王学左派に関心を示し、積極的な受容に努めた。沢瀉の行動が岩国藩尊攘派にあって最も過激であったことはこの点と関係している。慶応二年には奇兵隊との呼応決起を画策して、必死組、精義隊を組織するが失敗、柱島に流され、維新後ようやく赦されて、以後教育に専念して生涯を終えた。

そうしていま一人は、沢瀉の紹介により文久元年の十二月十一日に入門した境務である。岩国藩士に境家は確認されるものの、この人物については現時点では詳しいことは分からない。このように岩国藩から秋陽門下となったのはごく少数であったが、東沢瀉という著名な王学者を出し、彼が幕末の騒擾にあって、岩国藩尊攘派の中核に位置して行動したことは極めて重要なことである。秋陽は文久元年三月に岩国を訪問し、沢瀉の要請により藩内子弟に『大学』を講じ、六日ほど滞在しており、確かに公式な招聘こそなかったものの、岩国藩における秋陽の学問的影響を全く排除することは正しい理解とは言えないだろう。

他に秋陽門下ではないが、維新後、大審院長等を歴任した玉乃世履（一八二五―八六）も、学統から言えば王学と無縁な存在ではなかった。世履はもと岩国藩士桂家の出であったが、のち藩命により藩校養老館初代学頭、玉乃九華（亀井昭陽門、後朱学に転ず）の後嗣となり、藩文教の枢要に位置した。しかるに京師では尊攘派の梁川星巌、伊勢では折衷実学派の斎藤拙堂に学び、さらに備中高梁に赴いて陽明学派の山田方谷に師事した。なお沢瀉も一時方谷の門にあったことが知られている。世履は星巌の縁からか吉田松陰とも交流があり、松陰から彼に宛てられた安政五年九月十六日付書簡（全集九巻、№三六五）が残っている。

なお横井小楠は嘉永四年から福井を含めた西日本各地への大旅行をしたが、山陽道の各藩の士風学問についても短評を残しており、岩国藩については士風温良で軽薄の風が感じられないと高い評価を下している。その理由については、江戸への参勤がなく、都会の風に染まらないからだろうと述べ、その状況を山陽筋には稀に見る美風であると手放しで賞賛しているのが、当時の岩国藩の文教重視の姿勢を知る一つの手がかりになるかと思う。[2]

二　徳山藩

徳山藩は三代藩主毛利元次が、伊藤東崖・蘭嵎を招いて古学を推奨したが、その後、本藩の影響により徂徠学へと傾斜し、なかでも筑前の亀井南冥の門流（亀門学派）が重きをなした。朱学への転向は、藩校鳴鳳館（後興譲館と改称）三代学頭の長沼采石及び五代学頭の小川乾山が中心となって、弘化－嘉永にかけて行なわれた。右の朱学への転向過程において、徳山藩では他支藩には見られぬ混乱が生じた。その当事者となったのが他ならぬ秋陽門人であり、又秋陽本人でもあった。幕末の防長において王学派の台頭が最も顕著に確認できる支藩はこの徳山藩である。

秋陽門人が徳山の地において活躍するに先だって、幕末の王学派に連なる人物で忘れてはならないのが、井上快雪（一八一一－八五）である。秋陽とも交流のあった大塩中斎が大坂で挙兵するのが天保八年、世にいう大塩平八郎の乱である。その頃、井上は大塩に学び、中斎門の十哲と数えられるまでに学業も進んだが、大塩挙兵の際には参加せず、脱走して身を隠すなどの辛酸を嘗めている。帰藩後は元治甲子の際に本藩俗論派と気脈を通じ恭順論を堅持し、富山源次郎、飯田厚蔵等と藩政を主導して保守派の首班となった。これにより本城清等のいわゆる徳山殉難七士が犠牲となる。しかし、藩論転ずるに及んで、慶応元年に密用方を罷免され、萩見島に配流の身となるが、廃藩により帰郷を許され、晩年は詩書の間に余生を送った。

なお前引の横井評には、徳山は二十年来の苛政を大手術した直後できびしい倹約政策がとられているが、多年の騒擾にともない士気は一切消滅、改革を担当する井上弥太郎の他には一人の人物もいないと記されている。(3)この井上弥太郎というのが前述の井上快雪のことである。

徳山藩士は肥後の時習館へよく遊学していた。興譲館三代学頭の長沼采石、四代本城太華ともに高本紫溟（熊本藩儒）門である。そういう縁により井上も十数年前に熊本に出て、時習館教授であった辛嶋塩井に従学しており、小楠とは旧知の間柄であった。横井は長岡監物宛書簡（五月六日付）で、旅中に出会った者では、春日潜庵以下、柳河の池辺藤左衛門、徳山の井上弥太郎、広島の吉村秋陽、土浦の大久保要の五人を指を屈するに値する人物と述べているから（4）、よほど井上を買っていたらしい。そこに又吉村秋陽が入っている点もなかなかに興味深く、小楠の人物眼の確かさを知ることになる。この井上快雪が大塩中斎門の十哲と称される人物であったことは、徳山藩士に陽明学派への接近を容易にしたとも言えるのではないだろうか。

さて芸州の王学者、吉村秋陽の盛名を伝え聞いて、防長から最初に入門するのもやはり徳山藩士であった。その名を飯田竹塢（一八一二－九三）と言う。「登門録」には「周防徳山藩　飯田俊輔」と見え、これが竹塢のことである。飯田は最初、寛政の三博士の一、柴野栗山の後嗣である阿波の柴野碧海門となっていたが、天保九年に吉村秋陽について陽明学を学び、翌十年の春、徳山に帰り、藩校訓導役に就任した。同十一年には在職のまま江戸に出て昌平黌に入り、陽朱陰王で知られる佐藤一斎門となった。同十四年、帰藩して助教、嘉永元年に教授役座取計となり、その後も御蔵本評定役、大目付等を歴任したが、文久三年に故あってその職を免ぜられ、蟄居謹慎を命ぜられた。慶応元年、許されて再び評定役となり、学館の教授を兼ね、翌四年には広島に使して幕吏の応接に当った。廃藩後は徳山毛利家の家令となり静かな余生を送っている。

徳山藩学を朱学に転じたのは、嘉永期に学頭職にあった後述の小川乾山と助教の飯田竹塢、玉井修蔵とであったが、三者いずれも王学に親しみ、一斎同様に陽明学に強い共感を抱いており、実質的には徂徠派から陽朱陰王派への転向であったと言える。

竹塢の養嗣子厚蔵（一八二九―八〇）も、江戸では幕末三庵の一として著名な王学者、大橋訥庵に学んでいる。帰藩後は郡代、評定役となり、元治の内肛では父子立場を異にし、恭順派の要路（屯兵所主管）に列なった。藩論回復後の慶応元年六月に親類預けとなり、十一月に萩沖の見島に前述の井上快雪等とともに流罪、明治になって赦されている。その後は徳山に帰り家塾を開いて子弟を教導していたが、同九年の前原一誠の乱に呼応し、いわゆる徳山暴動を首謀して敗れ、懲役七年、大阪監獄で波乱の生涯を終えた。

秋陽のもとへは、この飯田竹塢が先頭を切る格好になり、その誘引によったと思われる、原田統一郎、福間音三郎、玉井修蔵、□井望作の四名の徳山藩士の名が天保期にある。

福間音三郎は年齢から察して興譲館初代学頭の福間青海（一八一三―五四）のことであろうか。又□井望作が誰人であるかという点も明瞭ではないが、あるいは桜井魁園（一八一四―六九）かとも思われる。魁園はかつて藩命をもって京へ行き、陽明派の幕末三庵の一、春日潜庵に入門している。その縁によって秋陽門に入ったのではないだろうか。天保十四年、助訓役、弘化二年には訓導役へ進む。嘉永四年、助教授取計として初の国書授方に就任し、安政元年、教授役取計、安政三年、御蔵本両人役と累進した。国学は加茂藤園門である。

朱学転向の説明の際に既に名が挙がり、その際にわずかながら触れたが、五代学頭の小川乾山（一八〇九―五七）も、実は陽明学寄りの姿勢が強い人物であった。乾山は藩儒小川瓊斎の一子で、瓊斎は本城紫巌に師事、のち江戸で服部南郭に学んだ生粋の徂徠学派である。いっぽう乾山は、長沼采石、本城太華に従学後、やはり江戸に出て一斎門となり、その影響により学風は陽明学に傾斜するものとなっていった。帰藩してからは、御蔵本両人役、江戸勘場役、作事奉行、評定役等の諸役を歴任し、その間、天保九年には鳴鳳館訓導役を拝命し、同十四年、本城太華の後を受けて、教授方取計を命ぜられた。しかるに嘉永三年、領内に甚大なる風水害があり、救済に準備がなかったことの責めを負わされ、家名断絶の上、大向村に蟄居を命ぜられている。安政三年に罪を赦されたが、翌四年、四十九歳で病没した。

飯田竹塢と小川乾山の学風改革は、従来の徂徠学や熊本藩学の影響を改めようと画策したもので、宗藩に迎合して表面的には朱子学への転向を標榜したが、実質的には陽明学派の台頭を画策する含みがなかったとは言い切れない要素を持っている。というのも、乾山はかつての師である佐藤一斎を介して吉村秋陽の徳山招聘を企てていたからである。ただしかしこの一件は実現を見ずに終わった。この折の事情については、藩内の権力闘争も絡んでいたらしく、『徳山市史』は次のように説明する。

乾山が嘉永の風災で責めを負うに至ったのは、一つは年少気鋭をもって藩の要路に列し、その才にまかせて振舞ったためでもあろうが、一面また陽明学の台頭に対する反感も見逃すことができないようである[5]。

秋陽の徳山招聘の失敗は、どうやら藩内における朱学派と反朱学派の対立が一因となったようである。朱学派は王学者として著名な秋陽を受け入れることで、自派勢力が退潮し、本藩文教関係者と軋轢を生ずることを恐れ、これに対して王学派は、秋陽を招くことで自派勢力の拡大を目論んだのであった。

徳山藩からの秋陽への従学者はその他に、井上孫太郎[6]が先の四人にやや後れて入門し、天保末には玉井修蔵が他国遊学を終えて、再び帰塾している。さらに嘉永七年には望月関馬が玉井の紹介により入塾、安政三年には飯田信も父親基左衛門の依頼により預けられるが、以後、徳山藩士の入門はなく、結局、徳山藩からの遊学者は以上の八名をもって終わる。これは秋陽招聘の一件が潰されたことや、藩内における秋陽門人の凋落等が反映したのではないかと思われ、その後の徳山藩政局の急展開とも関係するものであろう。なお望月関馬と飯田信は同時期に入門した白石廉作と親しく、廉作の『彦洲日記』（『白石家文書』所収）にもその名が見えている。

三　長府藩

徳山藩にあっては秋陽招聘に失敗したものの、積極的に藩主みずからがこれを推進し、ついに実現を見たのが長府藩であった。防長の四支藩中、最も吉村秋陽本人と関係が深かったのは、この天保期の長府藩に他ならない。長府藩の学風も他支藩と同じくもとは徂徠学派が主流であったが、天保の末頃から弘化－嘉永にかけてしだいに朱子学派に転じたのである。しかし、岩国、徳山両藩儒がそうであったように、いったん染まった学風を脱することは至難であり、長府藩儒にあっても各自の修めた古学や陽明学の色彩を温存しながら、折衷的な学風へと変じたと考えるのが正しい理解かと思われる。

長府藩の譜代儒員には、藤井・小田・臼杵・国島・結城・伊藤の六家があったが、天保七年、十二代長府藩主毛利元義は、佐藤一斎に藩校督学として迎えるに相応しい人物の推挙を依頼している。一斎はこれに対して迷うことなく吉村秋陽を紹介したのであった。この秋陽の長府督学について、『毛利家乗』（天保七年、春正月の条）には、

是の月、芸州の儒員、吉村重介《ママ》を聘す。(7)

とあるだけで、これに「公、毎に学を好む。命じて重介《ママ》を聘せしむ。後ち藩士を撰んで往き就きて学ばしむ。」と簡略な説明が付されているに過ぎない。又池田草庵が撰した秋陽の墓碑には、

嘗て長府及び多度津の聘に応じ、出でて其の藩に遊ぶ。二侯深く礼敬を加へ、而して諸邦の人士、贄を執り

業を問ふ者、踵いで相接す。以て其の徳の人を感孚せるを見るべし。(8)と記載され、その間の事情については詳しく触れられていないようである。高瀬代次郎の「天保七年丙申長府侯使者を遣はし来聘しければ、往いて其の学政を督すること数年に及べり。其の間侯は敬を致し優待したりしかば、文教大に興れり。侯又其の藩士をして来りて家塾に学ばしめたり。(9)」という説明とても、右の墓碑の内容を大きく出るものではない。

この長府督学に関しては、いま九州大学の所蔵となっている秋陽の日記に詳細が記載されていることはあまり知られていない。秋陽日記は『読我書楼長暦』（文政十二―慶応二。筆者未見）といい、今日なお未刊のままであることが惜しまれる。しかも、天保七年七月十六日―十二月十三日に及ぶ、肝心の「招聘記」の中心部分は伝存せず、その点が最も残念なのであるが、とまれ、これにより秋陽が実際に来府した期間が確定できるのである。それによると、

〔第一回督学〕天保七年七月二十日―十二月十九日
〔第二回督学〕同　九年一月　九日―十二月二十日
〔第三回督学〕同　十年十一月十五日―十二月二二日

の四十―四三歳までの三回に及ぶ来府であったことが知られる。なお督学終了後も長府藩との関係は続いた模様で、河村一郎氏は安政二年を致仕の年と考えておられる。(10)

当時は十一代毛利元義の晩治期にあたり、その嫡子元寛が文政十年に没した為に次男の元運が嫡嗣に立ち、これが昌平黌に入ったことを契機として、時の教授たる一斎に藩校督学の人材推挙を依頼したのであった。元運は天保十二年に十二代藩主となり、幕末に活躍する十三代元周は元寛の第三子である。

秋陽を賓師として招いた毛利元義は好学の大名であり、秋陽招聘の理由については、当時藩儒が病気・他界などして人材を欠く状況にあったからだという（『一斎先生俗牘』）。元義は天保二年に聖廟を建営し、初めて釈奠を行なわせたが、これを主宰したのが小田南陔（一七九〇－一八三五）である。南陔は古賀精里門で、昌平派の正統に属した。とくに古賀侗庵とは親密であり、在寮中は侗庵主宰の詩会に参加し、個人的にも深交を結んでいたようである（『侗庵日録鈔』）。そのいっぽうで頼山陽をはじめとする京坂諸儒間にも広くネットワークを構築し、洒脱な詩文家としての一面も有する儒員であった。篠崎小竹には「小田廷錫墓碣銘」（『小竹文稿』天保七）がある。秋陽の長府督学は実際には天保七年の七月末から開始されるが、就任の依頼は前年八月に佐藤一斎からの急書によって提示されており、これは南陔が病没した天保六年と重なり、藩儒の他界というのはこれかと思われる。すなわちこの時、長府藩は軌道に乗りつつあった文教振興の最大の牽引者を喪失していたのである。かかる状況下に招聘された秋陽の責任は甚だ重いものがあり、長府藩文教の再建のすべてを委ねられたも同然であった。

この秋陽の長府督学を契機として、天保年間に長府藩士で秋陽門となったものに次の三名がある。

長府藩　小田亨太郎。名璋、字孟章。

〃　中川□平。名好問。字子祐《ママ》。

長　府　興膳朝五郎

小田孟章（生没年不詳）は、先に秋陽招聘の前年に没した小田南陔の子嶽陽である。昌平黌では一斎門となり、帰府後、家業を継いで長府藩儒（敬業館訓導）となったが、嘉永初に三十六歳の若さで病没した。なお夫に死別して離籍となった妻タキは、その後、広瀬旭荘の第四妻として迎えられた。この長府藩儒の小田家は、秋陽の父三左衛門（本姓小田氏）と何か繋がりがあるのかも知れない。つまり両家には血縁関係が推測され得るのであり、あるいはその縁によって孟章は従学したのかも知れず、秋陽招聘に関しても生前の南陔が何等かの形で関与していたのではなかったかと思われる。

又孟章と秋陽の師弟関係がかなり緊密であったことも窺える。いま長府図書館に『小田璋先生詩文集』（自筆稿本）が蔵され、芸州での秋陽との交りを詠む詩を含んでいる。ただこの詩文集の来歴が分明でない。孟章が秋陽に添削を乞うたものが返却されて、それをそのまま綴ったようにも見受けられるがいかがであろうか。とまれその内容からは、孟章が秋陽を敬慕していたことだけは疑いなく読み取れるようである。

次の中川□平とあるのは、長府藩文運の興隆に大いに貢献した中川好一（馬廻百七十石、一七九〇―一八五九）の子息の中川好問のことである。好問は字を子裕、通称を深平と称しており、欠字には「深」字が相当するものと思われる。好問の父中川蕉窓は吉村秋陽とは格別の信頼関係にあった。その点も影響して長府藩からの芸州派遺生に選抜されたのであろう。秋陽の詩文集『読我書楼遺稿』（明治十五年刊）中には好一との親交を示す詩が「十月望、中川子精の招飲に分韻す。句頭に同じく山高月小水落石の八字を用ふ。壁上の画幅は赤壁図に似たり」（巻三）、「四月初二、桜花を中川氏に賞し、蕉窓主人を懐ふ有り。主人は時に江都に在り」（同）、「中川子精、江都客中、墨上の看花の什を投示し云々」（巻四）、「憶昔一首。長府の中川子精に贈る」（同）の四首に及ぶ。両者については師弟の間柄にあったとする説も見られるが、[11]同書巻一に収める「中川子精の江都に之くを送るの序」を読めば、それが誤解であることは一目瞭然である。序文には次のようにある。

余、近ごろ府藩に於て一良友を得たり。中川君子精と曰ふ。其の人、清慎温籍、而も内実侃々として、巨人長者の度有り。輔するに学を以てし、尤も詩に長ず。余、講課の暇、相懽んで厭くこと無し。

右の記述からすれば、両者の交流は秋陽の長府督学時代に始まったのであり、しかも肝膽相照らす仲に発展した。よって中川子精（蕉窓）は秋陽の門人ではなく、長府で親交を結んだ知己であったことが判明する。蕉窓は秋陽よりも七歳の年長であった。この点からも門人説は成立しがたく、子精、子裕の父子混同は避けなければならない。中川好一は通称を清左衛門（二代）といい、蕉窓、又凉斎と号し、京で村瀬栲亭、佐野山陰に学び、江戸に出ては菊池五山に従い、詩書ともに能くした。長府藩士としては唯一『五山堂詩話』（補遺巻二）に収録され、「詩極めて間澹、頗る放翁の梗槩を得」と評されており、天保―嘉永期の長府詩壇を代表する文雅士として重きをなした。また民政にも通じて士庶の信望が厚く、各地の文人学者との交流も盛んで、今も見たように長府に下った秋陽が藩中で最も心を許した士家であった。前引の秋陽の追憶詩中にもその詩才を次のように称える句が見えている。

昔我盛年客豊城　　昔　我　盛年　豊城に客たり
海楼載筆発奇賞　　海楼筆を載せて奇賞を発す
爾時唯君称壇場　　爾の時唯君のみ壇場に称せらる
雄詞在紙杯在掌　　雄詞紙に在り杯掌に在り
果然菰蘆生此才　　果たして然り菰蘆此の才を生じ
光焔圧座連騰上　　光焔座を圧し連なりて騰上す

吉村秋陽が中川蕉窓と意気投合したのは、その大人の風格を有する人柄に加えて、学問・詩文の才能もまた豊かであったことに由来した。その父は師友十五家の肖像を「招魂帖」一巻として残した長府藩世臣中川好古（号鯉淵、一七六八―一八三二）である。小田済川（南陔父）に師事した後、江戸で古賀精里門となり、倉成龍渚、陰山豊洲、細井平洲等にも業を受け、大坂では中井竹山、履軒、十時梅崖等の碩儒文人と幅広い交流を持ったことで知られている。

このように好問は尚文好雅の家風で知られる中川家の第三世代に属し、ひときわ将来を嘱望される藩中有為の若者として芸州の秋陽塾に学問稽古に赴いたのである。時期は秋陽の長府督学後と見るべきで、天保十年以降の事ではなかったかと思われる。さらにいえば、小田、中川両者は同時に藩命により派遣されたものと見てよいだろう。しかし、中川家にとって芸州遊学は凶事をもたらした。すなわち好問は不幸にも広島で客死していたのである。この事実は今日まで殆ど知られておらず、今回ようやく近親者の残した二種の詩集を通覧して判明した。まず前引の『小田璋先生詩文集』に「同じく中川氏に過ぎりて子裕の母を弔す。子裕の芸に客死するは四十日前に在り。余は同窓にして其の事に預かり、之を語げんと欲するも今尚ほ愴恨に堪えず」と題する詩があり、好問の芸州客死の事実を伝えている。「同じく」とは前詩にある「帰省中」の語を受けたものである。但し年次については明示されていないので不詳である。

去年帰処報平安　　去年　帰る処　平安を報じ
再会豈図情更酸　　再会　豈に図らんや　情酸しきに更らんとは
欲語面思当日事　　語面せんと欲すれば当日の事を思ひ
茫々只做夢中看　　茫々として只夢中の看を做す

傷吟である。小田亨太郎は親友の臨終に立ち会っていた。最期の様子を帰郷して好問の母に子細に語って聞かせようとしたが、思い出すだに痛ましく、なおかつ愛児を失った母の悄然落胆する姿を目前にして、いよいよ言葉なく、自らの悲嘆もまたいっそう倍加してゆくのであった。その辛く切ない心境が右の詩となったのである。

いまひとつは父親の『中川蕉窓詩稿』（長府博物館蔵）中に見える「追悼好問」と題する二つの詩である。初詩には「好問、七月廿三日、芸州広島に客死す」(年次不明)と題詞が添えられ、これにより死去の日付が判明する。ここには初詩を掲げておく。

携児曾春広洲使　　児を携へ曾春広洲に使ひして
屈指星霜已七年　　指を屈すれば星霜已に七年
今日広洲聞客死　　今日広洲に客死するを聞く
好因縁悪因縁　　　好因縁か　悪因縁か

第二詩に「妙頂寺は広洲に在り。好問を葬る所」と語注がある。妙頂寺は毛利家の本拠吉田から広島に移された由緒ある日蓮宗寺院であるが、被爆により甚大な被害を受けた。筆者は墓石の調査を試みたが、今日残された古墓中に好問の墓は確認できなかった。長府藩を代表して碩儒吉村秋陽のもとに送り込まれた俊英の早過ぎる死は郷里でも深く哀惜され、両親、友人の嘆きも一通りではなかった事をこれらの詩は伝えている。

さて末尾に登場する興膳朝五郎は、幕末に来府して医を業とした興膳家の子息の内の誰かであろう。興膳の家には、安三郎(真平)、昌蔵、五六郎(号節堂)、哲九郎(後の馬廻八十石、村井家養子、村井清一)等の男子があった。この家が全部で何人の兄弟を擁したか、そして誰が何番目に当るかは諸説あって一定しない。維新前後の政治的行動や修学適齢、さらに後述の白石廉作との交誼などから考えると、この朝五郎は五六郎である可能性が最も高いようである。なお廉作の紹介者として名が見える興膳共(龔)三郎(号鷗渚)は四者の父であり、小石玄瑞のもとで蘭方を修めた医家である。興膳家は経世実利の学に長じ、当時としてはいささか異色な一族であった。出自等もいまだよく分かっていないが、幕末に一家を挙げて長府に移り住み、政治、経済、医術の諸分野に足跡を残した。また長崎において萩本藩の物産交易にも関与しており、活動の全容解明が待たれる人々である。長府藩家中の系図集である『藩中略譜』（文政四年、西源四郎自筆稿本、同六年、小田南陔序。下関市立長府図書館蔵）及び補篇（明治初か。長府博物館蔵）には収録がないから、興膳家が譜代医でなかったことは確かである。「登門録」にも「長府」とのみ記し、小田、中川両氏のように「長府藩」とせず、また名字をも加えていないことからも、当時はまだ藩医に登用されていなかったものと思われる。

興膳一家が長府に転住してきた時期も今もって不明である。咸宜園の入門簿に「天保五年甲午、三月廿日入門、長門長府、興膳安三良」とあり、既に天保初には長府にあったやにも見受けるが、『日間瑣事備忘録』巻二の同日の条には「筑前人興膳安三郎入門」と記され、出身地が一致しない。長府に住んで暮らしを営んでいたという確実な記述となると、嘉永期の『大日本諸州遍歴日記』（諫早郷土叢書Ⅳ）となろうか。そこには筆者の藤原武宣が長府宿で医家興善《ママ》真平に親切な治療を受けたと記しており、これにより嘉永元年九月時点での長府開業が確認される。真平は幕末に長府藩医に登用され、廃藩前は侍医に昇格、温厚篤実な蘭医として生涯を送っている。

しかし、一族の本領を発揮したのは、何といっても興膳昌蔵（一八二六又は二七―一八六三）であろう。昌蔵は吉田松陰、桂小五郎に竹島開拓を進言し、幕府に建議させたが許可を得るに至らなかった。昌蔵の開国通商論者としての一連の行動は、下関の攘夷派連中に激しく憎悪され、最後はイギリス軍艦に内通したとして奇兵隊士に惨殺されるという悲劇に見舞われた。[12] いっぽう秋陽に入門したと推測される五六郎（一八二九―一八七五）は、長府藩中における滞京勤王派の先駆者であり、高杉等とともに国事に奔走し、維新後には山形県典事、司法省出仕等を歴任し、東京で病没した。滞京中の動静の一部については白石廉作の『彦洲日記』及び正一郎の『甲寅東遊日記』、『辛卯《ママ》安政二日記』に記載がある。この朝五郎の入塾も小田・中川と同じ天保末のことと考えてよかろう。

安政年間になると、長府藩士ではないが、今も述べた通り、「長門赤間関　白石廉策《ママ》」（安政二年九月十六日入塾）が、長府の興膳共三郎の紹介で入門している。興膳共三郎と秋陽の関係は未詳ながら、王学への関心は高かったようであり、在京中には幕末の動乱期と王学を直結させる恰好の指南書として広く読まれた『劉子全書』の抽印本たる『劉蕺山文抄』（文久二年刊）を出版する桑原鷲峰（一斎門）と懇意であったことが『白石正一郎日記』安政三年七月十六日（『白石家文書・補遺』所収）条から確認される。また廉作の入門一件については『彦洲日記』（『乙卯安政二日記』）に、同日、秋陽、斐山に謁したとあり、翌十七日に入塾、その後、秋陽宅で饗されたとの記述が見られる。廉作は安政三年三月十八日（『丙辰日記』）に東沢瀉と初対面したが、特にこの出来事は朱書されている。その後、両者が相互に影響し合い、深い信頼関係を醸成したことは、廉作の「二友を懐ふ」（『草稿』）と題する古詩によく示されており、さらに幕末動乱期において、ともに類似するラディカルな行動に走った点からも納得される所である。又相前後するが萩の益田伊豆（寄組、四千石）の家臣中井廉造（嘉永五年壬子六月入塾）は、敬業館教授であった臼杵駿平（横波）の紹介で入門を許可されたことも注目される。尊攘志士、白石廉作（一八二八―六三）については多くを語ることもなかろう。下関の豪商白石卯兵衛の六男で、家産を傾けて奇兵隊を援助した正一郎の弟である。生野義挙に参加したものの、事敗れ妙見山で自害して果てた。臼杵横波（一八一二―六四）というのは、長府藩講学の祖たる臼杵鹿垣の子である。小田南陔、古賀侗庵に師事し、後十六年間に渡って敬業館儒員をつとめ、元治元年に没した。臼杵家はもと巴姓で周防徳山の出、鹿垣は亀井南冥、細井平洲に学び、享和元年に長府藩儒となった人物である。

以上、説明してきた通り、長府藩は少数精鋭主義のもと、藩中名門の子弟を厳選し、特別に英才教育を施すべく藩侯賓師の秋陽が主宰する学塾に派遣したのである。両人は早世したため十全に能力を発揮せずに終ったが、興膳家や白石家のごとき、時代の先見性を持つ医家や富商の家人が秋陽入門を果たし、その結果に倒幕維新に向けて顕著な行動を起こしたことは特筆されなければならない。王学者吉村秋陽が天保期の長関教学に及ぼした影響は、この地域における尊攘運動の展開を考える上でも軽視してはならないものなのである。

四　清末藩

清末藩については吉村秋陽との直接の関係は見出せず、入門者も見当らないのであるが、その師であった佐藤一斎とは長府藩主以上に緊密な関係にあったので、ここで少し触れておきたい。

当時の六代藩主毛利元世は、もと下野佐野（佐倉支藩、一万六千石）藩主堀田正敦の四男である。清末藩は維新までの歴代藩主八人の中、三人が血縁関係のない他藩からの養子である。五代匡明が伊勢長島（二万石）藩主の増山正寧の弟であり、また八代元純も豊後日出藩（二万五千石）の木下俊敦の四男で、ことに元世と元純の両藩主が賢君であった。元世の治世は、文政元年から弘化二年までの約三十年間という長きにわたるものであった。

毛利元世は佐藤一斎とは特に懇意であったようで、『俗簡焚余』巻下には、「某侯代撰」（為清末侯号需堂）として、元世の乞に応じて一斎が筆をとった藩中への下達書があり、文武奨励、節倹、人心一和の肝要であることを布達している[13]。また「女中掟（応清末侯索）」の一文も起草して与えられている[14]。かかる間柄であったから、当然、一斎高弟の秋陽との接触も行なわれたと思われ、長府督学の折には清末藩校を来訪した可能性が高いと考えられる。

清末藩儒では渡辺東里が一斎門にあること三年、天保九年に帰藩して儒員となった。東里は朱子学を宗としたが一派に拘泥せず、広く古学、陽明の諸説を採って折衷し、実践躬行を重んじた。渡辺と同時期の平野一学、南部順庵もみな一斎とは親しく交わっている。
尚又当地出身の船越清蔵（一八〇五―六二）の存在は異色である。藩校育英館に学んだのち、豊後に出て、帆足万里、広瀬淡窓、毛利空桑に従学、万延頃長府儒員となり、ついで萩明倫館に教授した。その際に過激の言辞があったとの理由で保守派に憎まれ、毒殺されたと伝えられる陽明学者である。(15)

五　一門毛利家

岩国・徳山・長府の三支藩以外にも、一門や寄組士の家中からも秋陽への入門者は多かった。ことに、古くから家中子弟への教育を熱心に行った家柄として知られる一門家老の右田毛利家（毛利筑前）では、秋陽への入門を積極的に支援しており、嘉永から文久にかけて邑主の意向によりかなりまとまった形で従学させている。

（嘉永六年）杉山甚之助
（安政七年）土肥虎之助　長松繁之助　米原淑人
（文久二年）村上庄之進　林種吉郎　浅ノ海委(16)　三輪棚熊

この文久期の四名を記した直後に次のような一文が加えられている。

別に同家中当職土肥三郎兵衛より書を以て土肥・長松以下六人の者然るべく頼みに相成り候様、主君の命を以て申し越す。且つ筑前殿より更肴一折下さる。

右田毛利家が秋陽に家中の人材育成を懇ろに依頼したことが、この文面から読み取れるであろう。この一団の首領格であった杉山甚之助（中臣通、三十石）は、文化年間に右田の郷校時観園の教授となった杉山良哉、その子威八郎の家系を継ぐものかと思われる。杉山良哉は亀門派で、かつて長府敬業館教授であったが、後寛政十二年に右田毛利に禄三十石で聘せられている。なおその次弟はシーボルト門人として知られる杉山宗立である。これらのうち、事跡の判明するのは土肥、長松の両名である。

土肥虎之助（一八三五－一九〇二）は、名を稷、実香、字を維馨と言い、螺峰と号した。右田毛利郷校の時観園教授であった大田稲香に師事し、後広島に出て秋陽門となった。安政以後、邑主の近侍より軍政主事に累進し、維新後は山口中学教諭、周陽学舎長等を歴任し、県教育界に身を置いた。長松繁之助（一八三六－六九）は、名を登人、直儀と称し、整武隊に参加した。北海道を転戦中に負傷し、青森病院に搬送されるが、手当の効なく落命している。他の諸士については今後の調査を期したいと思う。

さらには、厚狭毛利の郷学、朝陽館の復興に尽力した市川玄伯・俊蔵父子の存在にも注意を要しよう。玄伯もまた一斎門である。その縁からか、嫡男俊蔵（茂太郎）を安政三年九月に芸州藩医龍神秀庵の紹介により秋陽に入門させ、さらにその二年後の同五年三月二六日には弟の祥次郎をも入塾させている。兄は一年ほどであったが、弟の方は五カ年に及ぶ長期修学であった。これは全入門者中の最長記録に近い。

兄の俊蔵は慶応が明治と改まる年の正月に、毛利出雲（吉敷毛利）家中の五名、すなわち中原国之助、白石忠介、横見源之進、谷川熊五郎、沢山馬之進に添書きを与えて咬菜塾入門の仲介の労をとっており、この市川父子が厚狭・吉敷の両一門家と秋陽との接近に一役買っていたことがうかがえる。しかし、この時すでに秋陽は遠逝し、養嗣子の斐山の代となっていた。それでも彼らはよく学び、斐山の教育力も秋陽に劣らぬものであったことが、谷川と沢山の後日の活躍から理解できるのである。

谷川熊五郎（一八五〇－一九二二）は吉敷毛利郷学の憲章館に学んだのち、一時、東沢瀉にも従学したという。

維新後は山口師範に進み、地方教育及び村治郡政に尽力し、吉敷村長をも務めた人物であるが、むしろその事跡が興味深いのは沢山馬之進（一八五二―八七）である。沢山は保羅（ポウロ）の名で知られたキリスト教伝導家である。彼は秋陽の高弟たる渡辺歩水（今治藩儒）にも従学し、かなり真剣に陽明学を学ぼうとしたらしい。幕末には良城隊の鼓手であったが、後に神戸でキリスト教に入信、渡米して専ら教義を考究し、帰国後は大阪で布教活動を行ない、当時、新島襄、押川方義とともに我国キリスト教界の三雄と称された人物である。維新後、王学徒がキリスト教や自由民権運動に走る例は、学説的に共通する点があり、意外と多かったのである。保羅の場合がその典型と見てよい。また教育にも意を用い、明治十一年に梅花女学校を設立し、自ら校長となった。沢山は外国ミッションからの支援を拒み、日本教会を自給独立したものとして運営を試みたが、この主張は若き日に修めた王学と無縁ではあるまい。

おわりに

以上、幕末長州支藩及び一門毛利家における王学徒の活躍を俯瞰した。これにより各支藩に最大の影響を及ぼした王学者が、芸州三原藩儒の吉村秋陽であったことが確認でき、且つ秋陽門の防長人が随分と多彩な顔ぶれであったことも理解されたかと思う。

それにしても、秋陽門に宗藩士が一人もいなかった事実は何とも興味深く、そこに彼等一流のエリート意識を想起するのは筆者の深読みに過ぎようか。宗藩儒山県太華の決断、すなわち父祖代々の徂徠学を捨て朱学一尊へ転じるという姿勢は、一種の変節であり、心ある者たちには余りよい印象を与える行動ではなかった。それは支藩に強制されるものではなかったが、これまで諸方面で宗藩と軋轢のあった各支藩は、無言の圧力を敏感に察知したことであったろう。従来の藩吏的発想では、教学の領域においても宗藩の機嫌をうかがい、追従、模倣することこそが政治そのものであった。しかし、幕末という時代がこれを許さなかった。権高な宗藩士の姿勢に反感を抱く支藩士の欝憤は、宗支対等論という気運を醸成し、宗藩がモデル化して見せた文教スタイルへの盲従を否定する方向へと大きなうねりを起こそうとしていたのであり、この抵抗意識に支えられて、支藩の王学接近も容易に行なわれたと考えられるのである。

（１）　笠井助治『近世藩校における学統学派の研究』下（吉川弘文館、昭和四五年）、一三二一頁。

（２）　山崎正董『横井小楠遺稿』（日新書院、昭和十七年）、第四、詩文篇、（乙）漫録、三、遊歴聞見書、岩国の条。八三一―八三二頁。「士風温良和易。曽て軽薄の風無之、必竟は江戸へ参勤無之より都会の風に流不申、至て樸実に有之候。山陽道筋にて稀なる風俗にて御座候。」

（３）　同書、徳山の条。八三〇―八三一頁。「此藩二十年前より粟屋主水、東藤太と申すもの政を取り、甚敷聚斂の利政を起し、賄賂公行唯利是貪と申す勢に罷成り、一日役人と相成り候へば忽に富を致し候由、如此利政次第に長じ、一統の困弊至極至り候。藩士中、井上弥太郎、此四年前、弊政一々書達仕候処、却て誣告の筋に成り行、右弥太郎厳叱に逢ひ、一切閉居外人応対も不仕罷在候内、旧冬の凶荒に付て徳山領、百姓騒立、弊政の筋本藩萩御郡奉行手許に訴出候に付、本藩より一々御察討相成り、右主水を萩表へ被呼出、御吟味御座候処、奸曲の筋夫々露顕いたし、主水・藤太の巨魁御知行御取上げの上、二人共に囹圄の中に蟄居被申付候。是に依て右弥太郎御取上げ御目附に被仰付、専ら事を執、一二の人と心を合せ是迄の弊政を除き、且又御家老始在中打廻り、民間の艱苦を訪、専ら撫育筋に心を尽し、医薬等に至る迄御世話有之候間、人心大に安穏に相成、凶荒を忘れ申候。（中略）只恨らくは廿余年来の傾廃にて御家中士気一切消滅、総此弊習に染み一人の人物も無之候。」

（４）　同書、第三、書簡篇、№十五（嘉永四年、五月六日、小楠在京都、長岡在熊本）、一五三頁。「天下人才は誠に大払底にて、是迄敬服仕候程之人一人にも出会不仕、学意は勿論申に不及、正学にても何学にても一向に無御座候。責て指を屈候へば柳川に池辺藤左衛門、徳山に井上弥太郎、芸州に吉村重助、京師に春日讃岐守、大坂に大久保要、此の五人にて御座候。」

（5）『徳山市史』巻上、第四編、近世の徳山、第七章、文武の興隆、六二六頁。

（6）この井上孫太郎というのは、あるいは井上弥太郎（快雪）の草字の誤読かとも疑う。井上が秋陽に入門したかどうかの確認には至っていないが、飯田竹塢は文化九年、福間音三郎を青海とすると文化十年、桜井魁園が文化十一年、井上弥太郎は文化八年の生まれであり、これらはいずれも年齢が接近し、同世代の範疇に属している為、その可能性は高いのではないかと思う。

（7）『毛利家乗』巻二五、元義公条。（復刻版、防長史料出版社、昭和五十年）

（8）『漢学者伝記集成』（名著刊行会、昭和五三年）、一一六三頁。

（9）『佐藤一斎と其門人』（南陽堂、大正十一年）、「安芸の吉村秋陽と吉村斐山」、六九三頁。又本書の「佐藤一斎と諸侯」（第七章）中には、後述する清末藩主毛利元世の一斎への師事についても、特に一項を設けて詳述がある。五九七－六〇五頁。

（10）河村一郎『近世防長儒学史関係年表』（平成八年）、一一七及び一三六頁。河村氏（萩市在住）には他に『長州藩思想史覚書－山県周南前後－』（昭和六一年）、『長州藩徂徠学』（平成二年）、『防長藩政期への視座』（平成十年）という労作があり、いずれも私家版ながら充実した論考が収録され、近世防長思想史研究に際しては必読の書と思われる。

（11）『増補近世防長人名辞典』の中川好一の項は、吉村秋陽門であったことを明記している。

（12）興膳昌蔵が暗殺された後、弟五六郎は復仇を志し、慶応元年の六月にめでたく本懐を遂げている。本件の顚末を伝えるものに、「興膳五六郎讐討検分萩御役人検視ニ付口書」等の四種の古文書があり、長府図書館に収蔵されている。ただし、いずれの資料も興膳家の出自家系に触れたものはない。

（13）『近世儒家史料』上（関儀一郎編、復刻、飯塚書房、昭和五一年）所収、四七－四九頁。

（14）同右、五七－五九頁。

（15）通説では船越清蔵を陽明学者とする故、ここでは一応従来の所説に従った。ただ彼を陽明学者と定置することについては筆者はかなり否定的であり、問題提起に値するかと思う。堀哲三郎は船越に関する伝記資料を『清末藩処士船越清蔵先生』（菊川町教育委員会、昭和四四年）に網羅したが、初期の『大日本人名辞書』（明治三二年）、『勤王烈士伝』（明治三九年）及び「豊浦先生船越君碑銘」（綿引東海撰、明治四一年）にこの称が使われていないにも関わらず、自序では「船翁の学問は陽明学派で、実学・行動をもって学問の功とするのである。」とした。堀は又育英館での修学期に船翁が「碩学佐藤一斎の講説も聴くことができた」（同書、四五頁）と、一斎の清末藩校での教授があったかのごとく述べるが、一斎の育英館督学の事実は存在せず、それはあくまで江戸藩邸内に限られたものであった。堀が根拠として採用したものが、船翁の学説なのか、学統なのかも判然としないけれども、吉田祥朔（『増補近世防長人名辞典』）の著述態度に比較すると、やや慎重を欠いた感がある。吉田の方は陽明学者と言う点には全く触れていない。その他、船越を陽明学者と位置付けるものに、『吉田松陰全集』（マツノ版十二巻、「関係人物略伝」）、『明治維新人名辞典』、『防長維新関係者要覧』等あるが、やはり学統の点から見て、船越清蔵を王学派に連ねることは適当ではあるまい。

(16)　嘉永六年と推定される「右田毛利分限帳」（『防府史料』II、上、「桂家文書」所収、同編纂委員会編、平成八年）中に、これらの諸家のうちその名が確認できないのは浅ノ海家だけである。ただし、『右田村史』（御薗生翁甫編、マツノ書店復刻、昭和六三年）には、浅海三船なる人物があって、文久元治頃に奈美村で国学、和歌教授を行っていたとの記載がある（一八二頁）。これと何等かの関連があるかも知れぬ。

＊なお人物の履歴、事迹等については、主に以下の文献を参考とした。

荒木龍太郎・荒木見悟『叢書　日本の思想家　吉村秋陽　東沢瀉』（明徳出版、昭和五七年）
吉田祥朔『増補近世防長人名辞典』（マツノ書店、昭和五一年）
田村哲夫『防長維新関係者要覧』（マツノ書店、平成七年）
関儀一郎『近世漢学者伝記著作大事典』（琳琅閣書店、昭和十八年）

高杉東行の王学信奉に関する覚書

はじめに

高杉晋作（号東行、一八三九―一八六七）は、元治―慶応における萩藩存亡の危機に際し、若齢ながら外交・軍事の要職を歴任、卓越した判断力と果敢な行動力によって維新回天の偉業を成功へと導いた尊攘志士であった。その為広く天才的革命家、異端の風雲児という傑士的イメージが浸透しているが、それが文学的修辞による虚像であることは、横山健堂や梅溪昇が英雄的訛伝と容赦なく切り捨てた通りである。(1) 筆者もこの意見に賛同するものであるが、しかし高杉に全く英雄志向がなかったかというとどうもそうではなかったようである。高杉は知識を蓄えるにつれ、茫漠としか心に思い描けずにいた理想的英雄像を一人の歴史上の偉傑に実体化・結晶化することに成功した。モデルとされたのは明の大儒王陽明であった。以後、晋作は王陽明の生涯と事蹟、人柄・性質を知ることに努め、その思想を積極的に受容した。それは藩政局が混迷の度を深めるに連れて益々過熱し、多くの日々を軍事行動の中に過ごすようになる晩年には王学精神の専心実践を心がけ、これを進退決断の拠所に据えて諸々の難局に対峙したのであった。以上は要点のみを述べたに過ぎないが、このように概略を追うだけでも高杉と王学の緊密な関係が理解できるのであり、思想史的考察の対象としても甚だ興味尽きぬものがある。

周知のごとく高杉は儒ではない。まして陽明学の学理を深解した王学者でもなかった。かかる高杉を本書で論ずるには違和感があるかも知れぬが、昌平黌修学の経歴を持つ彼の儒学的素養や漢文読解・作成の能力は一般藩士の水準を上回るものであった。しかも見識・才質ともに専門儒家に劣らぬ評価を得ていたことは、藩世子毛利元徳の「頃日は少々間暇に付、文学勉強致度、就ては先般爰元にて話置候次第も有之、人君読書之法、并当今読むへきの書等、気付うけたまはり度、且近作之詩文もあらは病間爽然之節、相調差出べし(2)」と懇望する書信が残る点からも知られる。世子は高杉を君側に近侍する学政相談役の立場で起用する意向を打診した。その処遇は賓師や侍講のごとき高級儒員に相当する。藩要路には高杉を儒役相応と見る意見が実際に存在したのである。よって晋作には儒役に準ずる位置が与えられ、本書に取り上げるについても一応の理解を得られものと思うのである。

その学統学派であるが、高杉は昌平黌に学びながら官学派に含まず、王学派に分類されている。これは井上哲次郎以来の伝統である。井上は明治三三年に『日本陽明学派之哲学』を著わした折、第四編「中斎以後の陽明学」中に第十章として吉田松陰を据え、そこに高杉東行を附録し、晋作を王学派に所属させた上で「松陰門下に高杉東行てふ人あり。亦陽明の学を喜べり。(中略)嘗て松下邨塾にあるや、伝習録の後に書して曰く、王学振興聖学新。古今雑説遂沈湮。唯能信得良知字。即是羲皇以上人。彼嘗て長崎にあり。時に耶蘇教の書を閲し、慨然として嘆じて曰く、其の言頗る王陽明に似たり。然れども国家の害寧ぞ之れに過ぎたるものあらんや。其の城を傾け国を覆すこと、豈に啻に大碩巨礮のみならんやと。彼れの見解以て知るべきなり(3)」と極めて簡単に紹介した。晋作の学統は王学を機軸に見れば、佐藤一斎―佐久間象山―吉田松陰―高杉東行と連脈する。晋作を王学派に所属させる分析はこのような点を根拠としており、学説としても支持すべきものかと思われる。おそらく高杉は幕末の萩藩尊攘派にあって随一の王学信奉者であり、陽明の精神の具現者、実践家ではなかったろうか。江戸に出ても学問的彷徨が続いていた晋作は王学との邂逅により悟得する所があった。そして王学書を実読した結果、陽明の人物や事蹟に魅了され、短期間に思想的薫染を被るに至った。果たして高杉はどのような形で王学と出会い、いかにして王学精神の鼓吹者へと成長したのであろうか。ここでは高杉東行における王学受容の過程をたどりながら、その王学信奉者としての実態を眺めることとする。なお本稿では事象の捜究を主眼とし、本格的な思想史的考察にまでは踏み込めていない部分もある。よってまずは導入的役割を担う一篇と位置づけ、これを「覚書」と題した。

一　王学受容の準備期Ⅰ——羽仁稼亭の文武両全論の影響

高杉の王学受容は段階的に進展したものであり、各状況に照らせば大約三期に区分することができるかと思う。すなわち、第一期は安政末－万延期にかけ、松陰師による影響・感化を受け、さらに江戸に出て昌平黌に学んだ後、関東遊歴を果たし、積極的に王学への接近を模索した時期であり、この段階を王学に対する興味・関心が高まりを見せた萌芽期と見ることができる。第二期は陽明の著作を実読し、自ら「良知落着」と王学徒への転身を宣言し、清国に外遊しては本場清人に自身の王学徒たるを盛んに誇示した文久期が該当し、この頃を確立期と位置付けることができよう。高杉はこの二つの段階を経て王学の教説を摂取したと考えられる。そのようにして胸奥に蓄えた陽明派の思想・精神を藩国の危機に実践応用する段階が元治－慶応期であり、これが第三期となる。勿論各個の人格・思想は時間的連続性をもって形成されるから、時々刻々変化して止まぬ精神活動を単純に年号で分断することは本来ならば避けるべきであるが、高杉の場合、歴史的事件との関連性を無視できず、本稿では理解帮助の便法として区分設定に年号を添えた点を断っておく。又ここでは受容過程の考察を軸とする為、晩年の行動実践期については別に一節を設けず、必要に応じて言及するに止める。その代わり受容前史に言及する。萌芽期は突然に訪れるものではなく、それ以前に何らかの受容基盤の整備・構築が予想される所である。そこで本節及び次節では高杉が王学に染化する前段階に遡り、王学の受容に多少なりとも関連が疑われる体験や事態を指摘し、これについて論ずることとしたい。

晋作と王学の出会いに先立つ時期、つまり幼少年期の教育中に後年の王学との関連性を示すと思われる、やや注目すべき点がある。幕末の萩城下には手習稽古の名門として吉松塾と温故堂の二つの私塾が存在した。両塾における教育の詳細は不明であるが、双方が激しい競合関係にはなかった点からすると、吉松塾が初学入門期を主対象とし、温故堂は次の初等上級から中等課程に相当したのではないかと推測される。萩藩士の子弟はこういった私塾に通うと同時に明倫館小学舎にも在籍し、句読師から経書の素読を教わり、習字なども学んでいた。高杉も一般的な初等コースを歩んだと思われるが、吉松塾との特別な関係を示す資料は見当たらない。吉松塾はむしろ久坂にとって揺籃のごとき学舎であり、玄瑞は終生塾主の吉松淳蔵（号松山）を慕っている[4]。吉松家は安西流馬医であり、祖父の代から越後流軍学を兼修し、甲冑着用と早着の名人として知られた。松山は父の道義（松樹軒）ともども子弟教育に情熱を注ぎ尊敬を集めた。吉松塾は高杉家からは少々南の平安古に所在した。久坂の家は近隣にあり、その点も信頼関係の醸成に関係したはずである。吉松塾からは多くの秀才逸材が育ったが、松山の後半生は詳らかでない。晩年防府に移り、明治二十年に七十有余で没したと伝えられる。久坂は肉親に縁が薄く、貧窮にあえぐ微禄の藩医家であったから、吉松塾は居心地がよく、松山師の人間性を慕ったのであろうが、高杉のように恵まれた家庭環境に育った上士の子弟は、馬医の経営する幼稚舎にさほど深い愛着を抱かず、両者の繋がりも発展せずに終っている。

これに比して羽仁稼亭の温故堂の教育は、多少なりとも晋作を刺激するものがあったようである。両者の関係が親密であったことは稼亭が晋作の「暢夫」という字の命名者とされる点からも指摘できよう。(5) もともと羽仁家は高杉と同じ大組士（六三石）でありながら、美祢郡青影村に知行地を与えられた在郷士であった。塾主の稼亭は名を正信、通称を五郎吉、喜太郎等と称し、安政年間に明倫館の書道師範（寺社組御雇、二五石）として招聘されて在萩となり、同時に自宅で少年たちに読書、習字を授け始めた。書法は江戸の巻菱湖を学び、その筆意を会得したという。温故堂は油屋町に開塾していたが、そこでは明確な方針を掲げて塾生の訓育が進められていた。この点は稼亭自作の堂記中に詳しい。(6) そこに説かれた学問処世の心得に「仁義は天を全うする大綱なり。それ偏廃すべけんや」とあり、稼亭が仁義一体の人格教育を重視していたことが分かる。又同記中には「仁ありて義なきはこれを姑息の仁といひ、義ありて仁なきは、これを俠骨の義といふ。文ありて武なきは婦女の文なり。武ありて文なきは匹夫の武なり」とも見えており、つまりは文武両全の主張が羽仁稼亭の教育論の特色であったと言うことができるのである。

晋作の詩には「書剣飄然として天涯に遊ぶ」（「笠間に加藤有隣を訪へる席上の作」(7)）や「三尺の佩刀三寸の筆、節義風流此の中に在り」（「偶成」(8)）等、文武兼学の理想に言及する言葉が多々見られる。このように彼が文武両全の実践を高唱して止まなかった背景には、温故堂における少年期教育の影響もあったかと思うのである。王陽明は政治家、学者、教育者であると同時に、武将としても数々の偉勲を誇った。おそらく中国史上における最高の文武両全者の一人であったろう。高杉がそのような陽明の姿を自己の到達目標に掲げ、儒学的知識人の目指すべき理想の頂点と意識するようになるには、この温故堂での文武いずれにも偏向せぬ少年期教育の徹底があって、それが青年期における王学受容の基盤を整備したと考えられるのである。かく見れば羽仁稼亭は晋作が生涯を通じて実践しようとした文武両全説の形成過程において、かなり重要な役割を果たしたと言えるのではないだろうか。事実、高杉は文事（読書・詩文）ばかりか武事（武技・軍略戦術）にも端倪すべからざる才器を示したことは贅言を要しないであろう。それは思念が行動へと昇華した王学実践の実例でもあった。治乱盛衰の際会に生まれ合わせた高杉にとっては、文武両全の体得者こそが理想的英雄豪傑になり得たのである。「十八日（慶応元年七月）、吉田駅舎にて奇兵隊の諸士と会す。山県素狂、席上画并に国歌を書す。予乃ち小詩を賦し、其の上に題す」(9)という詩には、その考えが明確に表現されている。

風流兼節義　　風流節義を兼ぬるは
全是即英雄　　全て是れ即ち英雄
今日画花手　　今日花を画くの手
何時提快刀　　何れの時にか快刀を提げん

現在「温故堂記」は部分的にしか伝わらず、全容を把握することは不可能であるが、高杉が学んだ羽仁稼亭は学問・道徳における一方向の突出を否定していたことは事実である。それは地方における将来の藩官僚予備軍の鍛練には正攻法であり、詩文や諸芸遊事に通暁させる軟弱な都市的気風とは異なる古朴な全人教育を目的とする塾是であった。高杉については今日まで高等課程たる吉田松陰の薫陶の偉大さを論ずる余り、その陰影となって指摘されずに来ているが、ここに改めて少年期の晋作に接した羽仁稼亭の教育的影響も一考に値するのではないかと思うのである。稼亭は慶応元年に萩で病没し、市内の常念寺に葬られた。享年は不詳である。なお晋作のもう一方の柱となる武術鍛練であるが、こちらは嘉永末に正式に師範に就いて研鑽が開始される。撃剣は萩藩剣術指南役であった内藤作兵衛に柳生新陰流を学び、その他、弓術＝粟谷弾蔵、馬術＝仙波喜間太、槍術＝岡部右内と各分野に一流の師を選んで稽古に励んでいる。この点からも理想の実現に余念のなかったことがよく分かる。

高杉は読書思索・武技研鑽を一体化して精進したが、それには以上のごとき少年時代の教育が根幹となって作用していたのである。しかるに高等課程たる萩明倫館に入舎生となり、本格的に学問の世界に接触するようになると、藩校における学問の形骸化、学儒の固陋陳套ぶりに不満が湧起し、大きな失望を抱く。少年晋作は茫漠とではあったが教養と胆略を兼備する人物になることが武士の本質であろうと思い続けて成長した。仁義一体、文武両全の士人像は克明に心魂に刻印されていたのである。ところが胸中に温め続けてきた文武両全理想論は自己内部で崩壊分裂の危機に瀕し、これより晋作の学問的彷徨が始まることになって行く。この点が後の松陰入門を決断させ、さらには異学であった王学への関心を高める遠因となる。そこで次節においては高杉がどの程度に体制派儒学に対して疑問や反感を抱いていたかを見ておきたいと思う。

二　王学受容の準備期 II――体制派朱学への反感

安政四年二月中旬、高杉は明倫館入舎生となり、翌五年七月末には文学修業により退舎、関東出府に及ぶ。かくして晋作の本格的な学問修業の日々が開始される。明倫館に在学したのはほぼ一カ年半であった。当時の萩明倫館は朱学一尊の江戸昌平派支配が確立し、山陰の僻地という地理的条件も加わって藩士は一様に頑質を有し、しかも行動・実践よりも議論を優先する状況が展開していた。晋作は一藩人材育成の鍵を握り、時には政道の諮問に与り時務献策をも行う立場にある儒員が時局即応の能力を失い、長州教学が機能不全に陥っている現実を憂慮した。その不満が松下村塾への入門という形になって表出する。萩藩の教学関係者に向けられた批判は久坂ほどには先鋭化していないが、それでも方々に抑え切れぬ憤懣が溢出している。やや後年のことながら、例えば大酔して「時儒を呼んで擬君子と為」[10]したり、慶応初には「申すも疎かに御座候得共、議論にて斃れ候が漢学馬鹿男子の事に御座候。神州男子は実地の忠義を致し候て、口舌の忠義は致さず候なり」[11]と辛辣な言葉を連ね、そこから晋作の朱学に対する失望や嫌悪が露骨に伝わってくるようである。松門諸子の指摘する通り、萩藩教学の将来を担う儒員は事大主義の保守的気風が濃厚で、官僚主義的発想が支配する状況にあった。それだけに日本的自覚に立って国難を打開する心魂を淘冶し、志士の育成に全身全霊を捧げようとする松陰師の教育が晋作を夢中にさせたのも無理からぬことであった。

高杉の儒学不信を最もよく示すものに、安政六年前後に書かれた「国学に穂日命、匡房卿を祀らんことを請ふの疏に擬す」という論策がある。[12]題名からすれば明倫館で出題された試験の答案のようである。主題は教学改革論であり、積極的に水戸学を移入し、勤王の藩風勃興を促すという趣旨である。その改革の先鞭として毛利家祖たる穂日命と大江匡房を廟堂の主神に祀り、孔子は別に小廟を付設して祭祀せよというのであるから、晋作が儒学を水戸学の下位に置いたことは歴然としている。その冒頭では慶長以来、漢学界には惺窩、羅山を初めとする名儒が輩出したが、昨今は腐儒迂生が雲合響応し、相因って主張を為し、徒らに聖人に侫るばかりで、結局は神州祖宗の遺教の何たるかを理解せずにいると論じ、国学に宣長、篤胤が出て漢学を排斥してからやや回復したものの、その学説には偏異があり、現在において最も正統な学問は水戸学であるとまで断言し、晋作の水戸学への心酔ぶりがよく伝わる。このようにナショナリズム的視点をもって水戸学と相対化された儒学評価が示されているのであるが、本文中には注目すべき一節が含まれている。晋作は中国における儒流興亡の歴史に言及し、漢晋の学者は文章詩賦に溺れ、宋の理学儒者は空談虚説を事として実行に務めることがなかったが、明代には事業功利の学者が多数あって、しかも慷慨節義の者が輩出したと結論しており、専ら明儒のみを高く評価している。この点を見ても晋作に程朱学派を排斥する明確な意識が存在していたことを指摘できるのである。明儒中に事業功利に貢献した学者は少なくなかろうが、晋作の詩文で評価が確認される明人は、楊椒山（義烈）[13]、鄭成功（胆略）[14]、王陽明の三者である。このうち陽明への思いが絶大であった。高杉における明朝盛代論は実社会の中で使える学問を目指した王陽明を第一に思い描くことで形成されており、既にこの時期晋作は陽明の存在を強く意識していたと見られるのである。

安政五年十月、昌平黌に移るまでの間、短時日ながら高杉は大橋訥庵の塾に通った。訥庵は王学から朱学へ転じた尊王家であり、文武一致、尊王活機の論を主張し、大いに名声があった。しかし高杉は訥庵を評価せず、強い反感さえ抱いた。訥庵の陳腐な講義に満足できなかった晋作は、松陰に対して「愚に堪かね」[15]と書き送る。今日晋作が訥庵の『中庸』及び『近思録』の講義を筆録したノートが残るが、それを見る限り確かにその講義は経書解釈に終始する傾向が強い。晋作は松下村塾で受けた松陰による「徒だに読書稽古のみを為すに非ず、固より将に報国の大計を建てんとするなり」[16]という憂国教育、すなわち現今の社会政治状勢を織り交ぜ、時務策を検討議論するといった実践的な講学形態に期待したのであろうが、両塾の落差が余りに大きく、その点に甚だ失望したものと思われる。高杉は学者の社会的名声に惑わされることなく、自己の要求に適合するかどうかを基準に講学の水準を判断したのである。たとえそれがいかに高名な尊王派学者であろうとも、自身が学問に求める目的を満たすものでなければ否として斥け、決して世評に盲従し、価値判断を歪めるようなことはなかった。こういった高杉の生来の気質も王学への接近を容易にするものであったと言えるようである。

十一月初旬、高杉は官学派の拠点昌平黌の書生寮に入学を許可される。萩藩の旧態依然たる儒風に対する晋作の失望を知悉していた松陰は、昌平黌でも同様な状況が起こることを心配し、晋作の撰師については世話役の山県半蔵（宍戸環）と事前に相談し、久坂にも「斎藤栄蔵ハ安井入塾ノ積り之由、暢夫（高杉）ハ藤森共可然歟」[17]と書き送った。当時、昌平黌には諸藩から登用されて教授となった塩谷宕陰、安井息軒、藤森弘庵、安積艮斎があり、いずれも海防や外交に対して積極的に発言していた。松陰がその中から藤森を指名した理由は、弘庵が伝統的学儒ではなく、かつて土浦藩で学政・郡務に携わり、積極的な防寇論者としても著名であった点を考慮したものと思われる。幕府儒官ながら政治的には水戸派に近く、憂国の儒として畏敬され、後年、諸藩登用組の四儒のうち、ただ一人安政の大獄に連座し、江戸追放の処分を受けることとなった。しかし、実際には松陰の思惑通りにはならず、高杉は一斎門の安積艮斎に就いたのであった。艮斎はごくわずかな期間であるが松陰も教えを乞うたことがあった。この撰師が王学への接近を容易にした可能性がある。艮斎は二本松藩儒から昌平黌教授に抜擢され、かつて学僕として仕えた佐藤一斎とともに育英の任に当った。程朱派でありながら学は躬行心得を要としており、この考え方は陽朱陰王の一斎門にあったという修学歴と無関係ではない[18]。よく知られるように朱学と王学は相対立する学説を展開していた。朱子学が経験論的傾向を有し、理気二元併存論を主張、博覧多識の学問を積んで徳行を得ようと考える先知後行説を取るのに対し、王学は唯心論的傾向が顕著であり、理気一元論の世界観に立つ。従って読書・学問よりも修徳を優先し、徳行即学問と考えて、致良知、知行合一、事上磨錬の実践道徳を徹底したのであった。艮斎の学問は当然旧師一斎の影響を強く受けていたと見られ、講学に際しても少なからず王学的要素を含むものであったろう。高杉が安積門で学問に精励したかどうかは別にしても、その塾舎に在籍し先輩同朋と交流した点が確認され、その点において艮斎門流の学問的影響を否定すべきではあるまい。いま昌平黌の同窓中に尊攘派として活躍した諸藩士を挙げれば、田中子復（久留米）、原忠諄（肥前鹿島）、野口犀陽（金沢）、星野蕃山（広島）等があり、又松林飯山（肥前大村）、岡千仞（仙台）といった先輩格の人々とも交流があった。

高杉の江戸学問修業については勉励しなかったというのが通説であるが、筆者はこれについては再検討の余地があると考えている。自笑詩には「自ら笑ふ平生の拙なきを、区々として腐儒を学ぶ[19]」と見え、さらに当時を回想して詠んだ「同（癸亥）二月十三日、伊藤春輔と上野の桜花を観る」と題する詩にも「憶昔す昌平遊学の日、破衣乱髪して酔狂に吟ず[20]」とあり、いかにも学問不熱心であったかの印象を抱く。又入舎の世話役となった山県半蔵への手紙にも「此節は心中乱如糸、学問之方角分明ニ相見エ難ク思案ニ尽キ居候[21]」と少々神経衰弱気味の発言もしている。これらから察すれば、高杉は学問稽古そのものを抛擲する意志はなく、意欲的に学問に取り組めば取り組むほど空虚さに襲われ、迷罔当惑の状況下に追い込まれて自暴自棄となっていたと考えるべきであろう。要するに真の学問追究を目指すがゆえの苦悩、動揺、焦燥が彼を追い込んだのであり、高杉の学問的彷徨はいよいよ深刻の度を増していたと言えよう。高杉は「晩学不才[22]」を後悔し、「学問両道兼候」ことの困難さを実感する。そして冷静な自己分析と問題解決に挑もうとした。従ってその苦悩が一旦解決されると再び元気を取り戻し、翌六年四月には久坂宛に「僕も此節ハ学文之面目ヲ大イニ変シ申シ候。是迄看付候学も馬鹿之事タト気平付申候。僕儀此節相考候ニ、僕雖愚鈍為文章家著述ヲ致シ、天下之書生ニ名を知ラレンノ、経学ヲ致シ、黙言持重空論ヲ以、人をタマシ度イノ、博学ニナリ天下ノ俗物ニ名ヲ知（ラ）レタイノト申ス、カシコカリハモウト仕度無御座候。何卒スコシナリトモ御主人様ノ御為メニ相成候学文仕度ト日夜思慮仕候。然レトモ外ニ格別ノ安事も無御座候。貴兄ナトノ御勧メニ相成候経済トモより外ハ、格別ニ無御座（候）ラハント相考候。何卒御国之兵制之相立候様ニト勉強仕居候云々[23]」と述べるのであり、学問の転機、為学傾向の変質が安政六年頃にはかなり具体化されていたことが分かるのである。一カ月前の三月の書簡でも「固リ僕ハ学問ハ出来不申候。夫故遊暦《ママ》ナト仕、天下諸侯之制度、兵制ナト心得罷帰る落着ニ御座候[24]」と記し、完全に昌平黌におけるエリート藩官僚となる為の漢学修業に興味を喪失したことを示し、八月末にはより焦点化されて、「近日より志ヲ変シ、軍艦之乗方、天文地理之術ニ志[25]」と儒学から遠ざかり、西洋海軍学に興味を示し、軍艦操練法や航海術等を修得したい旨を伝えているのである。

ところで先に高杉の明倫館儒員に対する非難を見たが、それは保守派の儒員攻撃に容赦なかった久坂の意見に比較するとかなり穏やかなものである。性格的峻烈の度合いから言えばむしろ玄瑞を凌ぐ晋作が、この程度の揶揄的表現で済ませたのにはそれなりの理由があった。そもそも二人の学問に対する情熱にはかなりの格差があったが、それ以上に両者の家庭環境と密接に関わり、比重は後者がより高いような気がする。久坂には肉親がなく天涯孤独の身の上であったが、高杉の場合、両親ともに存命であり、特に君側の信頼が厚かった父小忠太への配慮を怠ることはできなかったのである。よって孝の観点に立てば遠慮がちな教学批判とならざるを得なかったのである。この辺りについては晋作も苦慮しており、安政五年に忠孝両全論というのを自身で案出し、父兄は常に忠であることを欲するから、忠は孝に優位となり、忠孝両全を実践するにはまず君公に対して誠忠であることが前提となると考えた。そうして何をするかと言えば遊歴をするというのである。すなわち国君に忠義を尽くし、国恩に報いる最良の行為は、経世済民の道を闢き、富国強兵の策を建てることにあると晋作は言うのであり、その為には天下に遊歴して師友を求め、各地に読書撃剣して諸藩の政教の是非と風俗の善悪を見聞しておかなければならないと結論するのである[26]。こうまでして両親を説得した所を見ると、晋作は余程信用がなかったものと思われる。萩では晋作は学問嫌いの乱暴者という定評があった。安政三年の夏頃（十八歳）、父小忠太は息子の将来を案じ、ひたすら学問に励めば性格を変えることができると告げ、今からでも遅くないから学業に打ち込むようにと諭す一通の手紙を与えた。[27] 書中には「学問を致し、気質変化の工夫をこらし、吾々智識を広め、世の中の事いかなる六ケ敷事にても其取り捌き、滞り之無き様に致し候事、是れ全く学問の妙法にて大切の事に御座候」、「心得宜しき士は気質変化に心を用ひ、実用の学問を致し、自然と世に名を揚げ、功名を得候事に御座候」など と諄々と諭す言葉が連なる。為学による気質の変化を主張するのは朱子学の修養説である。この点については筆者が解説するまでもなく、小忠太自身が同じ書簡中に「且つ又崇文君（十三代藩主毛利斉広）は程朱の学文御信仰、別して気質変化の御工夫御手厚く御座候故、只今に至る迄、他国の者迄も公の徳には涙を致し候」と言明しており、朱学の信奉こそが藩国安泰、自家永続の要諦であると晋作に伝授しているのである。つまり程朱学の尊奉は藩公の意志でもあり、高杉一族が代々実務に長けた能吏を輩出（坂時存、高杉春明等）できたのも、畢竟はこの朱学の修養法を忠実に実践してきたからに他ならなかったのである。小忠太は高杉の家風と先祖の功業がひたすらなる朱学敬重に基づくことを懸命に説き、晋作の疏狂を戒めようと苦心した。

しかるにこの朱学流の「気質変化の工夫」は、晋作にとって最後まで疎ましいものでしかなかった。父は具体的に「勇気乏敷気質は念々相はげみ、又剛気過ぎ候へば其をおさへ」と懇切丁寧に説明するが、晋作は全く実行に移した様子がない。それどころか朱学の酷評を伝える次のようなエピソードさえ残されている。高杉が藩論回復のために長府功山寺に挙兵、大田・絵堂で正義派諸隊は俗論派政府軍を撃破した。この惨敗に諸隊追討軍は藩主親征を画策、その報を耳にした鴻城軍総督の井上聞多と吉富藤兵衛の間に論争が起こった。井上は今日までの藩公父子の恩寵を思い、これと刀槍を交えることはできぬから、潔く馬前で割腹諫死すると言い張った。これに対して勤皇庄屋の吉富はここまで来て忠義を優先することに強い不快感を示し、これまでの正義派支援が無意味になると激怒した。そこで止むなく高杉に決着のつかぬ両者の意見を伝え裁定を仰ぐことになった。晋作は吉富の意見を是とし、「聞多にも能う言うて呉れ。朱子学じゃァ戦が出来ぬから」（「吉富簡一翁談話」[28]）と語ったという。当時の朱子学の欠陥をこれほど見事に突いた言葉は他にあるまい。高杉は幕藩体制を支えた昌平派朱子学が機能不全に陥っており、その使命を終えたことを熟知していたのであった。朱子学に対する晋作の反発はその点から生起したものであり、安政末には変革期の思潮の何たるかを瞠破できぬ頑迷な父の繰り言にも嫌気がさし、極めて強烈な悪感情となって胸中にわだかまっていたのである。

三　萌芽期――王学との邂逅

安政末の高杉は自らを「迂愚之者」[29]、「漢学之力も不足、加之資性鈍劣」[30]などと自己分析を加えているが、それらはあくまでも守旧派藩吏の栄達に必須であった朱学的教養の修得未熟に対して発せられた言葉であり、もっと言えば中国古典に対する文献学的知識の不足する点、或は学理考究や経典解釈には興味の稀薄な点を自嘲気味に述懐したに過ぎないと筆者は見ている。当時官学の大勢を占めた記問の学を晋作が嫌悪し、朱子学に経綸の実用を認めなかった点については前節に論述した通りである。この段階で高杉は王学信奉者となるに適した感覚を有していたといえる。王学派は経書の受動的理解を退けた。それゆえ文献学的考証及び学理に対する緻密さを欠くという批判もあったが、経世と実践を重視し、人間性の教化薫陶に全力を傾注した為、日本的陽明主義の教育は往々にして偉材英傑を世に送り出すことに成功している。しかも王学に影響を受け、王学者に育成された人々は、社会矛盾や政治問題にもためらうことなく勇敢に対峙行動した。従って王学は変革期に流行する異端の活学として体制側からは危険視されることが多かった。そのような学問・思想に対して、朱学不信を募らせ、事々に狂簡の性を誇った高杉が興味・関心を持つこと自体、至って自然な流れであったと言える。

晋作の王学受容を文献上に確認するのは、やはり松陰師からの伝授においてである。まず最初に注目すべきは、松陰から晋作に宛てられた安政六年の書簡である。そこには「僕頃李氏焚書ヲ抄録仕候。卓吾ハ蠢物ニテ僕景仰欽慕不大方。僕若遂ニ不能見老兄ニハ、右ノ抄録ヲ残置候間、御一見可被下候[31]」と記されている。松陰は土屋蕭海が瀧弥太郎から借りてくれた李卓吾（陽明学左派）の『焚書』を野山の獄中で読んで感銘を受け、その思想に強く共鳴した。もし自分に万一のことがあったならば、これを形見として愛読して欲しいとその抄録を晋作に残したのであった。それが晋作の手に渡ったか否かは定かではなく、仮に無事落掌していたとしても、これを晋作が読んだ形跡は見当たらない。しかしながら、たとえ書見に及ばずとも、松陰が王学派の著述が一読の価値ありと晋作に遺言した影響は甚大であったと見るべきである。松陰は王学関係書では他に『伝習録』、『続蔵書』、『洗心洞箚記』等を読んでおり、門弟にも随分とこれらの王学書を勧めていた。松陰没後、松下塾では久坂等を中心として万延元年一月から『伝習録』の会読を開始したが、晋作もこれに参加している。その頃に作られたと思われる晋作の詩に有名な「伝習録を読む[32]」（『自筆草稿』所収）がある。

王学振興聖学新　　王学振興して聖学新なり
古今雑説遂沈淪　　古今の雑説遂に沈淪
唯能信得良知学　　唯能く良知の学を信じ得たれば
即是羲皇以上人　　即ち是れ羲皇以上の人たらん

高杉の王学受容・理解は漸時に深まり、段階的進歩を遂げたのであるが、この詩には神秘体験を通じて一瞬にして宗教的啓示を得た者にも匹敵する陶酔感が漂う。本詩が作られた時期については万延の会読時なのか、それとも文久の精読時なのか分明ではないが、ただ本詩が晋作の王学に対する共感と期待を情熱的に表現したものであることは明白である。それほどに陽明心学の致良知の説は晋作の神魂を激しく響震させるに十分であった。朱学への反発を強めつつあった晋作に対し、松陰は簡潔な実践論としての王学の持つ思想的活力を教え、時代的閉塞感を打破することが可能な学問であることを遺言したのである。従って晋作の王学受容は朱学批判を前提として両学の比較検討という分析的な手法を用いて導かれた結論といえるのであり、志士間の流行に追随する形で無批判に形成された意見ではなかったのである。おそらく高杉はかなり早くから、堕落した政道、教学、士風の挽回に王学説が有益なことを松陰から教示されていたと思われる。ただ万延期では尊攘倒幕という体制変革論と直結させるまでには至っていなかったであろう。この段階では晋作はただ漠然と陽明学が機能不全に陥った萩藩教学の救済に特効薬となり得る可能性を思い、そして又自己の心性の陶冶にも良好な結果をもたらすであろうという期待を抱いたに過ぎない。

結局、晋作は一カ年ほど昌平黌に学び、安政六年十月半ばに退学して萩へと戻ったが、翌万延元年八月末には再び出府して関東遊歴の旅に出かけた。これを晋作は自ら「試撃行」と称している。遊歴の目的は「奇人偉士を探るを以て主と為す」[33]（『試撃行日譜』）とあり、葛藤の続く為学の方向性を見極め、長らくの学問的彷徨に終止符を打とうとする意識も窺えるようである。そうして啓発力を有すると考えられた意中の学者たちの姓名をも日記に書き付けてあり、そこに高杉の当時の学問的傾向が読み取れるのである。まず（A）の四人が列挙され、続いて表紙裏にも再びこの四人とともに（B）の四人が掲出されている。このうち佐久間象山、横井小楠、吉村秋陽、山田方谷の四者はいずれも王学派に属する人々である。日譜には「肥後藩陽明学／荻角兵衛」ともメモされている。これ意外にも同様な記載が文久の『初番手行日誌』九月三十日の条において見えている。そこには「文学同派之人」とあり、王学派の三儒を連ねているのである。それが（C）であり、今ここに併せて全てを掲げておく（＊王学派）。なお実際に対面を果たしたのは、加藤、佐久間、横井の三者であり、とりわけ加藤桜老と横井小楠との出会いは晋作にとって有益なものとなった。

（A）　笠間　加藤有隣（桜老）
＊信州　佐久間象山
＊越前　横井小楠
＊安芸　吉村秋陽
（B）　備後福山　門田堯助（樸斎）
＊備中松山　山田某（方谷）
伊勢津　土井幾之助（聱牙）
備後尾道手前　守田謙蔵（森田節斎）
（C）＊土佐藩　奥宮忠次郎（慥斎）
＊浪　華　春日観平（潜庵）
＊但　馬　池田貞蔵（草庵）

門田樸斎は茶山、山陽に学び、幕末福山藩主三代に仕え教学を主導した。土井聱牙は拙堂門の偉器として知られ、朱学を捨てて古注学を取った。森田節斎は松陰も学んだことのある著名な勤王学者である。これら王学派以外の学者中で高杉が最も親炙したのは加藤桜老（常陸笠間藩士）であった。桜老は水戸学派（会沢正志斎門）、昌平派に属したが、王学に対する見識も優れたものがあったように思われる。高杉が試撃行に携帯した『観光名簿』には有隣が寄せた序文（万延元年九月）がある。それには文武一体の研鑽については王陽明を手本とせよと述べられているのである。ここに少年期に温故堂で羽仁稼亭から受けた教育が再び思い出される。有隣は晋作の迷妄を払い、ついに文武両全の理想像を王陽明をもって具現化して見せたのである。なお桜老は文久期に萩に招かれ、明倫館に学を講じることになる。桜老の言葉によって高杉は益々陽明を崇信し、いっそう王学への傾倒に拍車がかかる。高杉がその後も長く陽明を文武兼備の理想人として尊敬し、又忠孝両全の努力についても陽明の行動を手本とするようになったことは、「此の夜（文久三年四月七日か）終宵不眠。愁情の緒を小詩に賦し感を遣る」という七絶（『文久二、三年詩歌稿』[34]）からも知られる。

嘗識忠孝両全難　　嘗て識る忠孝両全難きを
先生聖語徹胸肝　　先生の聖語胸肝に徹る
阿嬢不識狂生志　　阿嬢は識らず狂生の志
夜々独臨海東看　　夜々独り海に臨んで東看す

高杉は田中光顕の「重陽書感」に対して「忠孝両全ならずとは、王守仁の確言、嗚呼、悲しいかな[35]」と評語を加えており、ここも明らかに陽明の生涯を意識したものと考えてよいだろう。ただ承句の「先生の聖語」については陽明の言葉ではなく、松陰の「親思ふ心にまさる親心」の和歌を指すのではないかと思う。陽明の孝は赴謫詩の「汪抑之に答ふ」、居夷詩の「七盤」「採蕨」に、左遷されて老親に孝養を尽くし得ないことへの心残りを詠み、晩年の江西詩でその思いはいっそう強くなってゆく。「草萍駅に書す」は国事奔走により老親に仕えることがままならぬことを嘆き、「即時漫述」「立春」「月下の吟」「月夜」「帰懐」ではいよいよその思いが募り、朝廷への忠節と老親への孝養が両立しがたいことに陽明の懊悩が表白されている。当時晋作もまた父小忠太への孝と藩公への忠との板挟みの感情を有していた。それを告白するにおいても、このように松陰師と並んで王陽明が引き合いに出されるのであった。

奥宮慥斎、春日潜庵、池田草庵の三者は幕末を代表する陽明学者である。メモの真意は定かではないが、少なくとも晋作がこれら著名な王学者や横井のように王学をバックボーンとする実学者を好意的に評価していたことは間違いない。晋作は王学と王学者たちに時代改革のエネルギーが宿っていることを鋭い洞察力で見抜いており、機会があれば訪問面談し、あるいは著作を通して直接・間接にその学問を吸収しようと考えていたようである。

以上、本節では安政末－万延の高杉と王学の出会い、さらには当時名のある王学者、王学派の実学者たちへの私淑の一端を見たのであるが、いま一度まとめるならば、王学との邂逅は安政末に松陰から李卓吾『焚書』を紹介されたことに始まり、そして各地の王学系諸学者に対する強い憧憬もこの時期に胚胎したのであった。晋作が複数の王学書を実読し、王学心酔者であることを公言して憚からぬ状況を呈するのは文久期であるが、その確立期へと話を進める前に、王陽明と高杉晋作を結びつける重要なキーワードとなる「狂」について考察を行なっておきたいと思う。

四　晋作の「狂」――松陰・陽明の影響

本節ではやや視点を変え、晋作詩の中に頻繁に登場する「狂」の語に着眼し、その概念分析によって王学との関連性を考えることとしたい。話を再び安政六年春の昌平黌遊学時に戻す。一日、高杉は同舎生と会して時事を語らった。晋作は天下の衰微と外虜の猖獗を慷慨嘆息し、集まった面々に向かって、将来、時世に無関心を装う詩文家として生涯を終えることがあってはならないと語った。そうして一同の鬱懐を詩に託し、巧拙を闘わせて切磋琢磨することを提案した所、皆大いに賛同した。詠題と韻は菅茶山の「十春詩」に倣うこととし、作の巧拙には賞罰を厳格に定めた。かくして出来上ったのが『十春闘詩』（一巻）であり、これに最も罰の多かった晋作が序文を書いた。「詩なるものは性情の真、溢れて言語・文辞に見るる者なり。故に古より高人、逸士の志を得ざる者、或は自ら青山幽谷の間に放ち、風雲花鳥の状態を玩び、人情の感ずる所を写し、以て詩に発す。唐に李杜あり、宋に陸楊あり。是れ皆内に天下を憂ふるの心鬱結して、外に溢るる者なり(36)」とあるのを見れば、当時の晋作の詩に対する考えは明確である。詩はいかなるときも消閑の遊具であってはならなかった。晋作にとって詩は自己覚醒の方法であり、政治・社会の革新へと突き進む気持ちを興起させる役割を担うものであった。為政者には常に「天下を憂える心」が必要である。理想的政治の実現を目指して永続的な努力がなされる限り毎日が途上であり、そこには種々の困難、障害が立ちはだかって前進を拒み、その度に人は焦燥に駆られ、不満を抱く。それは為政者の宿命でもあるが、そこにこそ作詩のエネルギーも内在するのであった。その理想に向けて邁進する情熱が外界に向けて放発されたものこそ晋作の詩であった。

文久二―三年に書かれた詩歌稿の序文にも晋作の詩に対する考えを窺うことができる。「古人云ふ、詩は志を言ふと。方今の腐儒迂生の詩、詩の真体に非ざること知るべし……感興苦楽をば詩にして以て之を記せり。予、固より詩学に乏しく、唯だ其の志を言ふのみ(37)」と、やはり従来の言志論に変化はない。これをやや具体的に述べたものが『雲脚詩草』の小序である。「予が質は疎狂にして、未だ嘗て詩を学ばず。然れども機に投じては快を呼び、逆に陥りては冤を訴ふるに又無かるべからず[38]」と記し、去来する喜怒哀楽の感情や湧き起こる思念を字句に託して心情を吐露することに意義を認めた。従って専門詩家のように詩集韻書を渉漁し、一詩の華飾雕啄に命を削るまでに熱中することもなく、ただあるがままの感興にまかせて自らの思いを綴ったに過ぎないと述べるのである。晋作は教育者でも学者でもなかったから、詩的世界まで思想信条に縛られることはなく、加えて詩酒遊蕩を好むという生来の英雄的性向もあって、表面的には大上段に振りかぶって言志論を唱えても、プライベートには韻事に対しても自由闊達であることを欲したことが理解できるのである。その点に晋作の詩の妙味があり、彼の短く太い生涯と重ね合わせる時、読むものはいっそうの感慨を催すことになるのである。

晋作の詩観に大きな影響を与えたのは、言うまでもなく松陰師である。松陰の詩に対する考え方は弘化三年の「寡欲録」と「平田先生に与ふる書[39]」（ともに『未焚稿』所収）の二文に見えるものである。平田先生とは明倫館教授の平田涪渓のことで、松陰の漢学の師の一人であった。松陰は学問の目的を身職を尽くして世用に供する為の錬志にあるとし、物欲から生じる詩文書画への安易な接近を戒めた。詩歌吟詠はあくまでも余事末技である。しかるに当代ではこれが学者の評価基準として重視されている点を憂えた。いわゆる玩物喪志の状況に対する批判である。松陰は経世の実用を失い、虚飾末学に堕した儒者の志を非難する。詩は世教に裨益する点にこそ価値がある。学問の目的は読書作詩にあるのではなく、仁義、勇武の実践にあり、読書作詩も道を学び、志を立てる手段に他ならないのである。松陰は今時の学者も世間も学問のあり方を誤解している点を憤り、軽浮の気味を戒めることに努めた。つまり詩歌は修養教化の実践に利用すべきものと松陰は徹底して考えていたのである。この詩観は安政三年の『丙辰幽室文稿』にある「白楽天の詩を読む」に如実に現れている。そこに楽天詩を引用して「上は教化を裨くべく、之を舒ぶれば万民を済ひ、下は性情を理むべく、之を巻かば一身を善くす[40]」（「張籍の古楽府を読む」）という点こそ本来詩に託された役割であり、高志を忘れぬことが詩家の責務と考え、当世文人詩儒流の華飾を否定し、実学的機能を主張したのであった。無論晩年には過酷な環境下に自身の心情や身辺の生活を詩に託すことをしたが、本質的には右の主張を堅持したと思われる。これは『十春闘詩序』に見えた高杉の詩観の源流であり、この松陰の作詩に対する考え方が晋作の「狂」を理解する上での手がかりとなる。

晋作は自分の性格を「鈍劣」（№四一、安政六年）、「疎暴」（№二八七、慶応元年）、「頑愚無頼」（「回復私議」序）といった表現で示しているが、最も多いのは「疎狂」「狂頑」等の「狂」字を含む熟語である。昌平黌時代の「田中子復を送るの序」[41]に、自分は人物の好悪が露骨で相手の器量によって言動に極端な差があると認める。その点を友人から改めるべきだと忠告されると「これ性なり。何ぞ求めて之を為さん」と、生まれつきだから仕方ない、好んでやっているのと訳が違うのだから改めようがないと開き直る。さらに「天地の間、唯々直をこれ行なはば何の畏るる所か有らん」と反論、かえって自らの感情に正直である点を誇る始末であった。高杉は「沈豪」の対義として「疎狂」（『試撃行日譜』、「田中子復を送るの序」等）を用いており、狂気錯乱の意に使用するものではない。万延の『試撃行日譜』では「予が性、疎狂。自ら以て其の術の精微を窮むる能はずと為す」[42]と用い、得意の剣術でも天性の落ち着きのなさと頑質が上達の妨げとなっていることを反省する。かく見ると晋作の人格的特徴はやはり「狂」の一語に尽きるようである。「疎狂」とは常軌を逸した荒っぽさ、そそっかしさであり、この上ない不注意者を意味している。我侭で礼儀法度を無視した振舞の多かった晋作が自分自身を語るにはもってこいの言葉だったのであろう。長年の自己観察や他者による指摘もあって、自らの感受性や対人行動に一般人とずれのある点に気づくだけでも、彼が決して愚人でなかったことが分かるが、ただ確かにその感覚はかなり常人と異なるものがあったらしい。普通の人ならば易々と堪える程度のことができず、その反対に常人が忍耐不能なことを平気で我慢できたと晋作自身が語っているほどである（『初番手行日誌』[43]）。

このように見ると高杉が「狂」をマイナス方向にのみ意識していたように思われるが、事実はそうではなく、晋作が「狂」を肯定的に捉える解釈が、清国遊学時（文久二年）に温忠言との間に交わされた筆談中に指摘できるのであり、この点は極めて注目に値するかと思う。晋作が相手方の乗輿に対する無礼を自分は頗る狂生であるからと謝罪すると、温氏は「語大心細は是れ即ち聖人のいわゆる吾が党の小子、狂簡の狂なり[44]」と告げた。出典は『論語』公冶長篇である。立派な志はあるものの、なかなか行動が伴わず、ついついお粗末な失敗をしでかしてしまうことを「狂簡」と称した。晋作は自分の狂を清人が好意的に解釈してくれたことに頗る気をよくし、これに対して「采薇観菊、皆是れ狂。近世此の狂無し。故に聖道凌夷せり」と応じ、持論とする狂説を披露に及んだのであった。高杉は首陽山に隠れて周に仕えず、山菜を食して餓死した伯夷と叔斉の兄弟、又役人生活を嫌って潔く尋陽に退引した陶潜をも「狂」と規定している。彼らは道義の失墜した政治を嘆きつつも、自己の信念を偽ることなく生きた人々であった。両者に対する晋作の敬意は帰国して書かれた草稿中の「偶作[45]」という七絶に窺うことができる。

繁文為累古猶今　　繁文累を為す　古猶ほ今のごときか
今古難能識道深　　今古能くし難し　道の深きを識ること
観菊采薇真的意　　観菊　采薇　真意あり
人間万事只斯心　　人間　万事　只だ斯の心

志が極めて高く、理想に殉ずる覚悟のある歴史上の人物を高杉は自分と重ね合わせたのである。温忠言との話にはまだ続きがある。温氏は悠揚迫らず言葉を継ぐ。「夷斉陶靖は第一流、古今共に仰ぐ。当今の世、豪傑並び起く。隠るれば則ち志を求め、行へば則ち道に達す。狂は其の跡を持するのみ[46]」と語った。しかし、これには晋作は異論があった。すなわち温氏が現在の清国にも英雄豪傑が輩出し、狂の伝統は確かに守られていると自賛した点である。高杉は現在の自国が置かれた状況に何らの危機感も持っていない清朝官僚の現状認識の甘さに呆れ、或は不快感さえ催したのではなかったか。この筆談を通して晋作は我が国においても覆轍なきよう、為政者に対する意識改革が急務であることを実感したに相違ない。

『論語』子路篇には、孔子が学徳兼備の人物（中行を得たる者）を得られぬ場合は「狂」「狷」と行動をともにし、これを教育して大成させたいと語る話がある。狂者は志は至って高いが実行が伴わず、狷者は行動・実践は粗略であるが、守る所は堅固で不善を犯さぬ人物とされる。ともに相手を毀謗する言葉ではなく、殊に孟子は狂者を次位、もう一格下を狷者とした（尽心下）。孔孟は「狂」の積極的意義を抽出し、未完成の中に完成に向けて邁進する気魄を見出だした。朱註は「狂とは志極めて高うして行ひ掩らず」とし、とりわけ進取勇断の気性を評価する。陽貨篇の古註は「狂」の短所を「妄りに人に抵触するなり」と、他者と些細な点で衝突を繰り返す性向と定義し、これは晋作の性格そのものである。昌平黌の同窓はその意味に使っていたのであろう。晋作はこの長短の両義を承知しており、詩中で適宜使い分けた。しかし、いかなる場合でも志願が高遠で小節に拘泥しないという意味が意識されるのであり、これが晋作の「狂」の本質であったと見なければならない。「狂」は晋作の性情を表現すると同時に行動の原理としても機能した。晋作の「狂」は太平の畳奉公に生きる世禄武士の頽廃を強く否定し、生死を超脱して経綸事業に挑もうとする実践の精神でもあり、それはまさに日本的王学の真髄であった。

晋作にとって王学の確立期となる文久二、三年頃の詩歌稿には、東行の号とともに「西海一狂生」が使われ、その時期から次第に詩語中に狂字が多出するようになる。狂字が見られる詩は二十首近くもあり、この点が晋作詩の一大特色ともなっている。温氏の談は高杉の狂が儒教の本場の地においても立派に通用するものであることを教え、晋作はこれに自信を得たようである。そこにはかえって誇らしげに使用された狂字を見ることができる。又「狂生」「狂人」「狂夫」を詩中に再三用いることで、理想の遠大であることを自らに言い聞かせ、いっぽうで暗に俗流を睥睨し、自他の相違を意識的に強調しようとする意図もあったかと思われる。かくして晋作の生涯は「狂」を中心に展開して行くことになるのである。酒楼に入り浸っての放蕩ぶりを見かねた友人の諫言にも、「狂人別に胸間の快有り」[47]（「同十二月、予詩酒放蕩。友人責むるに大義を以てし、因って此の詩を賦して之に答ふ」）と弁解に使って嘯いたが、「狂」は徐々に晋作の思念・行動の中核に位置するようになり、藩国の大事を前に腹の据わった所を見せるに際しても狂の論理をもって我が心境を説明するに至るのである。

為国破家家亦軽　　国の為に家を破る家亦軽し
不辞世上喚狂世　　辞せず世上狂生と喚ぶを
友人猶有不忘義　　友人猶ほ義を忘れざる有って
昨日門頭問我名　　昨日門頭に我が名を問ふ
（『投獄文記』所収[48]）

八月十八日の政変以後、禁門の変、下関攘夷戦争、第一次征長と、未曾有の大事件が断続的に勃発した萩藩の文久・元治期、この危機的状況を打開する為に晋作は徹頭徹尾「狂」を理念として政治行動を展開したのであった。いわば高杉は狂が内包する激烈なエネルギーを藩政改革の推進力にしながら、「志願太行」を実践したのである。さらに『捫蝨処草稿』の「某の韻に次す[49]」では、晋作の軍事行動においても原理の中核として狂が存在していたことを知る。

一張還一弛　一張還た一弛
往時去茫々　往時去って茫々たり
感古志空企　古に感じては志企てを空しゅうし
慨今心自傷　今を慨いては心自ら傷ましむ
内姦如虎狼　内姦は虎狼のごとく
外賊是豚羊　外賊は是れ豚羊
烽火四隣迫　烽火四隣に迫って
亦当発我狂　亦当に我が狂を発すべし

しかしながら晋作の「狂」はさほど単純な分析が下されるものではない。文学的世界に事例を求める限りこの点は避けがたいのであるが、時に晋作は自らを「佯狂」と称しており、自分はあくまでも狂を偽り装っているに過ぎぬと語っている。晋作は時代の覚醒者であった。それゆえに意見や行動が一見すると過激奇矯に感じられ、衆人に理解されぬ点も多かったのであろう。そこに醒めた目を持つ若者の言い知れぬ孤独感がある。このような激動期に生まれていなければ狂にこだわる必要もなかったのである。つまり今の自分は乱世における仮の姿という意味で「佯狂」と表現したのではあるまいか。「萩城に游び、悠々道人（福田俠平）を訪ひ、席上即吟す」(50)には次のようにある。

東国形情未可謀　東国の形情未だ謀るべからず
潜身唯待起兵秋　身を潜めて唯待つ兵を起こすの秋
俗人不識佯狂志　俗人は識らず佯狂の志

内患却多于外憂　　内患却って外憂より多し

詩中の用語である限り、晋作の「狂」は文学的色彩を完全に払拭することはできないだろう。ただその点を考慮しても、晋作の精神・行動の理念や美意識を表現する言葉であったことには変わりない。晋作は「狂」を破壊と創造の原動力と規定して、意識的に自己の思想の中核に据えることに努めたのである。晋作にとって「狂」は思考・行動の根幹の原理であり、彼が藩政改革・社会変革に向けて突き進む為に不可欠なエネルギーそのものであった。晋作の「狂」は個における精神史的意義を十分に認め得る用語であったと考えられる。

以上に述べた「狂」の意味は、実は高杉が自得発明したものではなかった。ここに啓示者として忘れてはならない二人の人物がある。その第一は松陰師である。『講孟余話』巻四下は『孟子』第三七・八章の狂士の話を最後に取り上げるが、松陰は孟子が絶学を継ぎ、大道を伝えるためにこそ最も狂者を重んじたことを力説し、「孟子の任、至重至大、必ず気力勇健（狂者）性質堅忍（狷者）の士を得て、其の業を羽翼するに非ずんば」戦国乱世には大事業を完遂できぬと論じ、「道を興すには狂者に非ざれば興すこと能はず、狷者に非ざれば守ること能はず。則ち其の狂狷を渇望すること、亦豈に孔孟と異ならんや[51]」と記すのである。両者は志意固遠であるから、身命を賭して聖人の正義大道に進むことが期待できる。松陰は「奇正並び用ひ、狂狷同じく教ふ」と用いており、この解釈から考えると、「奇」は「狂」の義に通ずることになる。この二つを相輔することで大道は成就すると、ここに筆者は直ちに晋作の創始した奇兵隊の命名にも松陰師の影響が及んでいたことを想起するのであるが如何。松陰師は説くのである。さらに「先駆は狂者の事なり。後殿は狷者の事なり」とし、道の起隆が狂者の任であり、ひとたび興った道を守り保つのが狷者の役目であると説明する。又常人に優れることを「魁奇」と称す。松陰は「兵家の貴ぶ所は戦陣の魁殿にあり。魁は先駆なり」とするから、奇兵隊の命名には天下に先んじて後世のために大義を行うという意味をも含むことになるであろう。晋作は松陰師の『講孟余話』末篇の意を体し、その教えを大事を成す行動の原理として実践したのである。そのように思わせるほど「抑々吾が長門の国たる……鄒魯の聖賢を喚び起こすこと固より長門人の任なり」の一節は、今日にあっても読む者の心を強く揺り動かす熱誠に溢れている。まして直接に教えを受けた松門諸子への影響はいかばかりであったろう。しかもそればかりではない。松陰自身、高杉の詩と見まごうばかりに詩中に狂を多用し、「狂夫」(「浪華に泊す」)、「狂狷の徒」(「小田村士毅に寄す」)と好んで自称したのである。その最も代表的なものが「狂愚」[52](『松陰詩稿』)と題する詩であり、これは先の『孟子』を踏まえて作られている。

狂愚誠可愛　狂愚誠に愛すべし
才良誠可虞　才良誠に虞るべし
狂常鋭進取　狂は常に進取に鋭く
愚常疎避趨　愚は常に避趨に疎し
才多機変士　才は機変の士多く
良多郷原徒　良は郷原の徒多し
流俗多顛倒　流俗顛倒多く
目人古今殊　人を目すること古今殊なり
才良非才良　才良も才良に非ず
狂愚豈狂愚　狂愚豈に狂愚ならんや

この詩と同じく高杉の狂を考える上で無縁ではないと思われるものがもう一つある。それは「名」[53](『己未文稿』）と題する次の五絶である。

好名猶好色　名を好むこと猶ほ色を好むがごとく
不畏罪兼謗　罪と謗りとを畏れざるは
斯人吾所慕　斯の人吾が慕ふ所
一世喚為狂　一世喚んで狂と為す

このように考えると「狂」は松門にあっては先師の意志継承の重要なキーワードなのであり、詩中に表現されることで輝きを増す松門特有の詩語となっているのである。晋作は自分の詩に狂を頻用することで松陰の思想の後継者であることを常に意識し、その精神の実行者たらんと努力したのであった。

松陰―晋作の革新のエネルギーを放出し続けた「狂」は、さらにその源流を遡行することが可能のように思われる。晋作はその人物の著述を精読し、松陰師から受けた以上の啓示を与えられたようである。松陰とは別に晋作の「狂」の創意に強い影響を与えたもう一人の人物こそ、彼が心酔して止まなかった王陽明なのである。前引の「狂愚」という松陰の詩も、『伝習録』（下、五七条）にある陽明の狂・狷に対するいわば個性重視の教育法をふまえた内容となっているのであり、或は陽明は松陰以上に狂の新骨頂を高杉に伝授した人物であったかも知れない。陽明が詩中に「狂」字を用いることは極めて稀である。しかし陽明が狂的行動に対して共鳴を示す「江・施二生、医官陶埜と与に雨を冒し山に登る。人多く之を笑ふ。戯れに歌を作る」[54]（江西詩一百二十一首）という長詩があり、末を次のごとくに結んでいる。

世人趨逐但声利　世人　趨逐す　但だ声利
赴湯踏火甘傾危　湯に赴き　火を踏み　傾危に甘んず

解脱塵囂事行楽　塵囂を解脱し　行楽を事とす
爾輩狂簡翻見譏　爾が輩　狂簡　翻って譏らる
帰与帰与吾与爾　帰らんかな　帰らんかな　吾爾に与せん
陽明之麓終爾期　陽明の麓　終に爾と期す

狂簡は前述の『論語』公冶長篇にあったように、大志はあるが粗放な者をいう。陽明は両者の雷雨をついての登山を束縛のない自由闊達な精神活動の発露と賛美するのであり、世間の人々が名利を求めて危険を冒すのよりも格段に興趣があり、自分も彼らの仲間となって山水を求め世塵を避けたいと述べるのである。陽明が狂を慕う心境は「傀儡を観る」(55)（居夷詩一百十首）にも「且らく樽前に向かって楚狂に学ばん」と詠じ、『論語』の隠者接輿に同心する。陽明は世俗的欲望に覆われて良知を発揮できずにいる俗人を批判するのである。その思いは詩にばかり見出されるものではない。晋作の狂の真意を理解しようと思えば、どうしても『伝習録』（中、「聶文蔚に答ふ」、下、一一二条）に残された陽明の言葉を避けて通る訳にはいかないであろう。陽明は晩年に至り、自ら達し得た理想の境地を「我今這の良知を信じ、真是真非、手に信せて行ひ去き、更に些かの覆蔵を著けず。我、今纔めて箇の狂者の胸次と做り得たり」(56)と弟子たちに語って聞かせた。この話は『年譜』に嘉靖三年八月の碧霞池畔での観月の酒宴の出来事として語られ、銭徳洪はこれを『王文成公全書』の「文録を刻するの叙説」中に加えている。そのとき陽明は次の「月夜」二首(57)（居越詩三十四首）を作り、百有余の弟子たちに良知が各自の心の内に具足するものであり、外物に求めるものではないことを教え、内面的充実を前提とした個の自由の尊重を説いたのである。その第二詩を掲げる。

処々中秋此明月　処々　中秋　此の月　明らかなり

不知何処亦群英　　知らず　何処か　亦た群英
須憐絶学経千載　　須らく憐むべし　絶学　千載を経たるを
莫負男児過一生　　男児たるに負ひて一生を過ごす莫かれ
影響尚疑朱仲庵　　影響　尚ほ疑ふ　朱仲庵
支離羞作鄭康成　　支離羞づらくは鄭康成と作るを
鏗然舎瑟春風裏　　鏗然として瑟を舎く春風の裏
点也雖狂得我情　　点や狂なりと雖も我が情を得たり

点とは孔門の曽点（参の父）のことであり、『論語』先進篇の故事をふまえる。子路、曽点、冉有、公西華が師の前で各々自らの志を語る有名な章である。最後に瑟を弾じていた曽氏に向かって孔子は志を尋ねる。しばらく考えていた曽氏は「莫春には春服既に成る。冠者五六人、童子六七人と沂に浴し、舞雩に風し、詠じて帰らん」と答えた。孔子は「吾は点に与せん」といってその高志を褒めた。孔子は曽点の穎悟を称え、彼が徳志を養なおうとする点に共感したのである。政治や祭祀に関与したいと述べた他の弟子たちと比較すると、かなり異質な答えである。曽点の真意は道の行なわれる明王出現までひたすら修養に努めるというものであり、陽明もその点に賛意し、弛まぬ修心誠意の必要性を教示したのである。晋作は陽明の狂を風流雅交の意味をも含むものと考えていた感がある。以上の各詩文を通じて王陽明にとっても「狂」の精神が重視されていたことが理解できたかと思う。陽明の「狂」は朱学にない暢びやかな心的解放、既成秩序からの脱却といったものを実感させたに相違なく、それまで形而上の窮屈な理学を学び続けてきた高杉にとって革新的な思想と意識されたであろう。このように晋作の実践行動の原理となった「狂」が陽明の理想として提示された境地と一致する点は見逃してはならないだろう。なおこの詩中には「春風」の語が含まれているが、これは高杉晋作の名そのものである。晋作はこの詩を読み、しかも自身の名が入っていることをどのように受け止めたであろうか。実にもって奇縁という他ない。

五　確立期――王学書の実読と『遊清五録』

松陰亡き後、松下村塾の門生を自然と率先教導する立場になったのは、学問優秀且つ松陰の義弟でもあった久坂であった。先に見た『伝習録』の会読などもその一端を示す出来事である。松門第一の読書家として定評があったのは久坂であるが、高杉も職務の合間に多くの書物を精読していた。確かに読書範囲・分量とも玄瑞に比べれば見劣りはするものの、次に述べる意欲的な読書の姿勢を見れば、先述のように晋作を無類の遊蕩児といったイメージで固定化することには慎重でなくてはならないだろう。

文久元年三月、晋作は藩世子毛利定広（元徳、広封）の小姓役に抜擢された。萩での見習期間中に書かれた『暬御日誌』にはその時期に読んだ書物の名が記されており、それらを拾い挙げるだけでも当時の晋作における学問・読書の傾向をほぼ把握することができる。この前後は学問の重要性が次第に理解されてきた頃でもあり、前年の父宛書簡には「この節は国家天下ともに揺動の時節に御座候ゆゑ、黙心読書を一番勝ちと相考へ候[58]」と記し、当面は読書へ打ち込む意志を表明し、さらに十一月には「三年閉戸、読書専心[59]」の所説へと発展するのである。高杉が昌平黌修学の経歴を持つことはこれまで何度か触れた所である。彼は当時の状態を学問不熟で放蕩無頼に流れたとよく筆にしているが、それは学問的彷徨の過程に起きたストームのごときものであり、本質的には読書求道の精神は衰えていなかったと言える。例の詩文における負の表現は謙遜や卑下というのとも別種であり、それは高杉一流のダンディズムであって、韜晦の美学とも呼ぶべき文辞上のレトリックと見たほうがよい。

晋作の読書意欲は文久期においても依然衰えることがなかった。日記に見える書冊も松陰師の『幽室文稿』以下、儒書、国典、兵書、詩文集等、多岐に亙る。国典では平田篤胤が独自な世界観と霊魂観を示した『霊能真柱』がある。本居宣長は死後の魂は穢れた黄泉に行くと説明したが篤胤はこれに同調せず、本書において大国主神が治める幽冥に行くと死後安心論を解いた。その他に篤胤の著作は『古史伝』『入学問答』『玉襷』等十三部が列挙され、後の読書に備えようとしていた様子がうかがえる。平田学は専ら皇国の優越性を主張する思想体系であり、その復古神道は村落生活や民間信仰と記紀神話・古伝説とを直結させて構築しており、やがて草莽の尊攘運動にも多大な影響を与えることとなった。又国防上の観点から兵書への関心を高め、『兵要録』『海国兵談』を読むが、範囲は和漢書に止まり、久坂が西洋軍事学書を原典で読んだのに比べるとやや遜色がある。このように様々な書籍を手に取った晋作であったが、しかし何にもまして熱中したのが他ならぬ王学関係の諸書であった。高杉の日記には後日の行動を考える上で、決して忽せにできぬ重要な一連の書物が登場している。高杉はこの時期に王陽明の思想を知る上では最も基本的な書である『伝習録』以下、『陽明文録』、『王陽明文粋』（いずれも和刻か）を実読し、加えて日本陽明学派の巨擘たる熊沢蕃山の『集義和書』と佐藤一斎の『論語欄外書』に親しんでいる。これによって高杉の王学受容は安政末から万延にかけて端緒が開かれ、文久期において本格的受容の段階へと進んだと考えられるのである。

晋作は松陰師の薫陶により、岡山池田藩で多大な治績を残した熊沢蕃山を景仰し、周囲の人々にも「了海先生（熊沢蕃山）の事業を学び居り候」(60)と述べ、又「幽室記」中にも、年少期に『集義和書』を読み、「学文（問）を作すほどなれば、世間の利発の人となる勿れ。世間の愚者となるべし」(61)という字句に感化を受け、「余も世間の愚者とならんことを願ひ、漸やく苦穴に陥るまでに勉強いたせり」と、蕃山から多大な影響を受けた事実を告げている。要するに蕃山を王学派経世家として高く評価しているのである。前引の松陰詩には「狂愚愛すべし」と表現されており、松門はある意味で「狂」「愚」の有志集団であった。松陰は両者の持つ各々の美点が両々相俟って大事業は完成すると考えていたようであり、門人たちもその教説に従って狂愚となって行動した。又佐藤一斎は陽朱陰王と評された当時随一の王学者であり、『論語欄外書』は朱註に基づきつつも王学の見地に立って注釈を加え、書中には王学の真髄たる良知の語が層見される。加えて将来の読書候補の筆頭として圏点付で大塩中斎の『儒門空虚聚語』が挙げられている点も、彼の王学熱の高まりを明確に示すものである。その他に未見ながら将来読むべき書冊として、『王門宗旨』、『古今大全』(『四書大全』のことか)、『四書合編』、『明儒学案』、『四書披雲』を掲げており、さらに陸門ながら後の陽明学左派に通ずる傾向を持つ宋人の楊慈湖(『楊慈湖全集』)、左派の王龍渓(『王龍渓先生全集』)、正統派の鄒守益(『東廓全集』)、欧陽南野(『南野文選』)、右派の羅洪先(『念庵文集』)等、一派に偏ることなく王学者の著述が網羅されている点は極めて印象的であり、一種の壮観を呈している。高杉は少しでも王学の本質に迫り、学派全体の俯瞰を試みようとしていたらしい。この時期の読書は博覧多通を目的とし、知識欲を満たそうとする書見とは自ずと性質が異なり、後の行動に備えて気節を鍛錬し、修己治人の実践に備える為の読書であったと考えられる。

文久期における高杉の王学薫染は、王学書の実読という知的営為に限って看取されるものではない。『暬御日誌』表紙には「并心録」と題され、「致良知洞主人」との自署が確認される。この点も高杉の著しい王学への傾倒を示す一証となるであろう。王学の眼目は「良知を致す」ことにあり、人が生来内に持つ良知良能を発揮することにより、天地万物の原理を悟らせようとする点にあった。宇宙の原理と人心は一体と主張する王陽明は、その為に専ら個々の心的修養を説く。陽明学が心学とも称される所以はそこにある。晋作の「心録」の字句もこの点が意識されている。自分を小姓役に抜擢してくれた世子の信頼に答え、職務に精励しようとする晋作なりの誠意の工夫が、このような自省という修養法の実践に発展したのであった。

文久元年七月、晋作は世子の待つ江戸に下ることになる。その際の勤務記録が『初番手行日誌』であり、この日記中にも読まれた書籍が散見する。江戸でも寸暇を惜しんで書見に励んだが、実際に書名が明示されたものは極端に少なく、唯一地理書の『坤輿図識』が例外として確認できるに過ぎない。この時期の晋作には己の浅薄な漢文読解力に対し嫌悪感が萌していたようである。そのことは十月朔に会読に関する読書論を「読書、両三人を会して読むに如くこと無し。某、若し志を得ば、有力儒者呼き、会読を毎夜いたさん。此節聊か心念のこと有れば已むを得ず、懸念の書を独看す。此事決定する。荻野輩と雖共呼び寄せ、会読致さん（と）欲するなり」[62]と開陳することから指摘できるかと思う。高杉は指導者の下での小人数での会読が自分にとって最も適した読書形式と考えていたのである。これは松下村塾における会読形式を理想としたものであり、その踏襲を意識したものと見られる。独看ではどうしても処理できぬ難読箇所もあり、湧き起こった疑念を独自に解決することも難しい。そこで解釈上の疑問や不明点を互いに持ち寄り、討議形式で理解を進める方式が謬見に陥らぬためにも必要であり、先学から適切な指導・助言を得られる会読を最も有益な読書法と考えたのであった。右に示された一人で熱心に読んでいる「懸念の書」がいったい何を指すかは定かではないが、この時期、最も集中して読んだ王学関係の著作が該当するのではないかと思うのである。そのように考えると「有力儒者」というのも記誦詞章の儒ではなく、王学を十分に理解し、初学入門者に対しても斯学を平易に講説する能力と見識のある人物と限定すべきであろう。現に九月二八日には王学の影響を強く受けた実学者横井小楠（肥後藩士）を萩藩校明倫館の学頭及び兵制改革の相談役に推挙しようと画策しており、[63]その点を踏まえて分析するならば、やはり前述の『試撃行日譜』や『初番手行日誌』に列記された王学関係の諸儒が晋作の念頭に置かれていたものと考えてよいであろう。

文久期を通じて高杉の陽明尊信は確固たる段階へと進んだ。幼くして経世済民の志を立て、民政、軍事、教育の各方面に多大な功績を残した陽明へ寄せる高杉の思いには並々ならぬものがあった。晋作は文武一体、忠孝両全の実践に心を砕いた王陽明の人となりを心から慕った。勿論儒官でない晋作の王学理解には自ずから限界があったのも事実であろうが、致良知、知行合一の実践を目指し、緊迫と混迷の度を増す幕末の政治・社会情勢の打開に最も適合する学問と確信し、その受容に努めたのであった。

なお王学と表裏一体の関係にあった禅学への接近もこの時期から開始されている。これは自己の心性鍛練を重視する者にとっては至って自然な方向への展開であった。晋作は禅に対しても自らの所思決定の工夫に資益する実学として関心を寄せた。前述の『集義和書』（巻十二）は仏学を排斥しつつも、その中では天台と禅が優れると述べ、後者を「禅は学あらけれども近く、心法について要を得たり」と評する点なども、彼が禅学に興味を示す遠因となったかと思われる。『暬御日誌』の三月二三、四日の条には、山口常栄寺の奇僧祖溟が来萩して静座等の禅学を論じたことを記し、晋作はその平易な語り口に大いに魅了された。そこに高杉は「禅論」として五条を書き留めている。初条は「雑念を休め、静かなる時も動く時、心を同ふするは明徳か。何か一つ物を思いつめする時は雑念を自然休め、一旦豁然、之はやい出来るなり。某は良知を以て一物となす落着なり」[64]とある。ここに晋作が精神磨錬の一法として「良知」を「思いつめ」ることに「落着」したと記載する点は実に重要であり、文久元年春の時点で高杉が完全に王学徒へと変貌を遂げていたことを証明する一節となっている。要するに高杉は禅の考えを王学理解の補助的手段として利用したのである。次条は唐土では凡人に心を磨かせる場合、その証人として鬼神を持ち出すというが、本邦は神国であるから「天照大神を日夜念じ、我が学問、我が事業成就の推挙人と為し奉る心得なり」と述べる。又修心の工夫については三条に「人の腹にて、脇っ腹の下をタンレンと云、此へ我が心を落ち着かせねばならぬ」とあり、このように各条には陽明心学の実践に向けて晋作なりに発案した修養法が具体的に説明されているのである。二六日の来談に際しても大いに刺激を受け、考察の結果、先日分に不足を見出だし禅論二条を追加した。その一つは「不動明王」と「是れ何物ぞ」の二つの言葉を心中で唱え続け、身に降りかかる艱難を耐え忍ぶという堪忍の秘術であり、晋作は「昼夜共に心に唱へ、我が神を凝らす、乃ち心を研ぐ一術なり」と、やはり自己鍛錬の方法として禅学を積極的に活用できた点を喜んだのであった。そうして七月八日には次の詩が書き付けられている。(65)

心猿意馬乱如糸　　心猿意馬乱るること糸のごとし
終身遂作了斯私　　終身遂に作了せるは斯く私
蟬暁風塵先立本　　蟬暁風塵先づ本を立つ
達磨明慧皆良師　　達磨明慧は皆良師

『初番手行日誌』十月四日の条には、「佐々木氏夜中亦来談、少く禅の事談ず」とあり、江戸へ出てからも禅学への興味は失われていない。そこにも「やうやうに迷い頭衾に脱ぎたれどさとり頭衾を又かぶりけり」以下三首の和歌を記し、かえって当時の晋作の迷いの深さが伝わるようである。王学や禅学への興味と一体と思われるものに易学の嗜好が挙げられる。但しそれは経学としてではなく、天機命運、吉凶禍福を預見する易占術の類ではなかったかと思う。日頃どれほどの心的鍛錬を実践しても時として人の迷妄は余りに深く、これを超脱することが不可能な場合も当然存在する。そこに判断を易占に委ねる余地があった。『文久二・三年詩歌稿』に、高杉は自分は嘗て易学に志そうとしたが、本格的に学ぶには時間的余裕がなかったと述懐する場面がある。寝つかれぬ夜に堀真五郎と『梅花心易掌中指南』、『易学小則』、『易学小筌』、『易学発蒙』、『風水密録』といった占命の諸書について尽きぬ興味を語ったと見えるが[66]、重大な決断を迫られる局面の多かった晋作にとって天意を問うことは最終意志の決定には不可欠の手段であったのだろう。王陽明や李卓吾も易を好んでおり、或はその影響がこれにも及んでいたのかも知れない。

以上はほぼ文久元年の状況を中心に述べてきたのであるが、翌年においても高杉の王学信奉は続いており、それが一時の気紛れではなかったことが理解できる。文久二年五月、高杉は幕府使節に随行して上海に遊学した。その際に書かれた日記類を今日まとめて『遊清五録』というが、この日記中にも王学に対する高杉の絶大な崇敬の度合いが知られる記事が散見している。このうち温忠言との筆談の一件については、既に「狂」字と王学の関連性を論じた第三節で触れたゆえ省略することとし、ここではその他の出来事を拾ってみたい。

まず一行の名倉予何人（松窓、浜松藩儒）を清儒陳汝欽が訪問した際の話がある。同席した高杉は「読書好武して、常に貴邦の奇士王守仁の為人を欽慕せる一個の書生たるのみ[67]」（『外情探索録』巻二）と自己紹介している。王陽明を「奇士」と称したことから、晋作にとって「奇」字が最高の賛辞であることは明白である。この点は奇兵隊の名称分析に関しても言及されるべきかと思うのであるが、いまだ十分に検討されていないようである。清人中の面談者中には能書家もあり、文人肌の晋作は江州県令馬銓に「楠樹書屋」の四字を、いっぽうこの陳汝欽には「黙」字の揮毫を後日依頼している[68]。「黙」の一字は晋作が案出した自らの多言に対する戒めの工夫であった。もう三、四年も努力しているがいまだに実効がないと嘆き、そこでぜひ陳氏の書を部屋に掲げて自警の語としたいと説明した。この場面で晋作は王陽明の「人の多言は気浮くが故なり」を引用している。筆談の為、字句は正確ではないが、それでもこれが陽明の「梁仲用の黙斎の説[69]」を典拠とすることは一目瞭然である。晋作は王学徒流の精神修養を真剣に実践していたのであり、十分な成果が認められるまで今後も継続する強靭な意志を持っていたことも分かるのである。さらに『上海淹留日記』の一部と思しき記録の中にも清人との筆談が見えており、相手の氏名は不詳ながら、そこには高杉が中国扇を購入するから能書家に陽明の詩を書いて貰って欲しいと託す一節が見えている。その筆談においても晋作は「傍ら明末の諸大家の文に及ぶ。然れども弟最も疎才、唯好んで明人王陽明の書を読み、作文は又導仁の文を学ばんと欲す。請ふ別に作文の法有らば則ち弟に被教せよ[70]」と自分の性格、読書・学問・詩文の傾向を簡潔に示し、その際にも積極的に王陽明の名を口にして自らが王学徒たることを喧伝している。清朝は朱学保護の立場を取り、王学批判は熾烈を極めた。又考証の風も興ったこともあって王学への同調者は少数であった。そのような状況下に晋作は清人に接しては自らが陽明派であることを自負したのである。

晋作がこのように盛んに陽明の名を挙げ、いかに欽慕著しいかをアピールするのにはそれなりの理由があったと思われる。晋作はかつて中国における儒学派の興亡史を研究し、漢晋の学者は文章詩賦に溺れ、宋の理学儒者は空談虚説を事として実行に務めることがなかったが、明代には事業功利の学者が多数あって、しかも慷慨節義の者が輩出したと結論し、明儒のみを高く評価した（前掲「国学に穂日命、匡房卿を祀るを請ふの疏に擬す」）。これに対して清代は聖道凌夷し、堯舜以来の正気もまさに尽きようとするかのごとき状況にあった。少なくとも上海の様子を実見した晋作の目にはそのように映じたであろう。高杉は阿片戦争に大敗を喫し、太平天国の鎮圧をも列強駐清軍の支援に頼るという清朝国威の衰微は、取りも直さず崇文卑武の伝統に起因すると考えた。しかしかえって海を隔てた隣邦に文武両全の具現者たる王陽明を尊崇する者の存在することを伝え、日本は貴国のように易々と外圧に屈伏しないことを誇示し、間接的に邦人志気の優勢である点を意気軒昂に主張しているのである。上海で道義の地に墜ちた様子を目の当りにした晋作は、陽明の思想が国防上の士気作興に不可欠であることを一段と深く感得し、帰朝後にはますます王学の実践に邁進することになっていったと思われるのである。

おわりに

高杉の王学受容はかような展開を示したのである。本来ならば最後に確立された王学精神がいかに元治—慶応の実践行動期に具体的に発揮されたかを論ずるべきであろうが、これについては冒頭にも述べたように各評伝等に縦横無尽の活躍が詳述されており、いまさら本論に取り上げるまでもないかと思う。晩年晋作の行動は「動けば雷電のごとく、発すれば風雨のごとし。衆目駭然として敢て正視するもの莫し」（高杉晋作顕彰碑銘）と伊藤博文の名文を得て、高杉の「狂」の本領が後世に語り継がれることとなった。[71] しかもいかなる困難に遭遇しても余裕綽々とした態度を見せていたというから、[72] 時とともに「疎狂」の性は影をひそめていたようである。これはひとえに自ら工夫して編み出し、実践窮行に努めた王学流錬胆法の成果であり、あえて朱子学的修養法を斥けたからこそ矯正克服できたものであったろう。又晋作の主要な事業には、下関攘夷戦争の講和談判、功山寺挙兵による藩論回復、第二次征長戦を挙げることができるが、そのいずれもが成功・勝利へと導かれており、実際の功績、後世の歴史的評価から見ても幕末防長における最も優れた王学徒であったと定置できるかと思うのである。

日記等で晋作の実読が確認される陽明の著作は、『伝習録』、『陽明文録』、『王陽明文粋』の三書に過ぎない。あれほど王学に心酔しながらこれは意外と少ないようにも感ずるが、ここに一つの興味深い挿話がある。元治—

慶応の長州藩における政治・軍事上の主役は高杉晋作であったといっても過言ではない。この時期の晋作は既に自他ともに認める王学信奉者となっており、直面した難局に対する判断・行動の拠所として常時陽明の思想・行動が胸中に思い描かれていたと思われる。そのことを示唆するのが土佐藩士ながら高杉に従い馬関を中心に尊攘運動に挺身した田中光顕の話である。田中は晋作の勇躍期にごく身近にあった。高杉と王学の関係を明確に印象付けるのは、まず慶応元年の両親宛書簡において高杉、西郷に触れ、両者が禅学を修め、王陽明派に属していると報ずる点である。これは最も早い時期に提示された高杉王学徒説である。[73]次には後日回想されたものであるが、田中は高杉が相当に王学に心酔していることを肌で感じていた。それと言うのも、かつて田中が大和再挙の相談に訪れた際のこと、高杉は『王陽明全集』を読んでいる最中であり、陽明の詩に面白いのがあるといって、有名な「睡起偶成」の七絶を書いてくれたという。そして「王陽明は、亭午に至って暁鐘をついたが、自分は夕陽に及んで、まだ暁鐘がつけない始末だから情けない」と語ったと述べるのである。[74]『王陽明全集』は康熙初年に刊せられ、道光期の重刊本もある王貽楽重編『王陽明集』(『王陽明先生全集』)十六巻(十六冊)や、やはり康熙中刊の命嶙編『陽明全集』(二十巻、伝習録一巻、語録一巻)等、何種類か梓行されているが、晋作の読んでいたものが最も充実した『王文成公全書』三八巻(二四冊)であったかどうかまでは分からない。該書は王門の聖書的地歩を占め、論策から詩文、年譜に至るまでを網羅し、陽明一代の学術・思想の精華である。この逸話からも高杉の陽明学に対する積極的受容の姿勢を明瞭に読み取ることができるであろう。『王文成公全書』は官学派への遠慮もあって翻刻されることがなかった為、舶載の唐本しか存在せず、しかもなかなか高価なものであった。それでも人々は争ってこれを購い求めたと言う。[75]晋作がどのような経路で全集を入手したかは興味ある点ながら今詳らかではない。又幕末に和刻され広く読まれた『王陽明出身靖乱録』についてもこれを裏づける資料はないが、おそらく愛読していたのではないだろうか。とまれ未詳・推論部分は別にしても、上記の田中光顕の証言により歴代に刊行されたいずれかの陽明全集が高杉の愛読書であったことは疑いないようである。

王陽明は六経をも史と解釈して、経典への盲従を厳しく戒めた。それは十五世紀の学術思想界を支配した朱学の教条主義、権威主義への挑戦であった。数百年の時を経た幕藩体制末期、我が国においても形骸化した官僚的儒学は時代の変革をリードするだけの思想的活力を失なっていた。堕落した体制派朱学の受容に抵抗のあった晋作は、陽明の思想家、事業家、軍略家としての凄まじい気魄に共鳴した。高杉は政治哲学として王学を受容したのではなく、あくまでも心の修養という問題、自己救済の方法として王学へと接近し、人間の行動の絶対的準拠を各自の心とする学説に強く魅了されて王学信奉者となったのである。陽明は物事の道理は書物や外的事象の中には含まれておらず、人間の心の中にこそ存在すると説いた。つまり良知は万人の心中に等しく内在すると主張するのであるから、この点において陽明学は人間の本質的、社会的平等の思想を内包することになる。晋作は世禄武士としての家格意識が高く、奇兵隊結成に関しても安易に封建身分制の打破を目的としたと分析することは控えねばならぬが、しかし結果としては維新後の四民平等、国民皆兵思想の先駆となったことは事実である。この点については晋作の王学受容と十分に関連させて検討する必要があるのではないかと筆者は思っている。

(1) 横山健堂『高杉晋作』(武侠世界社、大正五年、東行庵、平成八年復刻)一九一—二〇二頁、梅渓昇『高杉晋作』(人物叢書、吉川弘文館、平成十四年)三〇四頁。
(2) 一坂太郎編『高杉晋作資料』第一巻、慶応三年二月二五日、毛利広封より晋作宛書簡(№四四七)、四二〇頁。
(3) 井上哲次郎『日本陽明学派之哲学』(冨山房、明治三三年)五六〇頁。なお横山健堂は前掲書、第三章「知友先輩の見たる高杉の人物」の其六において高杉と陽明学の関係に言及し、「陽明学を萩に大に鼓吹したのは、実に高杉に始まる……併し、萩に於ける陽明学の先駆を為したものは、実際に於ては松陰先生であった」（三八頁）と論じている。
（4）福原義亮『松下村塾偉人久坂玄瑞』（誠文堂、昭和九年）に「久坂秋湖東行送別詩集」（六八〇－六八七頁）が収められており、安政五年二月に旧師吉松松山のもとに同門相会して玄瑞の京摂・江戸行を送別した際の詩を収録してある。この点からも両者が昵懇であったことが理解される。
（5）香川政一『高杉晋作小伝』（東行会、昭和十一年）二七－二八頁。本書には吉松塾の後に温故堂に入塾したとある。両塾の他に岡本栖雲の学時習斎、土屋蕭海の八江塾が有能な人士を育成したことで知られている。
（6）吉田祥朔『増補近世防長人名辞典』（マツノ書店、昭和五一年）一九〇－一九一頁。以下、堂記引用は同じ。なおこの堂記は既に香川の前掲書にも引用されているが、同量の断片的章節を示すのみで両者に全く差はない。
（7）『高杉晋作資料』第二巻、『試撃行日譜』附「試撃行日譜詩稿」、二七頁。
（8）同右、『捫蝨処草稿』所収「放囚集」、四〇六頁。
（9）同右、四一七－四一八頁。
（10）同右、『投獄文記』所収「幽室記」。
（11）同右、第一巻、慶応元年一月十七日頃、山県九右衛門・井上聞多宛書簡（№二八一）、二七二頁。
（12）同右、第二巻、三一三－三一四頁。
（13）同右、第一巻、万延元年閏三月十五日、高杉小忠太宛書簡（№七〇）に「此節も楊椒山全集を読み、実に其為人に恥ち申候」とある。九五頁。
（14）同右、元治元年十二月中旬、大庭伝七宛書簡（№二七六）に、墓碑（裏面）に刻むことを依頼した七絶の転・結句に「天祥高節成功略／欲学二人作一人」と見える。二六六頁。
（15）同右、安政五年十月六日頃、吉田松陰宛書簡（№二四）、三十頁。
（16）同右、安政五年二月十二日「与高杉暢夫」（№九）、十八頁。
（17）同右、第三巻、安政五年七月六日、吉田松陰より久坂宛書簡、一一九頁。
（18）安積艮斎は文章をもって鳴ったが、こと教育に関しては詩を末技とし、厳格に経術重視の方針を貫いた。又朱学派ながら

「道は天下の公道なり。学は天下の公学なり。孔子、孟子の得て私する所に非ず。博く天下の善を取るべし」(『艮斎閑話』巻一)と語り、程朱の学を墨守することなく、漢唐諸儒はもとより陸王、老荘、韓仏の説も善は採用することを旨とした。高杉にとっては艮斎門となったことはある意味で幸いであったと言えよう。尚又晋作は自らを「鉛槧書生」(安政六年三月二五日、久坂等宛書簡、№三六、資料一、四六頁)と称したが、艮斎は「聖賢の言にても活用なき者は下手の冶工精金を用ひ損し鉛も同様にするなり」(同上)と述べており、高杉も『艮斎閑話』を読んでいたのではないかと思われる。

(19) 同右、第二巻、『東行遺稿』(明治二五年、津川松太郎編)巻首。四七一頁。『東行自筆遺稿』には「自ら笑ふ我が心の拙なきを、終身腐儒を学ぶ」に作る。一九三頁及び二〇九頁。

(20) 同右、『文久二・三年詩歌稿』、三七四頁。

(21) 同右、第一巻、安政五年十一月十日、山県半蔵宛書簡(№二六)、三四頁。

(22) 同右、安政六年一月一日、南亀五郎宛書簡(№三一)、四十頁。すぐ下の「学問両道兼候」の引用も同じ。

(23) 同右、安政六年四月一日、久坂玄瑞宛書簡(№三六)、四八頁。

(24) 同右、安政六年三月二五日、久坂玄瑞、中谷正亮、半井春軒宛書簡(№三五)、四五頁。

(25) 同右、安政六年八月二三日、久坂玄瑞宛書簡(№五三)、七十頁。

(26) 同右、第二巻、『東行自筆遺稿』、「答某論遊学書」、二一五〜二一六頁。

(27) 同右、第一巻安政三年八月下旬以降、父小忠太より晋作宛書簡(№四)、九―十一頁。

(28) 筆者はこの話を梅溪の前掲書(二四六頁)で初めて知った。原本は山口県立文書館毛利家文庫が所蔵する。

(29) 『高杉晋作資料』第二巻、安政六年五月二四日、某宛書簡(№四一)、五六頁。

(30) 注(29)に同じ。

(31) 同右、安政六年四月頃、吉田松陰より晋作宛書簡(№三八)、五一頁。松陰はこの抄録をいったん久坂に託した(『高杉晋作資料』第三巻所収、吉田松陰「李氏焚書抄」書付け、一二五頁)。又松陰は七月中旬に晋作に宛てた書簡中にも「僕去冬已来死ノ一字大ニ発明アリ、李氏焚書ノ功多シ」と書き送り、さらに「王陽明伝習録其外真味アリ」(№五〇、六六―六七頁)と述べており、松陰は相当熱心に晋作へ王学書の実読を勧めた。

(32) 同右、第二巻、二九七頁。なお『東行自筆遺稿』には「伝習録の後に書す」と題されている。

(33) 同右、『試撃行日譜』、十四頁。
(34) 同右、『文久二・三年詩歌稿』、三七九頁。
(35) 同右、「雑纂」、四六〇頁。出典は熊沢一衛『青山余影－田中光顕伯小伝』（青山書院、大正十三年）であり、原文は「評曰、忠孝不両全、王守仁之確言、嗚呼悲哉」となっている。筆者は王陽明（守仁）が直接にそのように発言したものがあるのかと思い、『王文成公全書』を精査したがどうしても見出し得なかった。陽明が忠孝両全を実践せんとして果たさず、日夜苦悩していたことは本文に掲げた各詩に明らかであろう。晋作は年譜や詩を通して王氏の心境を察したと思われなくもないのであるが、筆者には一つ気がかりなことがある。それは既に触れた「答某論遊学書」に昌平黌同窓の井口用汲（伊予大洲藩）が「忠孝不両全、是王陽俗見也云々」と加評している点である。これは『漢書』列伝四六に本伝のある王尊にまつわる故事をいうものであり、『蒙求』四八二条にも「王尊叱馭」として見え、よく知られた忠臣孝子の話である。王尊が益州刺史となって任地に赴く際に九折坂を通った。ここはかつて王陽なる同職者が「父母のかたみたる身体を奉じて、この危険きわまりない坂を何度も上ることはできぬ」と嘆じた場所であった。しかし、王尊は忠臣として任地に急ぐことを優先し、馭者を叱咤して駆け抜けたという内容である。井口は「王陽は孝子たり、王尊は忠臣たり」とあるのを引き合いに出したのであるが、これを読んだ晋作はその典故を知らず、井口の「王陽」を「王陽明」のことと誤って解釈してしまったのではないだろうか。傍線部の表現の酷似はその点の事情をよく物語っているように思われる。勿論、王陽明も王陽、王尊も忠孝不両全であったことには何等変わりなく、晋作の発言自体には問題はないのであるが、少々疑念を抱いた箇所につき、折角の機会であるからここに言及したまでである。
(36) 『高杉晋作資料』第二巻、二九一頁。
(37) 同右、三七一頁。
(38) 同右、三九九頁。
(39) 『吉田松陰全集』第三巻（平成十三年、マツノ書店）、二四－三〇頁。
(40) 同右、第四巻、一一二－一一三頁。
(41) 『高杉晋作資料』第二巻、『東行自筆遺稿』、二〇四－二〇五頁。
(42) 同右、『試撃行日譜』小序、十四頁。

(43) 同右、『初番手行日誌』、七三頁。
(44) 同右、『遊清五録』、「外情探索録」巻二、一二八頁。
(45) 同右、『自筆草稿』、二九九頁。
(46) 注(44)に同じ。
(47) 『高杉晋作資料』第二巻、『文久二・三年詩歌稿』、三七二頁。
(48) 同右、『投獄文記』五月六日の条、一六六頁。
(49) 同右、『捫蝨処草稿』、四一六頁。
(50) 同右、四二四頁。
(51) 『吉田松陰全集』第三巻所収。五〇〇―五一三頁に、以下本稿に引用する諸句がある。
(52) 同右、第七巻、「西征残遺」、二〇五頁。
(53) 同右、第六巻、一九九頁。
(54) 『王陽明全集』(明徳出版、平成三年、修訂版)第六巻、四二三―四二五頁。
(55) 同右、二七五頁。
(56) 同右、第一巻、三四八頁。なお銭徳洪の旧序は七一頁。
(57) 同右、第六巻、四七四―四七五頁。
(58) 『高杉晋作資料』第一巻、万延元年閏三月十五日、父小忠太宛書簡(№七〇)、九五頁。
(59) 同右、万延元年十一月十九日、久坂玄瑞宛書簡(№七八)、一〇〇頁。
(60) 同右、文久二年九月二九日、桂小五郎宛書簡(№一一三)、一三二頁。
(61) 同右、第二巻、『幽室記』、元治元年六月十四日の条。以下の引用も同じ。
(62) 同右、『初番手行日誌』、十月朔の条。七二頁。
(63) 同右、九月二八日の条。六九―七〇頁。
(64) 同右、『暬御日誌』、四一頁。
(65) 同右、五七―五八頁。

(66) 同右、『文久二・三年詩歌稿』、三七七頁。
(67) 同右、『遊清五録』、一二三頁。特に「王守仁之為人」に圏点のあることに留意したい。
(68) 同右、一三二頁。
(69) 『王陽明全集』第二巻、二三八―二三九頁。
(70) 『高杉晋作資料』第二巻、「遊清五録」メモ部分、一四二―一四四頁。
(71) 同右、第三巻、一〇六頁。又今日まで殆ど注目されずに来ているが、いま一つ晋作と王学の奇妙な因縁を伝える話がある。その話は横山健堂が『高杉晋作』において紹介している。「長州征伐の頃に、何処の国の浪人であつたか、二見一鷗斎といふ浪人が長州に来て、勤王軍に加はつて居た。此の人は、少年の頃に大塩平八郎の門に学んだ。此の人が高杉を評して、高杉の風采、大塩に髣髴として居る。高杉を見ると先師を思ひ出すやうだといつたといふことだ。私は亡父から聞いて居る」（一一六頁）とある。健堂の父幾太は松門であり、晋作とも幼馴染みであったから、虚言とは考えられない。尤も二見一鷗斎が志気を高める為に好意的な作話をした可能性は否定できない。その真偽は詳らかでないが、幕末に高杉を大塩の再来と思う人士があったというのは事実であろうし、それは風貌のみならず行動や精神をも含めた評価であったと見なければならないだろう。
(72) 『高杉晋作資料』第三巻、三浦梧楼の条、三七三―三七四頁。
(73) 同右、慶応元年十二月三日、田中光顕より両親宛書簡（№七八）、一六三頁。
(74) 同右、三四八頁。なお田中に高杉が揮豪して贈った王陽明の思想詩がここに取り上げられた「四十余年睡夢の中、而今醒眼始めて朦朧、知らず日は已に亭午を過ぐるを、起って高楼に向かって暁鐘を撞く」（「睡起偶成」其一）であり、本詩は陽明の到達した学問への自信、さらにこれを天下に広げようとする心意気を示すものとして古来人口に膾炙している。
(75) 『王陽明全集』第一巻、二二二頁。

第三編　医侠松本濤庵の研究

長府藩医松本濤庵に関する若干の考察

はじめに

幕藩期、士人一般には医を卑しむ風潮があった。これは医の懦弱的性質や長袖禿髪という外観の問題に止まらず、彼等が権門に接近した結果、度々生起した政治的混乱を警戒する感情とも深く結びついて形成されたものであった。すなわち医は歴史的に見ても権力闘争の渦中に巻き込まれ易い立場にあったといえるのである。

そのため医の側も為政への関与を極力自戒して保身の手段としたが、幕末、西洋新知識の吸収を要緊とする時代が来ると状況は一変、殊に洋学移入を推進した萩藩の如きは、医家にその先導的役割を担わせたことで彼等の立場が重みを増し、藩政中に独自な位置を確保するに至ったのであった。

さて長府藩の場合、宗藩ほど洋学受容に熱心ではなかったが、幕末、天下の人士と情報が輻湊した馬関の大半を領し、且つ一藩挙って肌で攘夷を体験した点において外的刺激は鮮烈且つ不断であった。それは長関医界に対しても少なからぬ影響を与え、軍陣医療の充実、洋法の進取、官民一体の施療体制の整備といった医政方面の議論を活発化させ、同時に医家の意識や行動にも変化を生じて、ここに松本濤庵、森玄道、興膳昌蔵、国香萬里、大塚柳斎、石田精一等、政治意識の旺盛な当地に一種独特なる俠医群の登場を見たのであった。

本論ではこの新タイプ医家の典型として長府藩医松本濤庵（一八一三―八二）を取り上げ、幕末から明治初期の長関医界の状況と絡ませて、これまで断片的にしか語られることのなかった濤庵の人物像(1)を明らかにしたいと思うのである。

一　「松本家文書」の中の戸籍二種による考察

今日、下関市立長府図書館には、明治中期に旧制豊浦中学校長を務めた松本廉平の蔵書が寄贈されており、「松本家文書」の名称下に一括収蔵されている。この廉平の義父が本稿において論じようとする松本濤庵に他ならない。廉平は後掲の戸籍からも分かるように、山口の髙村家から養子に入った人である。

松本家文書の大半は廉平が平素愛読した一般書であるが、濤庵関係の資料も①松本家戸籍及関係戸籍写、②松本涼心履歴書写（医師履歴明細書、内務少書記官木梨精一郎宛）、③第十六大区医学社舎長申付状写（明治十一年）、④医術開業之証書（明治十一年）、⑤投薬帳の五点を含んでいる。(2)このうち明治初期の戸籍二種と自筆履歴書は濤庵研究の根本資料である。本節ではまず戸籍から関連箇所を掲げ、これを中心に濤庵及び妻美津の出自について考察を行なう。なお明治八年戸籍には、後年、若干部分が加筆されてある。

〔資料①A．明治五年戸籍〕

士族　長門国豊浦郡豊浦　壹番屋敷居住	
戸主	松本通彦　当年二十四歳　実父蕃庶亡 津和野県石見国士族　井関見節蕃庶亡次男 （津和野に斜線。浜田と訂正あり）
父	松本通徳　当年六十歳 明治三庚午年十一月二十八日隠居
母	美津　当年四十八歳 山口管内長門国四郎原村隆光寺観了亡二女
伯母	峯　当年八十一歳 当県士族松本通温亡二女

〔資料①B．明治八年戸籍〕

山口県第十六大区第三小区三百八番屋敷居住　自宅 （貼紙して「〇千百五十八番屋敷居住自宅」とあり。）	
戸主	松本廉平　二十七年七ケ月 当県第十大区第一小区平民高村久右衛門二男 明治三年十一月二十八日家督 嘉永元年戊申十二月十八日出生
父	涼心　六十二年七ヶ月 島根県（上書、不鮮明）区士族井関功哉亡二男 明治三年十一月二十八日隠居 文化十年癸酉十月十七日出生
母	みつ　五十年九ヶ月 当県第十三大区第四小区平民山本観了亡二女 明治十二年九月廿日亡死ス 文政八年乙酉七月二十八日出生
妻	はつ 当県当大区当小区士族中川清左衛門長女 明治九年九月一日入籍 安政三年丙辰十二月二十日出生

（1）濤庵の出自——実父津和野藩医井関功哉

右によれば、松本濤庵は名を通徳といい、濤庵は医号、凉心は隠居名である。屋敷は横枕小路にあったが現存せず、いま長府図書館横の市営公園のある場所が該当する。壬申戸籍には廉平を井関功哉次男とするが、単純な記載ミスと見られ、後の八年戸籍に訂正される通り、これは濤庵の出自を示すもので、濤庵の実家が津和野の井関氏であった。(3)

濤庵の父井関功哉（良庵、蕃庶、見節、修竹）は津和野亀井家に仕える譜代医であった。古い所では文政十二年正月の「諸士出仕帳」にその名が確認できる。(4)

〔御居間　正月元日　医師〕

森　秀庵　小野寺元統　水谷玄道　井関良庵　松尾増庵　山本玄順　相川寿軒　西　寿庵　室　良悦

岩本清庵　野村春岱　平田玄益

〔大書院　正月元日　中小姓医師〕

渡辺玄徳　加藤本立　堀　省民　増野素元　土井寿白　宮田龍中　進藤玄岱　石川宗七

〔大書院　正月元日　徒士医師〕

天野有嘉　吉木陶伯

〔大書院　正月元日　勘定医師〕

伊藤甫仙　三宅玄好　星野秋斎　宇手幽仙　横山宗臨　青木宗益

新井宣哉『藩士姓名録』（明治初）にも功哉の名が馬廻禄にある。従って右の医師は馬廻医師が正しく、井関家は藩医中でも上格に位置していたのである。流儀は蘭方という。享保末には、森、山本、西の三医家を確認するのみで、他家はまだその名が見えぬから、井関家も蘭方への関心の高まりとともに新規採用された医官であったろう。功哉は幕末藩内の種痘普及に対して尽力し、さらに詩文の才能も高く評価されていた(5)。いわば津和野藩中にあっては一流の教養人、文化人として、それなりに認められた存在であったといえるようである。但しこの井関功哉を父ではなく兄とする説もあって、現時点ではいずれとも判断がつきかねるものである。その所説は『下関市医師会沿革史』（昭和四年、西尾弥三郎編）に次のように示されている。「松本洞《ママ》庵氏は山口県美祢郡長登村大庭吉右衛門氏の五男で（中略）初め長兄井関蕃庶、俗称、見節に養われて津和野の旧藩主亀井公に仕へて居たが天保十四年癸卯秋九月松本氏を継ぎて長府の旧主公毛利元周公に仕へたのである」（四頁）と、戸籍等からはうかがい得なかったことを教えてくれるのである。筆者は戸籍の側に信を置きたいと思いはするものの、大庭吉右衛門家からすでに長兄が津和野藩医の井関家に養子に入っていたという事実があるとするならば、少々考えを改めねばならない。しかも濤庵を大庭家の五男と明記するからには、しかるべき根拠が当時存在したと思われ、情報の信憑性は高かろう。そう考えると、後述する長登から二十キロほど離れた同じ美祢郡内の四郎ケ原村からの娶嫁も、何らかの地縁に関連するものであったと推論することもできるようである。松本濤庵の出自については、今後さらに資料収集、現地調査を重ねて、折をみて再論すべきかと思うが、ひとまず本稿では前掲の二種の戸籍によって、井関功哉を父としておく。

ところで津和野の蘭医学というのは、長崎で吉雄耕牛に学んだ室柳仙（?－一八三七）が帰藩して興隆の端緒が開かれ、文政後期に江戸から吉木陶伯（?－一八五三）を招聘して本格化する。嘉永二年には藩校養老館の医学科に漢蘭両科を併置、陶伯・蘭斎（一八一七－五九）父子を蘭医学世話役に任じ人材の育成に力を注いだ。一説に功哉は蘭斎門であったという(6)。しかし年齢的に無理があり、首肯し難い。むしろ功哉・濤庵父子はその父陶伯の影響下にあったと見るべきである。後述の濤庵自筆経歴書には湊長安に従学したとの記載を見るが、実はこの吉木陶伯が長安門であった。(7) その点に両者の関係を読み取るのは容易で、陶伯の助言が濤庵の遊学プランを左右したことはまず間違いないと思われる。

なお天保末に描かれた津和野城下図に井関家が確認できる。(8) それは町の東側、八王子社の参道に面し、現在の森村イ五一一―イ五一二の辺りと思われるが、勿論屋敷は現存しない。藩医は西の蠟座から光明寺にかけての居住が多かったが、この伝法寺界隈にも山本、天野など数軒があった。

(2) 妻美津の出自――美祢四郎ヶ原真宗隆光寺

妻美津は、本藩領吉田宰判に属する美祢郡麦小野村四郎ケ原新宿(現美祢市大嶺町西分)の真宗本願寺派、月星山隆光寺(現存)の九代住職山本観了の次女であった。四郎ケ原は享保四年に新設された赤間関街道の宿駅である。隆光寺は『防長風土注進案』によると、大内義隆の家臣山本七郎兵衛隆文(浄誓)が祖母河内に一宇を建立したのに始まり、元禄十一年に寺号の公称を認められたが、享保十六年、四郎ケ原新宿の整備に伴い再建されたという。(9)

濤庵にとって義父に当たる山本観了(一七八四―一八二六)は別名を善名とも称し、八代儀雲の子として文化八年に九代住職に就き、以後十六年間に渡って寺務に携わり、四十五歳で亡くなった。その妻は野上家(現美祢市西厚保町原)の出であり、寡婦として夫の死後二十五年を生き、嘉永四年に五十九歳で没した。

観了には四子(男二人、女二人)があった。長男は六歳で夭逝、次男が十一代を継ぐ観冥であり、長女は飯田新右エ門(在所不明)に嫁したが天保十一年に二十五歳で病没、そうして次女が松本濤庵に嫁いだ「みつえ」であった。美津は戸籍にもあったように、明治十二年九月二十日（涼照院学顔貞光大姉）、五十六歳で逝去している。[10]濤庵との婚姻年次や生活を物語る資料は残っていないが、美津の四つ違いの兄、十一代観冥（一八二一―六五）は、真宗の有志僧により文久三年七月に結成された金剛隊の津布田村出張（元治元年六月）に加わっているから、尊攘運動に積極的に関わった人物であったようである。[11]防長における本願寺派諸寺院は尊攘派として一致結束し、本山の西本願寺とともに長藩を支援した。月性、大洲鉄然、芥川義天、島地黙雷等がその代表的活動家として知られる。

二「松本涼心自筆履歴書」を中心とした考察

次にその経歴を知る上で最も信頼のおける濤庵自筆の「医師履歴明細書」を掲げる。なお傍線部分は棒線により消去された箇所であり、括弧部分は補入された文言である。

〔資料②・医師履歴明細書〕

山口県士族医師

（山口県）第十六大区三小区（長門国豊浦郡豊浦）第千百五十八番屋敷　豊浦居住

当時　洋法内外科医　松本涼心

一　一文政十二年己丑三月ヨリ天保二年辛卯四月迄東都湊長安ニ従ヒ天保十一年庚子二月ヨリ同十四年癸卯八月迄同所竹内玄同ニ従ヒ都合五年九ケ月間西洋法医学内外科修業。

二　一文久元年辛酉九月ヨリ明治三年庚午十二月迄豊浦藩侍医所勤明治五年五月ヨリ同六年五月迄本県赤間

関医学引立掛リ勤仕□□□□拝命同所医学所在勤中本年県下医学考試之令アルニ依リ同所ニ於テ赤間関支庁管内ノ医師考試事件ニ付、山口医院教官出校其議ニ従事スルヲ以テ自ラ考試ニ関ハラズ

三　一天保十年己亥八月ヨリ周防国宮市ニ於テ西洋法内外科医開業、天保十四年癸卯四月長門国豊浦郡豊浦ニ転移開業。

四　一明治壬六月赤間関医学所勤仕中考試ノ挙アルヲ以テ之ニ関セズ。故ニ及第証書ノ授与ナシ。

右之通相違無御座此段上申仕候也。

五　一明治十一年一月何日山口県開業医第何号ノ証書ヲ拝受ス。（＊日付＝十六日。証書番号＝四一号）

六　右之通相違無之候也。

ここには津和野時代、実父井関功哉や吉木陶伯から蘭学の手解きを受けた時期を省略するが、これは江戸での本格的な蘭医修業の準備期に相当し、いわば基礎学力の養成期間であった。その時代を加えるならばおよそ濤庵の一生は、（Ⅰ）準備期＝津和野での基礎教育時代、（Ⅱ）充実期＝江戸遊学－防府開業時代、（Ⅲ）発展期＝長府藩医としての活躍時代、（Ⅳ）退隠期、という四期に区分されよう。以下これに従い、Ⅱ期－Ⅳ期の濤庵について話を進める。

（1）江戸医学修業と防府開業

文政末－天保期にかけてはまだ蘭学塾も少なく、江戸に蘭馨堂（吉田長淑）、芝蘭堂（大槻玄沢）が、京坂では究理堂（小石玄瑞）、随鷗塾（海上随鷗）が開塾する程度であった。かかる状況下に津和野から遠く修学に赴く藩医の子弟は幾許もなかった。前掲江戸の両塾には津和野からの従学者は見当らず、小石門に四名（石川謙蔵、堀

杏庵、小野寺見竜、寺本三英）あるものの、これには入門年次の記載がなく、濤庵と同時期かは不明である。又随鷗塾の岩本玄林は文化七年の入塾であるから、濤庵と同時期の従学者は主要門人帳には確認できない状況にある。[12]

右の如く津和野からの蘭方修学者が極端に少ない中、井関家次男が都合五年九ケ月もの間、江戸で蘭医修業をした事実は、津和野藩蘭学史上において特筆すべきことである。しかもそれが所縁の人士による推奨の結果実現したにせよ、湊長安、竹内玄同という超一流の蘭医に就いた点に、濤庵の医学への情熱と見識が反映していたといえるだろう。

さて初遊学は文政十二年三月－天保二年四月までの二年間で、石町の湊長安（一七八六－一八三八）に学んだ。長安は石巻の人、江戸で吉田長淑の学僕となり、又大槻玄沢の下で蘭学・蘭方を修め江戸で開業した。文政五年、参府中のオランダ商館医からコレラの病理と治療法を学び、その影響で長崎の吉雄幸載門となり、さらに翌年来日したシーボルトに師事、最初期の優れた門人として知られる。文政八年、江戸で医業を再開、シーボルト直伝の内科医として大いに評判をとった。

修業を終えた濤庵は勇躍として父母の待つ津和野に戻り、実家の診療を助けたと見られるが、この点は推測の域を出ぬ。しかも次の遊学までのほぼ十年間の動静は不明である。

天保十年、濤庵は宮市（防府）に開業した。津和野から宮市へは山口、小郡を経て容易に出られたし、脇街道もよく整備されていた。防府は、山陽道、萩往還、佐波川水運、内海航路といった海陸の幹線が集中する交通の要衝で、しかも宮市には六百軒近い家々が軒を連ね繁華を誇っていた。つまり宮市は津和野に最も近い商都なのであり、町医として生計を立てるにはこれほど恰好の地はなかったのである。

しかし、この濤庵の宮市開業の全てが当人の発案・主導で展開したとは考え難く、むしろそこに有力な誘掖者なり庇護者なりの存在を想定する方が自然である。いったい防府は防長の蘭学勃興期における先進地であり、その牽引役を果たした杉山宗立（三田尻）と河野厚伯（宮市）が当時未だ健在であった点を見逃す訳にはいかない。しかも両老はシーボルト、湊長安に極めて近い位置にあったのである。(13) この点は大いに示唆に富むかと思う。いま両者と井関家の関係は定かではないが、防津の蘭医間にはネットワークが確立していたように思われ、安政期、森伯仙に従学後乞われて婿入りした鷗外の父静泰が防府人であったことなども一の証左となりはすまいか。なお濤庵が宮市に来たこの年、宗立は右田毛利の侍医に招聘され、嫡子良弼は萩の青木周弼の内塾生となって三田尻を離れる。勿論これらとの相関性を示すものは何もないが、宮市開業の背景にはかかる当地蘭医界の動向も注意深く探って見る必要があるだろう。

ただ宮市での開業はごく短期間で終った。濤庵はその半年後には再び蘭方を学びに東上する。防府に流入する情報量は膨大で、診療の合間に日進月歩の舶来医術の実態を耳にすることも多かったろうから、これに触発されて江戸再修業を決意したものと思われる。その際に竹内玄同（一八〇五－八〇）を選んだ所に濤庵の慧眼が窺える。玄同は加賀大聖寺の人、叔父の丸岡藩医竹内玄秀の養子となる。藤林普山に入門の後、長崎に下ってシーボルトに学び、伊東玄朴等と親交を結んだ。天保四年に家督継承、丸岡藩医となるが、まもなく江戸で開業、同十三年、幕府天文方出仕、蘭書和解御用手伝を命ぜられた。濤庵が学んだのはちょうどこの頃である。安政五年には洋方内科医として初の将軍侍医に抜擢され、法眼、法印と累進、文久二年には西洋医学所頭取を兼任する当代名医の最高峰であった。

（２）　豊浦転住と長府藩医松本家

玄同門下として最新医学の研鑽を積むこと三年半、遊学を終えて一旦は宮市に戻ったかも知れぬが、天保十四年四月には長府へ移って再び開業する。しかし、履歴書は八月まで修業中であったと記し、四月長府開業の記載とやや矛盾する。或は濤庵の記憶違いでもあろうか。

来府当時は当然井関姓を称していたはずで、その後、長府藩医の松本家を継ぎ初めて松本姓を名乗ったと思われるが、それが養子に迎えられたのか、絶家の名跡を継がせたのか、その点がいま一つ分明でない。松本家は古くから続く長府の譜代医であり、一時は百石で厚遇される名医家であった。歴代分限帳(14)にその当主と禄高の推移を見ておく。

元禄期　　松本快庵　三十人扶持
宝暦十三　（切米部、中扈従）松本快庵　越智玄雄　百石
文政期　　松本梅庵　三十石
天保十五　松本雄伯　越智通敏　本道　三十五石
安政期　　松本濤庵　三人扶持六石
明治三　　松本廉平　横枕　五十石

次に『藩中略譜』巻三の松本家系図を見ると、初代は堀尾帯刀に仕えた松本五左ェ門越智久為なる人物となっている。その子供が堀尾美作守に医として仕えた玄旦（清庵）で、松本家はこれより代々医を業とした。長府藩医となるのは三代玄洞（快庵）の時であった。以後、玄因（益庵）、玄雄（快庵・益庵）と続き、この後に初めて通字を偏諱とする通温（春軒、道隆、通聡）が出る。その嫡子玄貞は不祥事があって家を継がず、四女に萩領の

町医神在省菴を婿養子に迎えてこれを跡取とした。しかし省庵も罪を得て廃嫡に及び、止むなく嫡孫たる富槌（春軒、通恒）に家を継がせている。なお一旦松本家に婿養子に迎えられながら、縁組解消に及んだ神在省菴（じんざい・せいあん）については、『古谷道庵日乗』嘉永四年十月五日の条に、「午后、神在清菴来り、助左の妻を診、余が家を過ぎりて、話すこと之を久しうして去る」と見えるこの人物のことと思われる。『藩中略譜』には萩本藩領の町医とのみあったが、同日乗の同月十九日の条には「殿居に至りて神在清菴氏を訪ふも不在、乃ち去る」とあって、清菴が確かに本藩領前大津宰判に属する殿居（現下関市豊田町殿居）に住む地下医であったことが裏づけられる。ここに松本家を去ってからの動静をわずかに窺うことができる。以上が『藩中略譜』に記載する松本家の系脈で、肝心の濤庵の継承事情については本書成立後の話ゆえ、残念ながら何等言及がないままに終わっている。

この問題に関して注目されるのは、前掲の明治五年戸籍に、通温二女の峰が廉平の伯母として八十一歳で当時存命していたことが見える点である。『藩中略譜』によると春軒松本通温には四女があり、次女は諏訪源左エ門公道（中扈従、御鷹師）に嫁いだことが確認される。峰媼が松本家に同居していた事実は、この時すでに身寄りもなく、実家の松本家に戻って扶養されていたことを意味しようが、この人の続柄を廉平の伯母と記すからには、養父濤庵とは姉弟関係にあったと考えねばならぬ。そうなるには濤庵が通温の養子となっていなければ不可能なのである。

前述の如く通温の継嗣問題は、二度の廃嫡を経てかなり深刻化していたと断言できる。家名存続のために取りあえず孫の富槌を立てては見たものの、恐らく彼はいまだ幼若で成長までに医術練達者を一時の代勤、つまり中継養子に迎える必要があった。そこで白羽の矢が立ったのが、家系も学統も申し分ない井関濤庵ではなかったか。

そうして結局の所、富槌は何等かの事情により医業を断念したか、乃至は早逝したかで、長府藩医松本家は濤庵がそのまま正式継承するに至ったのではないかと推測されるのである。

ところで、天保十五年分限帳の松本雄伯（通敏）は当時三十一歳と年齢が示してあった。濤庵の長府転住が天保十四年であったこと、並びに文化十年生まれの濤庵が天保十五年には三十二歳であった点を考慮すれば、これはどうも同一人物と考えざるを得ないようである。つまり、名は異なっても年齢は濤庵と一致するのである。六代目の通温にも別に通聡と名乗った例があるから、替名と考えてよく、その辺に中継養子としての事情が微妙に反映していようか。或は長府転住そのものが既に松本家周辺から打診された上での行動であったやも知れぬが、いまこれを証するものはない。分限帳の天保末に藩医に挙げられたとする点は、履歴書に文久元年から侍医所勤務とあった記載と一見矛盾するようにも思われるが、後者の記載は多分藩主侍医への昇格を指すのであり、藩医としての召抱はやはり来府の天保十四年中のことであったと考えてよいだろう。以上に記した明治初期までの松本家系譜を簡略に整理しておく。

①久為―②玄旦（清菴）―③玄洞（快菴）―④玄因（益菴）―⑤文雄（二代快菴）―⑥通温（春軒、梅菴、道隆）―⑦通恒（富槌、二代春軒、早逝か廃業）―⑧通徳（通敏、濤菴、涼心、寒斎、雄伯）―⑨通彦（廉平）

（３）　濤庵招聘と長府藩医界

松本濤庵が長府藩医となった頃の藩医界の状況を概観しておきたい。天保十五年分限帳に記載された譜代医は馬廻（百―五十石）に十家、中扈従（四十―三十石）に五家が存在した。この下に手廻医師、さらには嘱託医もあったろうから、その数は三十人前後ではなかったかと思う。

（馬廻）

百　石	菅　文策	菅原通庸	本道	二五歳
	内藤仁庵	藤原貞恒	本道	三九歳
八十石	松岡道策	平　茂喬	外科本道	六二歳
五十石	秋吉玄的	藤原玄的《ママ》	本道	四七歳
	長松養叔	藤原定信	針医本道	六三歳
	松岡文安	平　茂則	本道	三十歳
	蔵田松庵	菅原大貞	側医	四九歳
	宮原洋庵	源　直	側医本道	五五歳
	香取文圭	藤原尚齢	側医本道	五三歳
	坂井玄庵	藤原忠幸	本道	四十歳

（中扈従）

四十石	許田茂的	源　常峰	金瘡医	四二歳
三五石	本庄了仲	藤原由紹	針医本道	三四歳
	松本雄伯	越智通敏	本道	三一歳
三十石	宮原文晁	源　直正	外科本道	二九歳
	福原伯良	平　累徳	本道	三四歳

長府譜代医の医学修業先は殆どが著名な京医門であった。諸藩の譜代医には相応の格式があり、当代評判の名

医の下なら何処へでも修学するという雰囲気はなく、ほぼ各家累代の遊学ルートが固定化し、そこを拠点に人脈が築かれ、学閥が形成されていたのである。

化政期頃からの長府藩の場合を見ると、小石玄瑞（蘭医）＝香取純庵、荻野元凱（宮廷医、西洋刺絡）＝松岡文良（享和三年）、山脇東洋（古方派）＝同上（文化五年）、水原三折（蘭医、産科）＝内藤仁庵（天保十年）の入門が確認されるものの、これらはごく限られた人数であった[15]。これに対して最も多数を確認するのは、賀川流産科の創始者として名高い賀川玄悦の長子有斎への入門者であり、『賀川門籍』には、菅玄長（天明八年）、内藤玄作（寛政七年）、松岡玄良（享和三年）、小田春亨（文化四年）、小田春節（天保十四年）、菅文策（弘化元年）、松岡文安（弘化三年）、菅文達（安政四年）の八人の名がある[16]。封建制下の藩医にとって主家存続への貢献こそが最大の奉公に他ならなかったことを実感する。

当時の藩医中には漢蘭兼修者も少なくなかったが、それでも彼等の大半はあくまで漢方を重視する保守的思考の持主であった。しかし、そのいっぽうで開明派医員の登場を見た時代でもあった。それは京医に学ばず、江戸の吉田長淑の蘭馨堂に学んだ長府藩医たちであった。登門録には松岡道遠（一七八三－一八五一）、香取文圭（一七九二－一八五七）、宮原立斎（一七九〇－？）の三人がほぼ同時に署名しており、或は藩命による派遣かも知れぬが、いずれにせよ、この三人は同門同志という強い精神的紐帯で終生堅固に結合していたと考えねばならない。後に三者は天保－安政期にかけて、長府藩医界の指導的役割を担う。無論、家格が揃って上級藩医（馬廻）に属した点も無視できぬが、それ以上に年齢的にも針医の長松養叔を除けば、松岡、宮原、香取の順に最年長であったことも関係していよう。濤庵来府の天保末においては、この三者が実質上、長府藩の医学・医療の方向性を決定する藩医界の重鎮としてにらみを利かせていたのである。その彼等が主導した革新的な試みの一つに、天保医会の発足があげられよう。[17] これは長府藩医と町医によって組織された一種の同業者組合であった。官民の枠を超えて意見交換の場が設けられ、協同して地元医界の発展に貢献しようとしたことは、近代的医学社の誕生が明治七、八年以降のことであった点に比すれば、全国的に見ても希有なことで、当時としては画期的な試みではなかったかと思われる。

このように長府藩譜代医中には、伝統的な古方派、後世方派を信奉しつつ、箔付程度に蘭方を雑えた京医派と、舶来医学に深い関心を寄せ、積極的な受容姿勢を見せた江戸蘭医派が併存しており、天保末には吉田長淑門の松岡道遠、香取文圭、宮原立斎が藩医界の最高実力者として君臨していたことを指摘できるのである。上記の事実はごく重要で、実の所、濤庵招聘の背景にこの江戸蘭医派の関与が濃厚に感じられる節がある。その最大の理由は、濤庵の最初の師湊長安が彼等と同じ吉田長淑門であったという点である。しかも松岡等三者の署名直後に長安の名は見えている。これは明らかに同時期入門者として教場に机を並べ、ともに研鑽を積んだ学友であったことを意味しており、同期生として懇意な交際が大いに予感されるものである。つまり、松岡、香取、宮原は、濤庵にとって恩師の相弟子という極めて無視できぬ間柄にあったのであり、三者の側でもこの点を十分に意識したものと思われるのである。

さらに道遠とは別の奇縁も指摘できる。それは『山脇東洋門人帳』に寛延四年五月十九日に入門した石州津和野亀井信濃守家中、吉木玄達文通の条に、紹介者を長富独嘯庵と記す点である。この人物は濤庵の津和野における蘭学の師吉木陶伯の先代と思われるが、独嘯庵の父勝原翠翁の実家がこの松岡家である。又初代道遠（思斎）の実母は独嘯庵のすぐ下の妹サツであるから、天保期の道遠（亀峰）には大叔父に当たる。二代松岡道遠と濤庵の間には、この方面からも懇意になり得る話柄が備わっていたのである。

以上の点に即して考えると、濤庵の長府藩医招聘の背景には、江戸蘭医派の勢力伸長という政治的意図のあったことも否定できないようである。のちの文久期の側医への昇格についても、彼等の支援を無視することは到底できないだろう。

(4)　文久・元治期における濤庵

さて長府藩医となった濤庵の事蹟に目を移すと、そこには医学方面よりもむしろ政治的活動に熱心であった彼の姿を見ることができる。長府毛利家の公式記録を編年体で綴った『毛利家乗』[18]には濤庵関係の記事三条を確認する。

文久三年、五月二十四日の条に初めてその名は登場する。

① 廿四日、家臣磯谷謙蔵、松本濤庵等ヲ小倉藩ニ遣リ、攘夷ノ実ヲ質ス。

本条は攘夷行動に非協力的であった小倉藩へ問罪使を派遣する件りである。長府側からは上記両名の他に生駒時三郎が同行したが、その中心的役割は宗藩の過激派たる太田市之進、野村和作等が担った。これに対して小倉藩からは、河野四郎、高橋唯之丞、大池金右衛門等が応接に当っている。

次いでその名を見るのが同年八月八日の条である。

② 八日、太宰府社僧上坐坊、馬関ニ来ル。
馬関ニ来リ堂崎渡口ノ守卒ニ依テ有司ニ接スルヲ求ム。江本牧太、松本濤庵之ニ会ス。曰ク拙僧弊邑老臣立花山城嗣君ヲ相ケテ京師関東ニ周旋シ再ビ公武ノ間ヲ調和セント欲ス。拙僧之ヲ察スルニ藩士待井次郎兵衛等ト朝臣ニ説クニ攘夷ノ不利ヲ以テシ朝臣悦バズンバ将サニ幕府ニ説キ朝臣ヲ利誘シ唱義ノ藩

ヲ離間セント欲スル也。拙僧世外ノ身ヲ以テ素ヨリ国家ノ事ニ関セズト雖モ竊カニ皇州ノ為メニ悲歎ニ堪ヘズ。為ニ国ヲ脱シ来ル也。拙僧幸ニ二条家ニ因ミアリ。将サニ直チニ京ニ詣リ彼家ニ依テ之ヲ説キ嗣君ヲシテ不義ニ近ツカシメザラント欲スト。濤庵之ヲ義トシ以テ我老臣ニ告ゲ紹介シ之ヲ宗家ノ軍長国司信濃（出テ馬関ニ在リ）ニ説カシム。後チ金ヲ宗家ニ借テ京師ニ出ルト云。

江本牧太は五十石の馬廻士で四十四歳、濤庵はすでに五十一歳である。ごく常識的に考えて一藩医が問罪使となったり、来藩者への応接に当るということは不自然であり、異例の待遇と思われる。この点に濤庵の人物評価を知るのである。

そうしてさらにこれを証明するのが、元治元年八月十八日、友好諸藩に向けて長藩率兵上京の事情を説明するため、津和野藩へ使者として派遣されたという事実である。

③ 是日使ヲ発シ書ヲ贈テ近隣或ハ親昵諸藩ニ内外ノ事ヲ報ス。諸藩或ハ之ヲ拒ム。
予州大洲侯（加藤氏）、播州龍野侯（脇坂氏）、石州津和野侯（亀井氏）、肥前侯（鍋島氏）、豊後岡侯（中川氏）、豊前中津侯（奥平氏）等ナリ。藩臣村岡弾作ヲ大洲ニ、松本濤菴ヲ津和野ニ遣ル。

使節を確実に受け入れたのは大洲藩と津和野藩であり、ここに再び濤庵の名が出る。大洲と津和野は長府毛利と同じ柳間詰で津和野の席次は長府の隣とされていた。又現藩主の夫人は伊予大洲の加藤家より迎えており、姻戚関係にあった。津和野への使者に濤庵が起用された理由は、実家が津和野藩医の井関家であった点も関係していようが、それ以上に濤庵の優れた政治的手腕が期待されての派遣と考えるべきである。

その他では、明治十二、三年頃に長府毛利家史編纂所員の某撰と伝える『元治甲子前田壇浦始め各々台場手配の事』なる小冊[19]にも、わずかながら濤庵の描写がある。第三節「馬関出張の長府勢進発の事。附森玄道臆病腰抜の事」には、長府藩から前田村派遣の諸士の雄姿が細密に描かれるが、大将桂縫殿周辰に続く手廻衆の面々を次のように紹介している。

> 同じく飯田松塢は鎖帷子を着、三ツ巴の紋付たる樺色呉絽服の陣羽織を着し、同じく松本藤菴は之れも鎖帷子を着け、次に医師小林松軒橘清行は鎖帷子に三ツ橘の紋付たる樺色呉呂服の陣羽織を着け、同森玄道は是も鎖帷子に菴菱の紋付たる樺色呉呂服の陣羽織を着し……其勢総て三百余人、金鼓を鳴らし隊伍整斉と押し出す。

飯田竹塢は茶道頭、小林松軒は手廻格雇医師である。表題にもあるように森玄道（同上）は夷船の砲声に腰を抜かす醜態を曝すが、彼は奥小路で医を業とし、馬関滞在中の坂本龍馬と交際があった人物である。その功績からか、維新後は長崎医学校に招かれ、県より種痘掛医師に任ぜられている（明治四年、文書科事務簿・御用留）。非常時とはいえ、剃髪した医師が鎖帷子や陣羽織に身を固めて仰々しく出陣する姿は、どう見ても奇態である。しかし、尊攘派の濤庵や玄道にとってはこれぞ男子の本懐とでもいうべき晴姿なのであった。

いま一点、忘れてはならないものがある。それは明治末－大正初にかけて編纂された『旧臣列伝』（長府博物館蔵）の存在である。幕末維新期に活躍した長府藩士三十七名の小伝を収める本書の第三十六に松本洞庵が立伝されている。やや後世の資料であり、これまで示したこととの重複も多く、また全ての記事に信をおくわけにもいかぬため、慎重な取り扱いをせざるを得ないが、世上唯一の濤庵伝であるから、煩を厭わず以下に全文を紹介しておく。

> 松本氏は世々藩医を業とす。初め養父松本春軒、病身にして、業を勤むること難きを以て隠居し、洞庵《ママ》を養子とし世業を継がしむ。洞庵は石州津和野藩の士なり。洞庵、人となり恬憺にして君子学者の風あり。博く

書史に渉り、慷慨気節あり。盛んに士風を鼓舞す。始めて蘭洋方の医術を弘め牛痘を得て長府の人士に接種の術を施す。当時治療甚だ隆んなり。文久二年、宗藩楫取素彦、宗藩主父子の密旨を奉じて、屢々長府に往来し、時田光介、大庭景明等の志士に応接し、藩論の振興に努むるに膺り、洞庵、時田光介、大庭景明等、同志の班に加はりて盛に正義論を唱へ、志気の鼓舞に努めたり。文久三年四月、磯谷謙蔵と共に小倉藩に使し、攘夷の設備に関し尋問するところあり。元治元年、長府重大の事件に関し、内命を蒙り、津和野藩に使し、其の藩論を尋究せり。後、専ら医業に従事し、国事に直接関係せざりしと雖も、儒医を以て隠然藩の士気を喚起することに努めたりしといふ。嗣子なし。養子廉平家を継ぐ。

濤庵は文久・元治の最も社会情勢が騒然とし、政治的にも混沌としていた時期に活躍の中心があった。慶応期、すなわち維新回天という大事業の完成期には、すでに国事を青年層に委ねて一線を退いている。その理由は年齢的なものに加えて藩主侍医という立場にも配慮したものと思われる。しかし、開明派、行動派知識人としての改革意識は衰えることを知らず、その後もなお儒医の立場から藩士の志気作興に尽力したのであった。このように松本濤庵は西洋医学の最新知識と儒学の伝統的教養を融和させ、一個の人格及び新時代に向けての指導理念を形成していた点にその真価があったと評することができるだろう。尊攘派としての活躍については、同書、第十四、大庭伝七の条にも、右とほぼ同内容が、「長府の藩論頗る動揺するに当り、金子蔀、松本洞庵《ママ》等の同志と、つねに会合して正義論振興を講ず」と記されている。また畠中茂朗氏「旧長府藩家老三吉邸に関する桂弥一の覚書」(『山口県地方史研究』第九十号、七六頁)に紹介された史料中に、長府藩尊攘派同志の主要人物十一士のひとりとして松本濤庵の名も挙げられており、これらを総合すると、藩内における濤庵の改革派としての政治的位置が一段と鮮明になるかと思う。

（5）晩年――赤間関医学校長と死

維新成って長関の騒擾もひとまず鎮静化すると、もはや濤庵が政治の表舞台へ復帰することはなかった。明治三年十一月、家督を廉平に譲って隠居、それ以後、寒斎、涼心を名乗った。この一対の隠居名には向後世事から遠ざかり、涼爽寒素に退隠生活を送らんとの願いが込められている。剛直果勁な壮年期の濤庵は雄伯とも号した。これは『後漢書』礼儀志の「雄伯食魅、騰簡食不祥」に因み、中国古代の駆魔逐疫の神名をそのまま用いたものであるが、両者の比較から濤庵がいかに静かな晩年を求めたかがよく分かる。

ところが一度退隠した濤庵をこの地は再び必要とした。地元医界は彼の洋医としての才腕と傑出した人物に注目、新時代の医学教育の牽引的役割を担わせようとしたのである。幕末、攘夷及び小倉戦争に際し、傷病者治療のため馬関に開設された奇兵隊病院は、争乱終結後も存続し、明治五年、赤間関医学校へと発展した。その初代校長（引立掛）として、この年還暦を迎えた松本涼心が起用されたのであった。長門尊攘堂の創設者として知られる桂彌一翁が、濤庵から衛生新論の講義を受けたというのも丁度この頃のことであろう[20]。ただし老齢の故か出仕期間は至って短く、翌年までの一年間、医学教授と学校経営に全力を傾注した上で、その後を適塾出身の石井信一に託したのであった[21]。

そうして次にその名が確認されるのは、明治十年のことである。晩年の涼心は長府の儒員で乃木希典の恩師として知られる結城香崖等、旧長府藩の文人と清遊を楽しんだ。『香崖詩鈔』巻下（明治十四年刻）に、「丁丑の夏、従五位毛利元敏公、客居して無聊なれば、題を設け韻を分かち、島子敬、田益甫、国純甫、松涼心《ママ》等数人に命じて之を賦せしめ、而して璧も亦た与る」とあり、当時の旧藩主のサロンに涼心が出入りしていたことが判る。同席者の島子敬は三島仁三郎（中扈従、三五石）、田益甫は山田安太郎、国純甫は国島俊蔵で、田・国の両者は旧長府藩儒、璧とあるのが結城香崖本人である。濤庵は国島俊蔵とはとりわけ懇意であった。
濤庵が長府藩中でも第一級の教養人の部類に属していたことは、前述の如く庇護者が松岡道遠、香取文圭という歴代屈指の文化人医師であったことからも窺えるが、又養嗣子廉平の妻を中川清左衛門家から迎えた点にも表れている。中川家（馬廻、百七十石）は雅客韻士を輩出した家柄である。ことに好古（鯉淵）、好一（蕉窓）父子の江戸、京坂での文人学者（古賀精里、細井平洲、中井竹山、頼山陽、菅茶山、篠崎小竹、後藤松陰等）との交遊はよく知られ、その上両人ともに良吏の誉れ高く大人の風があった。はつの父は二代清左衛門である。その中川家が長女の嫁ぎ先に相応と認めたのが松本家だったのである。この点に濤庵の文雅者としての高い評価がいっそう明確に読み取れよう。[22]
翌明治十一年、濤庵はようやく開業医証を受け、併せて旧豊浦郡医師会の前身である第十六大区医学社舎長を拝命、郡内医師の総師となった。この一事からも濤庵の政治的力量が最後まで衰えを見せなかったことを知るのである。
このように地元医界の発展に尽力しつつ晩年を過ごしたのであったが、四年後の明治十五年一月十七日、希代の医俠松本濤庵は波乱の生涯を閉じた。愛妻に遅れること三年、享年七十であった。墓所は功山寺裏の市営墓地内にある。[23]

おわりに

以上、長府藩医松本濤庵の生涯を駆け足でたどってみた。幕末の長関医界はシーボルト来朝後、俄に学者の来往が頻繁となる。当地開業の門人は山口行斎、岡研介、坪井信道であり、天保期に入ってもその先進的風気を慕い志学者が集まり、下関は学術、思想、文学の各方面に活況を呈した。このように当地に有縁の鴻儒名医は存外多いのに、いま殆ど興味を魅かず研究も現れていない。長関の郷土先賢についても同様である。人物に関する基礎的な考証研究がもう少し大切にされてもよいかと思うのだが、とまれ本稿が契機となって濤庵の再評価が行なわれることを期待する。

なお広瀬旭荘『日間瑣事備忘録』（嘉永四年）には、長府に娶った旭荘の藩儒招聘に暗躍する松本濤庵が活写される。本件は長府藩学史上特筆すべき内容を有するが、相当の紙数を要するため本論では触れる余裕がなかった。その顚末については後日稿を改めて詳しく論ずることとしたい。

（1）松本濤庵の名は赤間関医学校初代校長として記憶される程度で、『防長維新関係者要覧』以下、人名辞書類一切が不載。この事実が端的に濤庵の知名度の低さを示す。しかも説明に誤りが多く、『下関市史』、田中助一ともに「洞庵」と記す。この点については、江戸期のものにも音に頼って「洞」字を用いるものが多数あるから止むを得ぬことかも知れぬが、正しくは「濤」である。ひどいのは『下関市史』で「江戸においても西洋医学の権威者として盛名があった人で、西洋医学所すなわち種痘館設立者の一人である」と、松本良順と同一視する噴飯物の過誤を犯している。又田中は「シーボルトが『私の有能な友人』といったほど信頼をよせた人物です」（『山口県医師会創立百周年記念誌』、昭和六三年、七九頁）と湊長安と混同する。そんな中に注目すべきは島田昇平が興膳昌蔵の仇討の顚末を述べた「日本最後の長府宮の前の仇討」（『長州物語』所収、昭和三五年）で触れる濤庵像である。まず昌蔵の父巽三郎は安政二年に「当時典医の中で幅をきかせた逢坂の松本濤庵の推薦によって仕官することとな」（六五頁）ったと言う。次に昌蔵の竹島開拓説に濤庵が大いに賛成したと述べ、以下のごとき人物評を加える。「この人は医者ではあるが、政治狂で医者よりは有志として藩の内外に知己を有しその後攘夷戦に対し、小倉藩の袖手傍観的態度が憤慨に耐えないというので前後二回の小倉問罪使節として手厳しく小倉藩の腑甲斐無さを噛って詰め寄った政治意識の旺盛な男で、然も一方医術にかけてはズバぬけて新知識の人であった」と。その一例として明治初期に毛利伊織の癌腫による疼通を神戸から持ち帰ったモルヒネで緩和したとの挿話を添える（六八頁）。いま一つは昌蔵暗殺の原因となる福原清介との英艦接近の一件で、これも「松本濤庵の入れ知恵で、五平太（石炭）を軍艦に売込まんとする計画であった」（七〇頁）と述べている。この石炭密売の一件は、『吉田松陰全集』（マツノ版第十二巻、関係人物略伝の興膳昌蔵の条、四〇二頁）にも、さらには『近世防長人名辞典』の同人の条にも明記されており、よほど根拠のしっかりしたものなのであろうが、筆者はまだその史料の把握に至っていない。

（2）投薬帳は反古を集めて整理したもので年次不明。都合五十人の患者に及ぶ。和紙に藍墨（版心に長屋蔵版とあり）で印刷され、住所、職業、姓名、病名、年齢、備考の各欄があり、その後に二十四回分の投薬や処置が記載できる。濤庵ほどの人物であるからさぞや地方名士の信頼も厚かろうと期待して一覧したが、患者は一人の商人、二、三の未載を除いては農家ばかりで実に意外であった。旧藩医の廃藩後の状況を窺うには興味深い資料である。

（3）詳細については後述するが、濤庵の出自には異説がある。それは『下関市医師会史』（昭和五三年、二六頁）に見えるもので、濤庵はもと長登村大庭吉衛門五男であったという。しかも美祢郡美東町長登には今も大庭家（現当主繁夫氏）が続く。大庭家の伝存文書によると「乗泉寺ノ古跡ハ西吹屋ノ上ドンド場ト云ヘリ。其時大野主馬之助ノ三男、大阪《ママ》落城ノ際、乗泉寺ニテ隠レ人トナリ、其後大庭稔丸ト替名シ、大月六ヱ門ノ二女ト夫婦トナリ、大庭家ソヲゾクシテ山年寄役ヲ勤メ、吉ヱ門迄デ代々山年寄役ヲ相ツトメ候」と見え、なるほど大庭吉右衛門が実在するのである。なお該書の記述が先行する『下関市医師会沿革史』（昭和四年）の所説に依拠することは言うを俟たない。

（4）瀬藤勇市『鹿足郡誌』（山陰朝日新聞、昭和八年）、二〇四頁。

（5）三医家については「享保十八年諸士知行附」（野津左馬之助『鹿足郡誌』所収、同郡町村長会、昭和十年、臨川書店、同四八年、復刻、一八〇―一八一頁）。又種痘医の記載は米田正治『島根県医家列伝』（山陰文化シリーズ41、今井書店、昭和四七年）三〇頁、『藩校養老館』（津和野ものがたり8、津和野歴史シリーズ刊行会、平成六年）六一頁、児島保『島根県名医略伝』（私家版、平成十年）一〇九―一一〇頁。さらに文人としての扱いについては、新井宣哉『津和野藩文武教育史』（昭和三年）二六頁に見えるものである。

（6）新井、同書、一七―一八頁。なお室柳仙、吉木陶伯の没年については実地調査を経た矢富巌夫『津和野の墓碑』（津和野高校編、昭和四六年）に拠った。五三頁。
（7）同右、一一頁。
（8）野津、前掲書、附図第三、「天保十一庚子年御改津和野御城下画図面写」。
（9）『防長風土注進案』十六、吉田宰判。
（10）現住職山本含嶺氏の御教示による。又濤庵没年も同じ。
（11）『美祢市史』（昭和五十年）、六九五頁。
（12）吉田、大槻、海上は武内博編『日本洋学人名事典』（柏書房、平成六年）に併録。小石は京都府医師会編『京都の医学史』資料編（思文閣出版、昭和五五年）収載。
（13）田中助一『防長医学史』（聚海書林、昭和五九年、復刻）二二四－二五一頁。又同氏がシーボルト門人河野コサキを河野厚伯に比定していたことは『佐波の里』五号（防府史談会誌、昭和五二年、五二頁）収載の河野済卿の石碑調査に関する杉村春尾氏の一文から知られる。
（14）藤村直編『長府藩分限帳』（史料叢書二九、下関文書館、昭和六二年）。
（15）荻野、山脇、水原門人帳は前掲書、資料編所収。
（16）賀川門籍、同右。
（17）雑賀魯逸『豊浦郡医師会史』（豊浦郡医師会、昭和十年）緒言中に「長府藩ニ於ケル藩医町医ニヨリ組織セラレタル天保医会ナル医師ノ会合ハ長府在住医師ニヨリ明治大正ヲ通シ維持持続シ天保医会ノ名ヲ以テ毎月一回ノ集談会ヲ開催シ来レリ」と見えるから、確かに存在したものと思われるが、その詳細に関しては不明である。尚又町年寄の伊藤家にはかつて近世の「医者振舞帳」が残り、毎年正月十九日に長関の医者を招いて饗応する行事が催されていた（伊藤房次郎『関の町誌』下、五八頁。昭和十五年、郷土史研究会、昭和五九年、防長史料出版、復刻）。安永年間には既に開催の記録があったというから、天保医会の結成にこの伊藤家での親睦会がある一定の役割を果したことは否定できないだろう。
（18）『毛利家乗』（防長史料出版社、昭和五〇年、復刻）①巻三二、元周公六、②同七、③巻三七、同十一。
（19）『資料　幕末馬関戦争』（下関文書館編、三一書房、昭和四六年）所収、一五八頁。
（20）三浦耕作編『偉人桂彌一翁を語る』（桂翁記念第一輯、太陽閣、昭和十五年）四頁。

(21) 赤間関医学校については、『下関市医師会史』(二五—三一頁)の記述が最も詳しい。そこには「松岡省記によって端を発し、松本洞庵によりその緒につき、そして石井信一の手で完成された赤間関医学校」(二六頁)と三者の果たした役割が簡潔に位置づけられている。その他に梅本英夫「幻の赤間関医学校」(酒井シズ監修、日本医師会編、『医界風土記』中国・四国篇、平成六年、思文閣出版、一六四—一六六頁)がある。

(22) 『藩中略譜』によると、香取家初代も文圭と称し、もと厚狭毛利家臣引頭忠兵衛の男であった。本論に取り上げたのは尚齢、子亀、孤松などと称した二代文圭である。彼はもと豊田平左衛門(分限帳不記)の次男で、養父が初代松岡道遠であった。恐らく道遠門で修業中に才腕が認められ、香取家に養子に迎えるため一旦藩医中の名門松岡家の子としたのであろう。従って二代道遠と二代文圭は形の上では兄弟の関係にある。この文圭の人物については、藤村直「旧藩時代における長府文化センター」(『郷土』十六号、下関郷土会、昭和四五年)中に言及があり、医師として藩主の信任が厚く、しかも天下の文人・学者が来府の折には必ず足を運んだ双珠閣の主として、偉大な文化人であったと高評価を与えている。いっぽう松岡家には松嘯館があり、道遠も著名士との交遊が繁く、頼山陽、亀井南冥、広瀬淡窓等が滞泊した。これを要するに、香取文圭、松岡道遠の両名は、天保期前後の長府医界をリードするに止まらず、藩文化の中核に位置する人物であったことを知るのである。なお宮原立斎(本・外)も、文政三年の白土龍峰『今世医家人名録』(医家伝記資料上所収、青史社、昭和五五年、影印本)西部に、長府藩江戸上邸(麻布日ケ窪)詰藩医として、初代道遠、三和立仙、長松伝庵とともにその名が掲載されており、決して庸医ではなかったと思われる。

(23) 松本家の旦那寺は戸籍に長府中之町の浄土宗本覚寺と明記されるが、明治三三年の火災で過去帳の一切を焼失、現存帳は後に檀家への聞き取りで復元された。そこに松本家が一軒見えるが童子の記載しかなく別家である。住職の談では、焼失以前の内容を網羅するには至らず、遺漏も多かろうとのことであった。ただし廉平の夫婦墓が存在する。表には「松本廉平夫婦之墓」とあり、夫は「松光院花月廉心居士/皇紀二五五七年(明治三〇)一月九日」、妻は「花光院松月操心大姉/皇紀二五九八(昭和十三)九月十八日」と戒名が刻まれるから、妻君没後の建立である。では濤庵の方はというと、どうも功山寺裏の松本家の累代墓と思しきものに眠るようである。かく断ずるのは以下の四つの理由による。①彼処には藩医数家の墓所が一つ所に集中する。②建立水道前に松岡家、そこから右手に坂井、宮原、許田、菅の各家の墓所が並び、その最奥に「松本先祖累代之墓」がある。②建立は宝永八年(一七一一)三月十四日と古く、ちょうど長府初代の快庵と時代が重なり、家紋も越智一族の「折敷に縮み三」である。③墓前に二基の石灯籠が据えられ、刻字から紀元二五五七年(明治三〇)一月に献置されたものであることが判る。これは松本廉平の没年月と全く重なる。④すぐ左隣に姻戚たる中川清左衛門の家の墓石が整然と並ぶのも偶然とは思われない。以上の四点からこれを長府藩医松本家の墓所と断定した次第である。

（付記）　濤庵の写真は現存せぬようであるが、狩野芳崖による明治七年頃の肖像画（絹本着色）が残され、「生誕百五十年狩野芳崖展」（昭和五四年、山口県立美術館、一二八頁）及び「没後百年狩野芳崖展」（昭和六二年、下関市立美術館、七二頁）の両図録に掲載がある。後者では当時芳崖は生活苦に陥り松本家の長屋門に仮寓していたらしい（一五一頁）と解説される。又題詞は「松本寒斎老寿像賛辞」として長府覚苑寺住職で後に黄檗管長となった霖龍如沢が加えた。還暦頃の濤庵の面貌を見事に伝える逸品である。

松本濤庵の医事
――古谷道庵との交渉を中心として――

はじめに

筆者は今日まで長府藩医松本濤庵の研究を継続してきた。初段階では出自・経歴を整理、家庭環境、修学状況、幕末の政治的動向等を検討して、医俠的性格の顕著であることを導き[1]、又先頃は広瀬旭荘の藩儒招聘運動に暗躍した事実を示し、幕末の長府藩教学史上においても実学尊重派の一人として、独自な位置を占めたことを確認したのであった[2]（本書、第四編参照）。

ただ濤庵に関する文献資料は極端に少なく、現在までの調査では、広瀬旭荘『日間瑣事備忘録』（嘉永四年[3]）を白眉とし、旭荘の愛弟子古谷柳村『古谷道庵日乗』[4]の有益性がこれに次ぐ。古谷日記では濤庵は専ら医家として描かれ、その医学知識や診療の様子は、濤庵が非凡な蘭医であったことを伝える。しかも安政五年の記事を除いては、明治五年前後に集中するのであるから、維新後の濤庵の動静を具体的に述べる資料として誠に貴重なものと言えるであろう。

本論はこの古谷日記に濤庵と道庵の交渉を精査し、濤庵の蘭医としての行動と意識を解明し、併せて両医の言動を通じて、当時の豊関医界の一斑を窺おうとするものである。

一　安政五年湯玉往診における初対面

古谷家は三代に亙って長府藩家老大毛利の家医をつとめ、道庵は天保七年六月末に邸医筆頭に昇格した。(5) 翌年八月、主命により長府藩医香取文圭（二代）に入門、公邸に寄宿して蘭医学の研鑽に励み、(6) 九年四月には若君珪二郎（豊後立石藩木下図書介第三子）の授読役を兼ねた。(7) 普段の道庵は宇賀で村民の施療に努め、要請があれば出府した。嘉永六年六月の主公夫人発病の際などは、松岡道遠、坂井玄庵、菅岱庵、本庄了仲の四藩医(8)と協力して一週間ほど治療に当っている。

長府城下には友人が多数あり、特に咸宜園の同窓、藩儒国島俊蔵、藩医香取純庵、興膳真平の三者とは維新後も深交を保った。その彼等と懇意であったのが松本濤庵である。四人は嘉永四年の旭荘の娶嫁や招聘策にも深く関与した。(9) ところが道庵は親迎の祝宴には参加するものの、終了後直ちに宇賀に戻った為、濤庵等の策謀に加担することはなく、(10) 従って両者の会遇も嘉永期には実現せずに終っていた。

その騒擾から七年後の安政五年、松本濤庵と古谷道庵は湯玉で初めて対面した。六月二一日、湯玉の村医、美和尚策が手紙で「孫左の妻病を為し府医を招く。願はくば今明の交に雷診せば則ち幸甚なり(11)」と伝えてきた。湯玉の孫左の妻が病気になったので長府藩医に往診を手配、今日、明日には来るだろうから道庵にも立ち会って欲しいとの依頼であった。その藩医というのが他ならぬ松本濤庵であった。

翌日の午後、轎で来着した濤庵は早速診察に取りかかった。その模様は道庵の関心を強く惹き、濤庵の蘭方医学による診療の実態が次のように克明に筆記されている。

午後、美尚の東に曰く、府より官医来り、孫左の妻を診る。請ふ、尊兄も亦与に之を診よ。是において浴して湯玉に至り美尚を訪へば、則ち既に孫左氏に至ると。即ち孫左氏に往けば親姻会せり。少らくして松本洞《ママ》庵轎に乗りて下る。診畢りて曰く、肝臓の裏面閉塞せんか。右方動気有るは其の徴ならんや。然れども膽肝汁未だ反射せざらん。若し反射せば則ち各部或は惣身黄色を発するなり。薬方はヘーゼールボットアス（海綿霜炭を以て製せるホッタースなり）。余は之を有せず。然れどもシキウータ剤、其の疾に亦好しと。乃ち丸散を作し之に施す。又須磨善なる者隔を患ふ。来りて診を乞ふ。洞庵曰く、是れ隔ならんや。別に穀物吐下病と名づくる有り。是れ隔に似て隔に非ず。往々治する者有りと。(12)

濤庵は孫左の妻を胆管閉塞の徴候がある肝疾患と診断したようである。所述の海綿には海綿灰（『和蘭用薬便覧』附録下）、海綿炭（『窊篤児薬性論』巻十）等の製法があり、霜炭は白灰を指し腺腫瘰癧の特効薬として内服された。ボットアスは蘭語で陶灰（『三方法典』巻六）、又は灰汁塩（『和蘭用薬便覧』附録下）を意味し、炭酸カリウムを主成分とする。薬性を十六字で表現した『和蘭薬性歌』上には「辛鹹峻烈。能く粘液を疏す。酸を制し尿を利す。腐を止め石を砕く」と見え、携帯用の『和蘭用薬便覧』は、〔能力〕制酸砕石、〔主症〕酸液結石と簡潔に記している。

しかし濤庵にはこの薬物の準備がなかったので、シキウータ剤を投与した。本剤は『遠西医方名物考』(13)巻二六に、「刺激衝動シ麻痺セシメ疼ヲ止メ睡ラシメ、血中ノ酷厲毒ヲ駆除ス。凝結ヲ溶解稀釈スル峻薬トス」、「内蔵諸腺ノ壅塞硬腫ニ峻効アリ。ヨク其凝血ヲ溶解シ壅塞ヲ疏散ス」等の効能を記すドクニンジンのことで、本邦の蘭医にも広く使用された。(14)前引の便覧はシキウダ末とエキスを掲出し、ともに〔能力〕麻神、〔主症〕疼痛、癌腫、百日咳と記述、又「和産未ダ詳ナラズ、舶来ヲ用ユ」（附録中）と説明している。この描写からすると、濤庵は本邦に産せず、代替品も存在しなかった蘭薬のシキウータを、他薬と調合せずに単味として孫左の妻に服用させたものと考えられる。

いま一人の須磨善に対する地元医の診断は膈の病であった。膈症は嚥下障害を伴う食道の麻痺、変広、狭窄並びに癌腫等を指すが、(15)濤庵はこれには同意せず、治癒の可能性もある消化器系疾患ではないかとの見解を示した。

濤庵の治療というと、旭荘の歯痛を冷剤を沁ませた綿を嚙ませて止めたこと、長府から馬関に向かう舟中で胸肋の疼きを按腹で快癒させた話が直ちに想起されるが、(16)ここにおいて初めて蘭医濤庵の診療実態に触れることができる。

このような高次な内科治療を行う背景には、多数の臨床経験と蘭医学への真摯な研鑽態度が存在しなければならない。天保末、藩中の名医家を継いだとはいえ、三五石の微禄は濤庵に耐乏生活を余儀なくした。それでも好学心を失わず、蘭方精究の努力は怠らなかった。その状況は藩儒山田蘭斎の「寒斎記」（長府図書館蔵、未刊自筆遺稿所収）と題する一篇に詳述されている。(17)そこには貧窮の中に蘭医学に専心する嘉永二年の濤庵の姿が描かれ、蘭斎自身も強い感銘を受けている。やや長文ゆえ三段に分けて紹介したい。なお筆者は以前寒斎を隠居後の斎号としたが訂正する。

積水松本氏は医を以て業と為す。今茲、嘉永己酉の夏、江都より帰り、懐に釈然とせざる者有るがごとく、其の居る所の室に名づけて寒斎と曰へり。余と友人と私かに議して曰く、積水の居、風屋を剝ぎて茨せず、雨壁を侵して塗せず、窓破れ席穿れ、門庭荒蕪なること実に寒斎ならんと。而るに積水曽て是を以て意と為さざれば、此れ其の之に名づくる所以ならんや。然りと雖も、曽て是を以て意と為さざるは、志操益々堅にして勁松の歳寒に傲なるがごとし。嗚呼、寒斎亦何ぞ煖室に等しからんや。(18)

濤庵が積水の号を用いていた点も初見である。積水の典拠は「積水淵を成して蛟龍生ず」（『荀子』勧学）と思われ、このように自らを雌伏する蛟龍になぞらえる点に濤庵の不敵豪胆な性格が窺えるようである。ところが嘉永二年、江戸勤番から戻った濤庵の表情は精彩を欠き、しかも自らの居室を寒斎と命名したという。その話を聞いた蘭斎等は、松本邸の荒廃ぶりから「寒」を貧寒、寒陋の意に結びつけ、実に見事な命名だと揶揄したのであった。ところが濤庵はこれに反論して由来を説明することもせず、ひたすら沈黙を貫いた。そこで当初こそ面白がっていた蘭斎も、ついに寒字に隠された真意を探る気になったと述べるのである。

この濤庵の苦悩の原因は、同年幕府が医官に発した蘭医学修得の禁令にあったと考えてまず間違いないだろう。但し外科と眼科は除外され、対象は蘭方内科に限られた(19)。濤庵の師湊長安と竹内玄同はともに斯学の権威であったから、彼も必然的に内科を専門とした。従ってこの禁制は濤庵にとってまさに死活問題であった。その対応の苦慮が日夜の煩悶となって表出していたのである。なおこの漢医の中傷による蘭方排斥令は、奇しくも湯玉往診の安政五年に廃止され、結局は事なきを得たのであるが、蘭方の深解に取り組み続ける濤庵にとっては大きな衝撃であった。蘭斎側は幕府が出したこの禁令をまだ知らなかったのであろう。ともあれ彼なりに一つの結論を導く努力を行った。

古より高名大功なる者は多く貧寒憂苦の中に出づ。而して腐技拙術なる者は必ず富貴飽暖の門に生ず。何となれば則ち、富貴なれば楽しみ、楽しめば逸し、逸すれば則ち惰す。貧寒なれば苦しみ、苦しめば則ち思ひ、思へば則ち勤む。故に寒は積功練術の薬剤なり。之を天地に観るも亦然り。風寒く水凍れば木落ちて草枯る。山河蕭寂として郊原荒涼たるは天地の寒なり。而して物卒に寒に終るべからず。之を受けて以て煖きが故に陽春和眴の気、既に之を此に醸せり。是を以て其の発生に及ぶなり。時期温和、風日暄暖、散じて紅霞と為り、浮きて翠嵐と為る。草に附けば芽を吐き、樹に触るれば花を生ず。粲然として春色宇宙の間に満つ。[20]

彼土には古来、寒苦磨錬の余に大成するという考えが伝統的にあった。それを蘭斎は日頃の濤庵の克苦精励ぶりに重ね合わせた。その上で天地自然の循環を例にとり、冬寒は春暖の本原であることを示して自論を補強し、寒斎に込められた将来の大志を看破したのであった。

今積水志を勵し、苦身して心を西洋の医書に潜む。而して他日其の蘊奥を発揮し、之を天下の病に施せば、則ち弱きは能く健に、死せるは復た蘇せん。しかのみならず、凡百の疾疢の痼滞癥結して、命を積水に委ぬる者は、日に重なり月に倍せん。其の功業の人に及ぶ者、猶ほ春陽の万物を発生せしむるがごとく、光輝曖然として其の室に満つること、夫れ然らん。他日、其の寒斎を視る者、得べからざらんや。偶々之を積水に告ぐる者有り。積水来りて記を余に徵す。余は欣然として需めに応じて之を書せり。[21]

本文には翌三年の結城香崖の刪評が朱筆で補入してある。「西洋の医書」はもと「傷寒・金匱・肘後等の書」であったが、香崖は「積水は蘭学を主張し、傷寒・金匱等の書巻は其の潜心する所に非ず」[22]と評してこれを改めさせた。実に的確な理解であるが、香崖も蘭医学の禁をまだ知らなかったのである。そうして後日、蘭斎による寒斎解釈を濤庵に告げるものがあった。濤庵はここにようやく理解者を得たことを喜び、その文章化を依頼した。蘭斎もこれを快諾、かくして完成したのがこの「寒斎記」なのであり、はからずも落胆の濤庵を激励する一文となったのであった。

結局、濤庵は最後まで蘭医学を放擲することなく、自らの信ずる道を歩んだのである。それだけの気概をもって研鑽を積んだ濤庵の蘭医術であったから、彼が湯玉で見せた診療の様子は、同業の道庵にも衆医に卓越する技量と実感されたに相違なく、しかも会話が進むにつれ、濤庵が旧師旭荘の長府招聘における黒幕と知れ、ここに両者はいよいよ意気投合することになった。

遂に酒飯を供し雑話す。夜に入り雨下り酔ひに乗じて去りて家に帰る。一夫送り来る。洞庵曰く、仙台侯、加州侯、鍋島侯、我が萩府侯等、皆国に就く。其の他の諸侯、皆紛々として説有り云々と。[23]

これ以後も両者の交誼は継続したと思われるが、時代は幕末の動乱期を迎え、濤庵側が政治的活動期に入ったこともあってか、古谷日記には維新後まで両医の接触に関する記事は見られないのである。

二　明治四年長府松本邸での再会

さて次の交流が記載されるのは、十年以上を経過した明治四年五月四日の条である。先にも述べたが、その間が全くの没交渉であったとは思われない。現に道庵は濤庵が旭荘師へ深い敬慕の念をいまだに抱いていることをそれ以前にどこかで聞いたのであり、その対応として以下の行為に及んだのである。

旭荘先生の額字を松本氏に贈らんとし、余太氏に託す。[24]

記事中にある余太氏とは、宇賀に住む同業者の余吾太仲のことである。太仲は医術にも優れ、又かなり政治力もあったらしく、廃藩前には長府藩医（中扈従、二十石）に挙げられている。その礼状は十三日に道庵の下に届いている。

河野涼心の柬あり。旭荘翁の書を贈るを謝するの故なり。涼心とは乃ち松本洞《ママ》庵なり。[25]

明治三年、婿養子廉平に家督を譲った濤庵が隠居名を涼心とした点については既に言及したが、[26]併せて河野姓を用いたことを本条で初めて知る。今後、松本積水、河野涼心がいずれも濤庵の異名であることに注意する必要がある。この改姓であるが、松本家が越智姓であることと関係し、多分、伊予の河野一族に出自する点に由来するのであろう。

七月二四日には久し振りに長府の旧主家を訪ね、今昔の感を抱く。大毛利邸には昔の賑わいもなく、又報牌も打鼓から発砲に変って情趣失せ、穢室で眠れぬ一夜を過ごした。翌日、旧城外を歩くと城門には常備兵屯所と大書され、洋服洋帽の兵卒が帯剣執銃して立哨し、門内では調練の声が響いていた。それを耳にしつつ道庵は濤庵の屋敷に向かう。

松本氏を訪ふ。乃ち河野涼心なり。川俊及び二門童在り。主翁出で見ゆ。話すこと之を久しうして、茶及び飯を供せらる。(27)

居合わせた川田俊三も宇賀の村医であり、その行動からすると濤庵の門下生であった可能性が高い。その後道庵は国島、香取、興膳の各邸を訪問した。興膳の家では真平の他、新婦と安太、鉄九郎、老母が歓待した。真平からは最新の情報を得た。すなわち、各藩知事が免職され、今や旧藩公の側には従士、厨卒各一があるのみと、その零落振りを聞かされたのである。しかも自分たち侍医も免職となったという。真平は新時代への不満を「嗚呼、何等の変革ぞや」と道庵にぶつけた。道庵も明治三年五月に陪従御免の連絡を受けており、真平の言葉には深く共感したであろう。維新後に拠り所を失った医員たちの困惑と失意が伝わる。

三　明治五年赤間関医学所での懇談

封建身分制が崩壊して藩も主家も消滅したが、いかなる体制下にあろうとも医師は必要とされ、社会的需要が尽きることはない。まして洋医は新時代の医学、医療の担い手として注目される存在であった。明治五年一月二二日、道庵は宇賀の村医頭取となった。対する濤庵は既に退隠の日々を過ごしていたが、同年五月、山口県より赤間関医学所引立掛を命ぜられ、医学教授と学校経営の最高責任者となって再び公職に復帰した。この動きを見ても両医に対する地域社会からの信頼度や期待感が十分に理解できるかと思う。

明治五年は山口県が全国初の医術試験（壬申考試）を実施した年でもある。それは新時代の開業医証を受けるに不可欠な公的試験であり、県内医家にとっては無視できぬ資格認定試験であった。道庵の所へは、六月十五日に例の川田俊三（穰平）が次の一報をもたらしている。

明后、豊に出づ。是れ河野凉心の束至るが故なり。聞く、鳥田圭三、能見某、馬関南部の専念寺内に出で、豊浦の管医を検試す。河野凉心、利家某、之に副たりと云ふ。(28)

豊は豊浦、すなわち長府の地であり、利家某は李家文厚、能美某は能美隆庵を指す。ともに旧萩藩医で廃藩後も県の医務を掌った。鳥田圭三は明治初期における本県の診療・医育・医政の各方面に亙って、牽引的役割を果たす医家である。(29)考試では濤庵が副査を担当すると川田は道庵に伝えた。そして二三日に再び来邸し、いよいよ考試日が迫ったことを確報として次のように告げた。

医員鳥田圭三、福田正二、及び河野凉心、南部の栄福寺に出で、旧豊浦医員を検試すと。(30)

ここに先日の第一報が訂正され、医監の中、李家、能美は関与せず、明治七年の華浦医学校（三田尻）開設に際して、校長・副校長となる鳥田圭三と福田正二に松本濤庵を加えた三名が、赤間関支庁管内の医師考試官として正式決定したことを報じた。又試験会場も専念寺ではなく、栄福寺（永福寺）で行われると付け加えた。記事はいずれも南部町としているが、厳密には永福寺は観音崎町に所在する。但し両寺はごく近距離に位置し、当時はともに寺域も数百坪と広く、殆ど類似の条件を備えた古刹であった。

しかるに道庵はこの医師考試を受験しなかったのである。[31] ただ医学所には出向き、何事かを濤庵と懇談している。それは八月二七日のことである。

遂に観音崎の栄福寺に入る。寺境広清、後庭林池太だ弘し。静馬及び書生五、六人を見る。遂に公厨に入りて松本翁に見え話すこと之を久しうす。翁曰く、会頭中村耕雲等、今朝山口より至ると。[32]

静馬は後に医学所の教官となる川田静馬である。古谷日記には、川田健明、道順、俊三（穣平）、静馬、潜蔵等が登場する。皆一族であろうか。[33] 中村耕雲は、明治三年六月の赤間関医学所創設時に会頭をつとめた人物である。[34] 道庵はこの懇談内容についても一切を記さぬゆえ、いかなる案件が話題となったかは判明しない。

しかも両者の会談はこの一回で終らず、道庵は四日後の九月一日も医学所を再訪し、じっくりと話し込んでいる。

早朝出でて医学所に至る。穣平、静馬及び石康等を見る。遂に松本翁、石井耕庵等に見え、話すこと之を久しうす。生理発蒙を購ひて出づ。[35]

湯玉、二見、滝部、宇賀、小串、黒井等のいわゆる北浦の郷村医の多くが、西洋医学を学びに当医学所に在籍していた。川田穣平・静馬、石川康庵等は皆その類で、道庵の旧知であった。

石井耕庵（節哉）は幕末維新期における在関町医師中の実力者で、濤庵や旭荘とも深交があった。節哉は明治二年十二月に市中医師頭取役を命ぜられ、後に第十五大区医務取締役と名称が変ってからも明治九年まで在任するから、[36] 明治五年に馬関医学所の管轄が山口県に移行しても、中村も石井も何等かの形で医学所には関わったものと思われ、引立掛（校長兼理事長）濤庵の下で会頭職（主任教授）に留任していたか、或は名誉職的な相談役のような立場で運営や医育に携わっていたのではなかろうか。節哉の子の信一（行蔵）も同じく馬関医学所に奉職し、当時濤庵の次席にあった。

赤間関医学校の組織や人事、医務等に関しては不明な点が多々ある。それでも右の記事は、当時医学所が永福寺内にあった事実を示し、又そこでは医籍が販売されていた点をも教えている。道庵が購入した蘭人リバック著『生理発蒙』（一八五五年刊）は、道庵の蘭語読解力から考えると慶応二年刊の島村鼎甫訳本（十四巻十八冊）であったろう。

四　明治六年北浦筋種痘をめぐって

道庵は濤庵や耕庵等、医学校幹部といったい何を熱心に懇談していたのだろうか。思えば明治四年の松本邸でも「話久之」とあったから、単なる雑談とは考えにくい。そこでは当然地元の医事に関する活発な意見交換が行われたはずで、濤庵は医学校や医師考試の件を、又道庵は旧豊浦郡医会や郷村医の身分、さらにはこれまで自分が実施してきた種痘の今後を熱心に語ったと見るのが妥当であろう。

殊に種痘については、道庵は長関の医家の誰よりも経験が豊富で、必ずや一家言あったに違いない。萩本藩の種痘は嘉永二年の牛痘苗渡来と同時に始まるが、『毛利家乗』には長府での実施を示す記事がなく、それどころか道庵日記（嘉永四年六月二四日）からは、彼の成果（同年一月二四日－百数十人）に府医側が注目、引痘主管に内定した筆頭藩医の菅岱庵[37]が分苗を懇請するという一種の逆転現象が起きていたことまでが判明する。この時、道庵は手元に痘種が無いと断ったが、果たして事実新鮮な痘苗が尽きていたのか疑問である。宗藩に比べ対応の進まぬ長府藩への反発が、道庵に冷淡な態度を取らせた可能性も否定できない。

現段階では長府藩の種痘施策については、その輪郭さえ把握できていない状況にあるが、道庵は安政元－二年の馬関での疱瘡大流行（十二月二一日、二月二一日）を記し、接種の有無に関係なく感染中という速報を得ている。[38]従って馬関でも種痘が実施されていたことだけは確かである。しかし、藩医側はこの時期になっても十分な措置が取れず、その為に蘭医の興膳家を緊急招聘したとする説もあり、[39]やはり長関は北浦ほどには種痘先進域ではなかったと断ぜざるを得ない。明治三年の大流行[40]にも新政府は全国に種痘実施を布達するが、下関初の種痘は明治五年と遅く、[41]ここにも当地の種痘に対する意識の低さが認められるようである。道庵はこういった点を考慮して、この際、種痘の重要性を医学所関係者や医界の重鎮たちにはっきりと具申しておく必要性を強く感じ、それを実行に移したのではなかったか。

その訴えも影響したかと思うが、彼は明治六年より公式に新時代の種痘医療に携わることになった。五月十一日、医学所から松谷（川棚）の安楽寺（現小串）で速やかに種痘をするようにとの連絡が入った。翌日、古谷道庵、江藤桂庵、三輪省吾の三名が馬関支庁から種痘医に任ぜられ、北浦の引痘医療への従事が正式に決定した。十五日には桂庵から種痘の期日が十八日であると伝えてきた。そうして、翌日には松本濤庵本人が宇賀に姿を見せたのである。

此の日、河野涼心、小串を過ぎりて余に見えんとせしも、不在なるを以て去る。湯谷の温泉に浴すと云ふ。[42]

しかし、この日は道庵が外出中で面会はできなかった。そこで翌日、道庵の方から湯谷に濤庵を訪ねたのであった。

湯谷に至り涼心を訪へば、翁、茶屋に在り。話すこと之を久しうす。初め浦人兵吉と約して紅魚を贈る。涼

心大いに喜びて酒を供す。貞三、文哉之を与にす。傍ら種痘の事に及ぶ。百方之を説けども遂に可かざりき。(43)

これにより、両者間に種痘をめぐる意見対立があったことを知るのである。道庵の懸命な説得を濤庵は拒絶した。それがいったい何であったのかは推測の域を出ないが、濤庵が種痘そのものを否定したとは到底考えられず、恐らく道庵が実施上の不備、問題点を指摘し、改善を要求したのであろう。具体的には管轄区の広範な点を訴えて種痘医の増員を迫ったか、もしくは実施日の延期を願ったか、或は優良な痘苗の確保について議論をしたか、その辺の問題が最も疑われる所である。いずれにせよ、道庵は種痘医側の負担軽減を要求したと思われ、それが今回の衝突の原因と見られるのである。同席した二人のうち、文哉は川棚の開業医恒遠文哉であろう。

その後しばらく道庵は種痘に多忙な毎日を送るが、濤庵は明治六年五月末に医学所御用を解かれた。その件について道庵は江藤桂庵の来信に「涼心免職且種痘事」（六月二一日）と述べてあったと又聞きを記すに過ぎず、何等の感想も添えぬから、過日の湯谷での意見衝突がしこりを残し、心情的なわだかまりがまだ尾を引いていたのかも知れない。

五　濤庵・道庵の最終歓談

馬関医学所を退いた松本濤庵と古谷道庵の最後の出会いも、やはりこの年であった。明治六年、秋のことである。

九月二五日、道庵は小串の金田俊平に病父の往診を依頼された。病者は五三歳の肥大漢で最近大酔後に発熱、それ以来熱がひかず衰弱していた。道庵は発熱の原因を汚血の堆積にあると考え瀉血を促したが、主人が嫌がるので断念した。診察後、酒飯を供された際に、豊浦の旧藩医を手配したことを聞くが、誰が来るのかも聞かぬまま宿に戻った。

翌二六日、俊平から手紙で再度の往診の依頼を受けた。その文面により、昨夜話に出た旧藩医というのが、旧知の松本濤庵と香取純庵[44]であることを知り、道庵は大いに喜ぶ。

病父、今、松本・香取の二先生を前め、明田氏来たりて焉に在って公を待つ。願はくば連なりて枉駕せんことを請ふ。乃ち其の人と途に上る。黄昏、金田氏に入りて病父を診る。依然として煩騒たり。乃ち本家に入り二子に見え話して時を移す。明田清斎出で見ゆ。康庵、文哉も亦来会し、夜に入りて酒飯を供せらる。[45]

これによれば、金田邸には松本、香取の旧長府藩医の他にいま一人、明田清斎なる医家が来診していたことが判る。アケタかアキタか、或いはミョウダと読むのやら詳らかではないものの、ただこの人物が下関の出身で、幕末に松本良順のもとで西洋医学を学んでいたことはその門人録に確認される。[46] 明治初には故郷（安岡）に戻って新進の蘭医として評判をとっていたらしく、明治三年の豊浦藩分限帳（下関文書館、史料叢書29）に新規召抱医（二十石）としてその名（清湖、才助）が見えている。

道庵と濤庵、純庵の三者は、診察後の歓酌中、患者の治療法について各々の所見を述べた。

余は放血の説を唱ふ。二子は肯ぜずして曰く、願はくば放血せざるを佳と為す。加爵（青）土を与ふるをば良とす。シキ泡斉を与へんとするも無しと云ふ。[47]

道庵は昨日来の診断に基づき刺絡瀉血を説いたが、これに対して濤庵等は投薬の優先を主張した。両医はシキ泡剤を有効と見たが所持せず、ひとまず加爵（青）土（未詳）を投与した。シキ泡剤というのは、安政期の濤庵の処方に見えたシキウータの泡剤の略であろうと思われる。泡剤（ふりだし薬）は細末とした薬剤を袋に入れて湯に浸し、振り出して飲む用薬法である。先述の如くシキウータは峻剤であり、妄用を戒められる薬物であった。今回の投与は解熱への対処というよりも、患者の「煩騒」（原文）を除くことを第一とし、その鎮静効果に期待したのであろう。しかし蘭品の為、いま手元になかった。次薬として用いた加爵（青）土も、恐らくは同様の薬効を有するのであろう。

この治療法をめぐる見解の相違は実に興味深いものがある。そもそも瀉血療法は、文化年間に吉田長淑が『泰西熱病論』を著わし、熱病に対しての有効性を本邦で初めて唱導して重視され始めた。道庵の師香取文圭はその長淑門である。さらにフーヘランド『済生三方』（杉田成卿訳）が、刺絡、阿片、吐薬を治術の三基本法とし、且つ刺絡を第一に置いたことで盛行する。しかしながら、十分に病性も察せず、治法を議することもなく、安易にこの法に頼る医家が急増し、本邦に瀉血盲信の悪弊を生んでいた。これに対しては、文久頃からポンペ等による批判が展開される。(48)

道庵は確かに坪井信道、難波抱節の一流蘭医に学んだが、旭荘の下で長く助教の如き役割を担い、門弟三千の二十指中に入るまでの学力を得、(49)むしろ儒生としての意識が旺盛であった。しかも旭荘は道庵に「足下は医為りと雖も、儒学は医の本なり。本を固むれば則ち枝葉遂に暢びん」（天保十二年八月二二日）(50)と本儒末医の考えを訓諭していた。この教えはその後も道庵に強い影響を与え、坪井塾で蘭学に専心できぬ心情を「初め余、坪井氏の門に入り医を学び治術を修めんと欲す。而して誠軒翁、余に蘭書を読まんことを勧む。余は欲せずと雖も暫く其の旨に従ひ其の書を読むも成らず……荏苒十旬を過ぐ。今や余が志、全く蘭書を読まず……余が志は漢医の門に入るに在り」（天保十四年十一月二四日）(51)と記し、翌月には坪井翁に廃学の意志を告げ、速成を焦るなとも諫められるのであり、どう見ても蘭医学修得への情熱は、例の「寒斎記」に見る濤庵には遠く及ばず、一流の蘭医を目指すには迫力を欠いている。

以上の点を併考するに、濤庵の道庵に対する蘭医としての優越性は動かしがたいように思われる。今回の瀉血と投薬の治療法の相違は、両者が修得した蘭医学の水準の格差を示すと同時に、その後の医薬学に関する情報収集や研究意欲の隔たりをも端的に物語っているものなのである。

おわりに

以上、古谷日記に書かれた松本濤庵の診療行為や医薬学知識を紹介し、これに赤間関医学所引立掛としての言動をも加えて彼の医事を検討してみた。これらによって濤庵が優れた蘭医家であったことが実際に証明されたかと思う。

濤庵は数々の試練を経て維新後に当地医家の頂点に立つが、特に嘉永期には生活苦と蘭医学の禁に憂悶の時期を過ごした。だが濤庵の蘭方研鑽の意欲は少しも衰えず、周囲の励ましにも支えられて蘭医学の信奉を貫き、迷うことなく蘭医として大成する道を選んだのであった。その修学態度は藩中にあっても注目され、将来の名蘭医と期待された点まで「寒斎記」の内容は示唆している。

さらに松本濤庵は、安政五年－明治六年まで古谷道庵のよき理解者として交流を保った。維新後、二人は数度の意見交換を通じて、新時代の地域医療のあるべき姿を模索し続けた。両医の豊関医界に対する貢献は大きく、地元において末長く顕彰されなければならない。

（1）拙稿「長府藩医松本濤庵に関する若干の考察」（本書一二一頁以下）。

（2）拙稿「嘉永四年広瀬旭荘の長府娶嫁及び藩儒招聘に関する一考察」（本書一八三頁以下）。

（3）『日間瑣事備忘録』巻七九－巻八一（『広瀬旭荘全集』日記編四、思文閣出版、一九八三年）。

（4）『古谷道庵日乗』（未刊自筆本、豊浦町立中央公民館蔵）については『豊浦町史』三、民俗編（一九九五年）、末中哲夫「古谷道庵『日乗』抄」（『実学史研究』Ⅷ・Ⅸ・Ⅺ所収、思文閣出版、一九九二、九三、九九年）を参照されたい。なお豊浦町立図書館に全冊の複写本があって利用者の便が図られており、容易に閲覧することができる。

（5）『古谷道庵日乗』慶応三年一月二三日に、郡代から各村浦に古来当地に居住する医師について、出生、居住、年暦、師筋、主君を詳記して提出するようにとの令達があり、これに対し道庵は「祖父古谷寿仙始めて住す。没後七十年、養子恵仲嗣ぎ医業を為す。没後三十二年、実子道庵五十歳、是れ当住為すなり。府大夫毛利氏の臣にして香取分渓門人なり」と記す。又その勤仕が初代寿仙に遡ることは、明治三年五月二四日の記載から察せられる。そこには主家から御家陪従を免ずる旨の書状が届き、代々の主従の縁が絶えては先祖に申し訳が立たぬと悲嘆する道庵の姿が描かれ、二七日には長府へ臣籍留置の嘆願にまで出かけているから、三代の主従関係と考えてよい。又天保七年六月二九日、道庵は同じく毛利家医の和田玄岱共々出邸を命ぜられ、邸老の中村右仲他より両者を邸医筆頭と為す旨の沙汰を受けた。なお和田玄岱は翌年十二月二七日に河豚毒に中り急死する。

（6）同日乗、天保八年八月十四日。

（7）同日乗、天保九年四月十五日。

（8）田中助一『防長医学史』下（聚海書林、一七〇頁、一九八四年復刻）は、二代松岡道遠（馬廻八十石）の没年を徳応寺の墓刻と過去帳を根拠に嘉永四年とするから信が置ける。ならば嘉永六年に存在した道遠とは何者か。安政五年に死んだ謙策が三代道遠を名乗っていた可能性もあるが不詳。坂井玄庵（龍眠、馬廻五十石）は道庵と親しかった。筆頭藩医（馬廻百石）の管岱庵については後述。本庄了仲（中扈従三五石）は針医で、古谷日記、慶応二年六月九日に原因不明の割腹を遂げたと見える。

（9）前掲拙稿（旭荘娶嫁）参照。

（10）同右。

（11）為孫左妻病。招府医。願今明之交雷診、則幸甚矣。

（12）午后美尚柬。曰、従府官医来、診孫左妻。請尊兄亦与診之矣。於是浴而至湯玉、訪美尚、則既至于孫左氏。即往孫左氏親姻

会焉。少之松本洞庵乗轎下。診畢而曰、肝臓裏面閉塞乎。右方有動気其徴乎。然膽肝汁未反射乎。反射則各部或惣身発黄色也。薬方ヘーゼールボツトアス（以海綿霜炭製ホッタース也）余不有之。然シキウータ剤乎其疾亦好也。乃作丸散施之。又須磨善者患隔来乞診。洞庵曰、是隔乎。別有名穀物吐下病。是非隔有往々治者。

(13) 長府図書館所蔵の松本家旧蔵本中に医薬書はわずか数種しかないが、この『遠西医方名物考』（併補遺）は存在している。（下関文書館、郷土資料目録(2)、九六頁。一九六九年）

(14) 大塚恭男『東西生薬考』創元社、二一〇―二一三頁、一九九三年。

(15) 落合泰蔵『漢洋病名対照録』巻下、第二版、英蘭堂、一八八四年。

(16) 『日間瑣事備忘録』、嘉永四年十月九日＝歯痛、二七日＝胸痛。なお歯痛に著効を発揮した薬剤にもシキウータが処方された可能性が高い。『崎陽病院薬局備用方』（長府図書館蔵写本）の歯痛鎮静液には「刺烏多謨」があり、シキウータ、クロロホルム（龍脳チンキ代用可）、丁子油各十滴を混合し、綿片に浸して歯上に置き使用するとある。後出のシキウータ泡剤投与の件を併考すると、濤庵には峻薬シキウータを好んで処方する傾向が窺える。

(17) 山田蘭斎（安太郎）は藩政末期に起用され末席儒となった。その自筆遺稿は旧稿、草稿、詩草、詩稿、文稿、西遊詩稿の計六冊（山田家文書の一部）からなり、本論に取り上げた「寒斎記」は詩草の中に収められている。

(18) 積水松本氏以医為業。今茲嘉永巳酉夏、従江都帰、如有不釈然於懐者、名其所居之室曰寒斎。余与友人私議曰、積水之居、風剥屋而不茨、雨侵壁而不塗、窓破席穿、門庭荒蕪、実寒斎也。而積水曽是以不為意、此其所以名之歟。雖然曽是以不為意、志操益堅、如勁松之傲歳寒。嗚呼、寒斎亦何等煖室矣乎。

(19) 富士川游『日本医学史』、日新書院、五一二―五一三頁、一九四一年。

(20) 自古高名大功者、多出於貧寒憂苦之中、而腐技拙術者、必生於富貴飽暖之門。何則富貴者楽、楽則逸、逸則惰。貧寒者苦、苦則思、思則勤。故寒者積功練術之薬剤也。観之於天地亦然。風寒水凍、木落草枯、山河蕭寂、郊原荒涼、天地之寒也、而物卒不可終於寒。受之以煖。故陽春和昫之気、既醸之於此。是以及其発生也。時気温和、風日暄暖、散為紅霞、浮為翠嵐、附草吐芽、触樹生花、粲然春色満宇宙之間矣。

(21) 今積水勵志苦身、潜心於西洋医書、而他日発揮其蘊奥、施之於天下之病、則弱能健、死復蘇、加之凡百疾疢之痼滞癥結而委命於積水者、日重月倍、則其功業之及人者、猶春陽之発生万物、光輝曖然満於其室、夫然。他日欲視其寒斎者、不可得也。偶有告之於積水者。積水来徴於記余。余欣然応需書之。

(22) 積水主張蘭学。傷寒・金匱等書巻、非其所潜心也。

(23) 遂供酒飯雑話。入夜雨下。乗酔而去帰家。一夫送来。洞庵曰、仙台侯、加州侯、鍋島侯、我萩府侯等皆就国、其他諸侯皆紛々有説云々。

(24) 贈旭荘先生額字于松本氏、託余太氏。

(25) 河野涼心柬。謝贈旭荘翁書故也。涼心乃松本洞庵也。

(26) 前掲拙稿（濤庵）、三六頁。

(27) 訪松本氏。乃河野涼心也。川俊及二門童在焉。主翁出見、話久之、供茶及飯。

(28) 明后豊出。是河野涼心柬至故也。聞、烏田圭三、能見某、出于馬関南部専念寺内、検試豊浦管医。河野涼心、利家某、副之云。

(29) 各医家の業績については、『防長医学史』下、「医人伝」（李家三九－四二頁、能美一九四－二〇一頁、烏田一〇八－一一〇頁）の記載が詳しい。

(30) 萩山口医員烏田圭三、福田正二、及河野涼心、出于南部栄福寺、検試旧豊浦医員。

(31) 古谷道庵の医師考試受験は、明治六年七月十五日のことである。道庵は赤間関医学所に出頭し、山口県が実施した医師考試に臨んだ。当日の記載から医学所の移転が確認される。前年までは観音崎の永福寺にあったが、一年後には経生寺に移っていた。経生寺については永福寺か専念寺の塔中末寺の類か、観音崎から南部町に連なった寺院の一つと思われるが、山口県立文書館所蔵の「旧豊浦清末藩本末寺号明細帳」（明治三年）、「旧豊浦清末両県管内寺院堂庵之底記」（明治五年）、「赤間関市寺院明細帳」（明治十三年）にも未載であり、現時点では不明である。考試の実際を知る上で貴重な資料であるからここに書き下して示す。

「晴涼。飯后三人して経生寺中の医学所に至り、昨夜の諸子及び、鼎介、玄策、才介、文哉等を見る。及び数人以て待つ。桂翁及び得斎及び山賀廉平の六七名来り会す。須臾にして烏田圭三、福田清次、石井幸三の三人来る。支庁大属桑原某の四人、床に椅す。其の中間の大几上に書籍堆積し、人骨函に満つ。上室は之を設く。而して先づ余を召し、其の下床に踞せしむ。礼揖あり。而して上床なる福田、理化日記、気海広義の二書を披き、余をして之を講ぜしむ。講義通ぜずんば、則ち之を難問し、雲開の時に退かしむ。二室に至れば床に踞し、医案七条を作す。桂翁等皆余の如し。此の日の試生凡そ十余人、皆新書のごとし。午后に至って漸く畢んぬ」と。和田鼎介（玄淳養子）、森下玄策、恒遠文哉（川棚）、大岡得斎（小串）、山賀廉平（黒井）等北浦各所の村医や、種痘医として労苦を共にした江藤桂庵（吉見）も受験している。試験監は島田圭三と福田清次（正二）、医学所二代校長の石井幸三（信一）、それに事務方から赤間関支庁の県大属桑原某が加わった都合四名であった。末尾の「皆新書のごとし」とは、考試のテキストに使用された二書に対する感想である。『気海（観瀾）広義』（川本幸民著、十五巻五冊）は嘉永四－安政五年にかけて刊行された物理学書ながら、化学、医学にも言及する。いっぽう明治三年－五年に出版されたばかりの『（官版）理化日記』（二四巻二四冊）は、大阪理学所におけるH・リッテルの講義を市川盛三郎が訳述したもので、今日の中・高レベルの物理・化学の内容に相当する。しかし当時としては水準の高い最新の科学書であった。道庵が医術開業証書（第五〇五号）を授かるのは明治十一年三月十三日であり、それは死の二カ月前のことであった。

(32) 遂入観音崎栄福寺。寺境広清、後庭林池太弘。見静馬及書生五六人。遂入公厨見松本翁、話久之。翁曰、会頭中村耕雲等、今朝至山口。

(33) 古谷日記には略称が頻出し、人物の特定が至難である。例えば川田穣平を川穣と称するが如くである。正式な姓名が前後に出ることは余りなく、何年も遡らなければ現れぬ場合もよくある。従ってひたすら全編を通読するしか確認方法はない。しかも「川穣乃俊三也」や「河田」と表記することもあり、養子に入って姓が変わる者もある。注記もなく平然と同一人を別称で呼ぶので混乱は大きい。この川田家の人々がその典型である。静馬と潜蔵については、医学所二代校長の石井信一と並んで撮影された写真（『下関市医師会沿革史』所収）が残っており、馬関医学所の教官であったと思われる。しかし目下の所、それ以上のことは分からない。なお西尾弥三郎『下関市医師会沿革史』（一九二九年）は、山口県立図書館、下関市立図書館並びに下関市立長府図書館にも所蔵がないが、山口県医師会が一本を蔵する。筆者は事務局の山本寛嗣氏の御好意により閲覧複写の機会を賜った。ここに厚く御礼申し上げる。

(34) 中村耕雲と石井行蔵（後出）が明治三年六月二二日の赤間関医学所（県所管以前）創設時に医学所会頭職にあったことは『下関市史』藩政－明治前期（八一六頁、一九六四年）に記載がある。

(35) 早朝出至医学所。見穣平・静馬及石康等。遂見松本翁、石井耕庵等、話久之。購生理発蒙而出。

(36) 『下関市医師会沿革史』、一九頁。

(37) 菅岱庵の学問は弘化元年に京医賀川家に入門して産科を学んだ（『京都の医学史』資料編所収「賀川門籍」、思文閣出版、一九八〇年）のが確認される程度で、蘭方修得の有無は不詳。又山田蘭斎に「其舟因賦此篇以贈」（草稿所収）なる五言詩があり、「欲送舟行人。却登千仭岡……」と詠み出す。安政四年春の中川蕉窓の評には「惜哉、菅生有罪見配所月、無復一人贈詩者」と見え、この菅生が岱庵を指すかと思う。すなわち岱庵は安政四年春には何等かの罪を得て配流の身となっていたらしい。

(38)　川金話曰、引島天行疸大荒。死者居半。今也馬関戸々有痘児、死者甚多。嘗経引痘者与不、皆無別（安政元）。大黄屋僕来曰、馬関痘大流行。経引痘者或染或不。未詳其果然（安政二）。

(39)　島田昇平『長州物語』所収「日本最後の長府宮の前の仇討」（六五頁、一九六〇年）及び『下関市医師会史』（二〇頁、一九七八年）。

(40)　この明治三年における長府での大流行については、道庵日記（四月二八日）に、出府した際の見聞として大毛利の陪臣（玉城氏他）の家族が次々と罹患し、死者も発生しているという深刻な状況が書きとめられている。

(41)　前掲市史、八一八頁。

(42)　此日河野凉心過小串見余、以不在而去、浴湯谷温泉云。

(43)　至湯谷訪凉心在茶屋。話久之。初与浦人兵吉約贈紅魚。凉心大喜供酒。貞三、文哉与之。傍及種痘之事、百方説之、遂不可。

(44)　香取純庵が小石玄瑞に学んだ時期は不明であった。しかし、古谷日記、天保十一年十一月十日に「東純庵于京師小石氏」とあることで、蘭方修業の時期が特定できた。

(45)　病父今前松本・香取二先生、明田氏来在焉待公。願請連枉駕。乃与其人上途。黄昏入金田氏、診病父。依然煩騒矣。乃入本家見二子話移時。明田清斎出見。康庵・文哉亦来会、入夜供酒飯。

(46)　鈴木要吾『蘭学全盛時代と蘭疇の生涯』（東京医事新誌局、一九三三年）所収「登籍人名小記」、文久辛酉（元年）夏の登門者三五名の中に「長門下関人　明田清淵」とある（二八三頁）。

(47)　余唱放血之説、二子不肯曰、願不放血為佳。与加爵（青）土良。無与シキ泡斉云。爵、青の判読が難しい。当初、青土、爵土を想定したが、青木充夫等編『薬物名出典総索引－江戸・明治初期の薬物検索のための－』（内藤記念くすり博物館、二〇〇一年）には両薬とも未載。或は「爵（青）を加へし土を与ふ」と訓むべきか。その場合、爵、青は爵牀（蘭ベトニー＝植物薬）及び石青（蘭ベルレインブラーウ＝鉱物薬）等数種が想定され、これを加えた土（蘭アールデ、薬用）の投与を言うのかも知れぬ。純庵の学んだ小石玄瑞の『究理堂備用方府』中編、巻一、散部（長府図書館蔵写本）には、白堊土を加える胃散の処方が見えている。

(48)　富士川、前掲書、五七九–五八一頁。

(49)　古谷日記、天保十二年四月二七日の条に「今朝、先生申席序。余進七級下。先生曰、凡我門下士三千人、而進七級僅不過二十人。於良平乃其一人也」とある。

(50)　足下雖為医、儒学者医之本也。固本則枝葉遂暢。

(51)　初余入坪井氏門学医、欲修治術。而誠軒翁勧余読蘭書。余雖不欲暫従其旨、読其書不成……荏苒過十旬、今也余志不全読蘭書……余志在入漢医門。なお坪井翁に戒められるのは十二月十六日のことである。

附　赤間関医学所雑考

幕末維新期における豊関の学術、文化、思想の研究は、政治、経済分野と比較するとかなりの遅滞が目立っている。文事はまだしも、全国的に見ても高い水準を誇った医事については殆ど論考がなく、昭和四年に『下関市医師会沿革史』が刊行されて以来、これを上回る成果は認められず、目下最も補強が急がれる領域となっている。上記の点を憂慮した結果に筆者の松本濤庵研究は存在するのであるが、この方は今も事蹟の確認という基礎作業から抜け出せず、本格的な思想分析や行動原理の探究にまで踏み込めるかどうかは、ひとえに今後の資料の集積にかかっている。豊関の医家・医事の研究に取り組む際には必ず同様の障礙に悩まされ、それが研究に進展をもたらさぬ要因となっているのである。濤庵研究は一応着実に進展しつつあるが、ところがここに来て一つの難問が姿を現わす。それが幻と評された赤間関医学所の問題である。濤庵とも関係の深かったこの医育機関は、幕末維新期の豊関医史研究に際しては不可避の研究課題であるにも関わらず、今もって未解明な部分が大半を占める状況にある。『山口県治提要』（大正五年）には、華浦医学校をもって本県における医学校及び病院の嚆矢となすと記すが、では先行する山口県立赤間関医学所をどのように位置づけていたというのであろうか。この点一つ取っても大いに問題があるように思われるのである。そこでここでは名称や所在地等の基本事項について、筆者の知り得た範囲内で整理し、後日の考察に備えることとしたい。

(1)　公式名称について

今日までに本医療機関に言及した諸書を通覧すると、呼称も一定でないことを知る。それらは数種の名称をもって呼ばれており、大いに混乱を来している。そこでまず最初に正式名称が何であったのかを考えることにしたい。実際に使用されていた名称は次の四種であり、主要な文献によって比較を試みる。

（A）赤間関医学校

①『下関市医師会沿革史』（昭和四年）

②『防長医学史』上（昭和二六年）

③『下関市史』藩政―明治前期（教育）（昭和三九年）

④『下関市医師会史』（昭和五三年）

（B）赤間関医学所

①『下関市史』藩政―明治前期（医事・衛生）（同前）

②『山口県医師会史』（昭和三九年）

③「松本涼心自筆医師履歴明細書」（明治十一年頃）

④旧華浦医学校蔵辞書（蘭Ｂｏｍｈｏｆｆ）蔵書印（阿知波五郎論文集上、『近代医史学論考』所収）

⑤浅山吾三氏（宇部）所蔵本蔵書印（『山口県医師会史』に印影収録あり）

⑥『防府医界史覚書』（昭和四八年）

（C）馬関医学所

①『古谷道庵日乗』（明治五年―六年）

②『松花堂日記』（明治五年—九年）

（D）馬関医院

末尾に加えた「馬関医院」なる名称は、余り聞き慣れないかも知れぬが、明治八年（於山口市）に開催された山口県総代会の議題中に、三田尻医院、馬関医院と併記されている（『松花堂日記』第七号）。当時病院は診療を主とする機関であり、開業医の監督や医療・衛生に関する業務、医学教育を扱うのが医院であった。又「山口県治一覧」（明治九年一月一日調、赤間関医学所廃止は八月）の病院の条にも「医院二、教員四、生員百十、病院一」と見えており、この呼称も決して不適切なものでなかったことが理解できるのである。

さていったい四種の内いずれを正式名称と考えたらよいのであろうか。赤間関の地名は漢字三文字であることと、全て訓読みであることから、漢文には適さぬ和臭の漂う地名であった。旧時代に漢詩文に親しんだ者はこれを中国風に略して赤関とするか、もしくは馬関を使用するのを常とした。但し王政復古なってからは尊皇思想の影響により、かえって漢音の「バカン」は忌避され、和音の「あかまがせき」が支持されるに至った。同じ和訓でも「しものせき」のほうは、「下」が付くので縁起が悪いとして敬遠されたのであろう。明治二二年の市政施行に際してもその考え方は踏襲され、当初は下関市ではなく赤間関市としてスタートしている。しかし、発音の難易や音感、或は習慣の問題を無視して言語を統制するには困難があり、簡約で安定した音感を持つ馬関が廃れることはなかったのである。つまり、当地は明治以後、赤間関をもって正式な呼称としたのであるが、馬関はいわば通称、俗称として旧時代に引き続いて使用されたといえる。よって（C）（D）の馬関という呼称は正式名称と考えるべきではなく、略称と見てよく、公式には（A）（B）にある赤間関の使用が妥当と判断される。

では赤間関の地に設置された医療機関の正式名称は「医学校」か「医学所」か、はたまた「医院」であったのか。最も早くこの機関に言及した『下関市医師会沿革史』には、医学校及び附属病院の設立計画書の原本の一部が写真版として収録されており、その建白書には「医学校病院設立之大略」と設題されているのである。従って（A）グループの諸書はこれに基づいた①書の説、すなわち著者西尾弥三郎の所説を踏襲したものであり、一応これにより根拠が確定するから、赤間関医学校と称してもあながち誤りではないということになるだろう。しかし、それは計画段階のものであり、その後、実際に設置されてからの現職関係者による表記の方がより重要である。初代引立掛の松本濤庵の履歴書には「赤間関医学所」と記載があること、又実際に出入した古谷道庵と高須譲が「馬関医学所」と書き残している点、さらに実際に使用されていた旧蔵書印影が現存することから考えて、正式名称は赤間関医学所であったと見るべきである。そして何よりも決定的なのは、石井信一、浅山良輔両名の辞令に次のように記されている点である。

会頭　石井信一
赤間関医学所
三等教師申付候
明治六年七月四日

浅山良輔
赤間関医学所
助読申付候
明治六年九月二日

その他、『下関市医師会沿革史』には石井信一に山口県令関口隆吉名で下付された「赤間関医学校設立基金証書」（写真版）が掲載されているが、これにもやはり「赤間関医学処」とあり、以上の諸点に照らせば当該機関の公式名称が「赤間関医学所」であったことが確定する。医学校、医院も決してゆえなきものではないが、それは通称、俗称、副称の位置に該当するものであり、今後はできる限りこの正式名称を用いた記述に徹するべきかと思う。

(2) 所在地について

赤間関医学所の所在地を具体的に示した著作は極めて少ない。『下関市医師会沿革史』に「古老の談によれば医学校は今の城山倶楽部の地に在りて」と記述され、昭和初期の時点で、はや伝聞に頼る状況となり、すでに文献・記録上の確認作業が困難となっていた事実を知るのである。城山というのは南部町の現在下関市役所が建っている位置にあった。しかし、設立当初からこの場所にあった訳ではなかった。その点は本文中にも述べた通り、今日唯一その所在位置を記録する『古谷道庵日乗』が別の場所にあったことを記載するから明白である。しかも伝聞によらず、道庵自らが医学所へ出向いているのであるから疑問の余地はない。その記事によって明治五年時点では観音崎町の永福寺にあったこと、又明治六年七月には近隣の経生寺に移転していたことが確認されるのである。医学関係の機関が寺院を借り受けるという話は、当時としては珍しい出来事ではなかった。例えば、文久年間、藩庁の山口移鎮に際して移設された好生堂は、大殿大路の龍福寺に仮設されたし、防府の華浦医学校の前身であった三田尻医事考究所は明治七年に明覚寺本堂を借用していた。

道庵日記から考えると、医学所が南部町の城山下に移転したのは、少なくとも明治六年七月以降のことと思われる。移転後の赤間関医学所の状況については一切不明であるが、幕藩期に小串（下関市豊浦町小串）の庄屋を勤め、維新後も村政に尽くした高須譲が残した『松花堂日記』（明治五年五月－九年十一月。『豊浦町史』二、資料編に翻刻所収）中に、移転後の同医学所に関連する記事が八条ほど散見されるので、それを参考までに次に紹介しておきたい。

①　明治六年七月一日（日誌第四号）
午前九時より雨降る。謹介と同道。役所へ出張、事を為し終る。医学所に於て飯島剛に逢う。僕茂介至る。

②　明治六年十二月九日（日誌第五号）
此日午後我妹病気に付、医師石井信一を迎うる為、𠮷吉を出関せしむ。

③　明治八年九月二五日（日誌第七号）
此日馬関医学所長石井信一至る。飯島駿介一昨日来り在り。

④　明治八年十月八日（同）
九時三十七分赤間関入港、着艦。直に揚陸、宿を豊□投ず。此日午後、医学所に石井、浅山、飯島等を訪う。石井氏より鶏肉の饗あり。小酌。
※□は虫損で判読不能らしいが、明治九年八月二一日に豊後屋への投宿が記載されているからここも同旅館と見てよかろう。高須は九月三十日の大阪出張の帰途である。

⑤　明治九年一月十六日（日誌第十号）
第六時、滝部に帰着す。医生河田潜蔵、多記修三至り在り。医生勧学会の事を聞く。夜、去る。

⑥　明治九年一月二八日（同）
午後、大岡尚（斎）を訪う。南條長来り在り、談数刻、小酌あり。席中、柴田正医、松本（濤庵）の弟子某等あり。

⑦　明治九年三月十一日（同）

此夕、浅山玄瑞及び良輔等至る。

⑧　明治九年六月二五日（同）

余、眼病に苦しむ。此日石井信一、飯島鴻、矢玉より帰途立寄る。直に去る。

いずれも所在地を明確にしていないが、寺院中に間借りをする状況からは脱していたようである。しかし、本格的な医学教育の場にふさわしい校舎を建造するまでには至らず、おそらくは急造の仮校舎程度の状態ではなかったかと推測する。『松花堂日記』は医学所の所在地については有力な情報を与えていないものの、後期の医学所教官の顔ぶれ（石井信一、飯島駿介、浅山龍助、河田潜三）や、医学所に往診制度があったことを教えてくれる。医学所は教育や研究の他、依頼があれば出張診療に応じていたのである。当時、医学所教官は長関において最高の医学知識と治療技術を持ち合わせており、一般医からも病症や治療法についての問い合わせ等も多く寄せられ（『古谷道庵日乗』）、当然のごとく斯界の権威として地域の信頼も厚かったのである。高須の医学所来訪は種痘や医談会といった行政上の事案に関する相談もあったのだろうが、それ以上に小串、宇賀方面からの修学者が多く、医官にも旧知の北浦の医家があったことに起因するのではないかと思う。

(3)　設置時期と所管者について

開設年次についても数説ある。下関市史（教育）のように「比較的早くからこの地にあった」と不明説を採るものも見えるが、概ね明治三年説と明治五年説に分かれ、後者が有力のようである。明治五年説は防長医学史研究の権威田中助一の『防長医学史』上巻（昭和二六年）に見えたのが早い。田中は『山口県医師会史』にも「明治五年にいたり……県の命令により赤間関医学所を開設した」と記しており、これらによって赤間関医学所の明治五年開校説が定着していった。ところがこれとは別に『下関市史』（医事・衛生）には、明治三年六月二二日の創設を言明する記述がある。その根拠として同日付で在関医家へ発令された委嘱状を掲げており、冒頭に「六月二十二日　赤間関医学所　右医院管轄に申付け候」とある。明治三年と言えば、廃藩置県（明治四年七月）を目前とした豊浦藩政の最末期に当たる。本状に依拠する限りにおいて、赤間関医学所の設置・主管者は長府藩を継承した豊浦藩（施政局）であったと考えるのが妥当である。明治五年の廃藩により旧制度の改廃は余儀なくされたが、医育・医療の充実は行政側も急務と認め、豊浦藩立赤間関医学所は山口県管轄へと移行し、新たに山口県立赤間関医学所として再出発したのではあるまいか。

これを要するに、赤間関医学所は当初豊浦藩立医学所として明治三年に創設されたのであり、廃藩による行政機構の改変によって明治五年に主管者が山口県へと移行し、明治九年に県立華浦医学校（三田尻）に統合されるまで存続したと考えることができるのである。従って通説は山口県立赤間関医学所の創設年次を示すものであり、それは決して誤りではないが、赤間関医学所そのものの創設年次としては明治三年と考えなければならないのである。勿論そう考えるには下関市史の記述が適正であることを前提とする。

以上の流れは時勢の然らしむる所であり、全てが近代国家形成に向けての一連の不可抗力として存在するものであった。新政府は明治元年十二月に医学所の取建、医学振興を布告した。これに先立つ同年十月には幕府の長崎精得館を接収し、長崎府医学校として復興を済ませていた。翌二年五月には東京医学所が大病院と合併、医学校兼病院とされ、十一月には大坂医学校が同様の形態で開設された。地方においても新政府布告に従い、明治三年には福山藩、加賀藩、鹿児島藩等が医学校を設立、熊本藩では再春館を廃し、藩立古城医学所を設けるに至っている。しかもその殆どが東京・大阪のシステムに倣い治療施設の病院を併設していた。明治四年七月の廃藩置県により、翌五年には各地の藩立医学校は廃止となり、赤間関医学所のように所管が県へと移行したものも多かった。そうしてみると、我が国の地方における近代医育制度の整備は、明治四、五年が大きなエポックであったといえるだろう。

赤間関医学所の閉校時期については異説がなく、いずれも一致を見ている。すなわち、明治九年八月、予算逼迫の理由により、県の方針で赤間関医学所の廃止が決定され、在校生徒は無条件で防府の華浦医学校へ収容された。これにより六カ年（藩立期二年、県立期四年）にわたる赤間関医学校の歴史は幕を閉じることとなったのである。なお明治五年（十一月末）に海を隔てた小倉県においても小林安左エ門を御用掛として変則医学校が設立されていたが、この小倉医学所もほぼ同様な運命を辿って廃校となった。維新期の関門地区に西洋の医学教育を行なう高等専門機関が複数存在していたことは、学術的方面における当地の先進性を示す事例となりはすまいか。

第四編　下関と広瀬旭荘

——通儒の悲劇——

嘉永四年広瀬旭荘の長府娶嫁及び藩儒招聘に関する一考察

はじめに

幕末の大坂で「文は松陰、詩は旭荘」と囃された後藤松陰と広瀬旭荘はいずれも長府に縁が深い。松陰ははじめ義父に当たる篠崎小竹の門にあった神谷箕山を迎えて後嗣としたが、父に先だって没した為、藤島桐坪（慶応三年没）を第二の養嗣子と定め、(1) 旭荘にあっては清水麻之丞(2)の姉タキを第四妻に迎えてこれを終生の伴侶とした。

旭荘は嘉永四年六月、大坂から府内船で西下、帰坂途次の十月五日に馬関に着き、西端の脇本陣河野家（小倉屋）を根城に一月余長関の地に滞在し、その間三度長府へ赴いた。城下では旧門生や故知の藩士の歓待を受けたが、その折再婚を勧められた。旭荘はこれを即断、翌日にはもう親迎が行われ、そこからさらに旭荘の藩儒招聘運動へと話は発展していった。(3)

本論はこの広瀬旭荘の長府における娶嫁と不首尾に終った儒員招聘に関する策動の経緯を追い、ことに婚姻の成立事情や藩儒招聘策が活発に議せられたことの背景を中心に考察を進めることにしたいと思うのである。

一　長府行の概要と主要関係者

娶嫁の顚末は旭荘日記『日間瑣事備忘録』及び愛弟子古谷秀平『古谷道庵日乗』[4]に詳しい。いま両日記を参考に事の経緯と関係者を整理しておく。今次の長府行は①十月八日－九日（二日）、②十月十三日－十八日（六日）、③十月二三日－二七日（五日）の三回に及んだ。その主たる目的は長府の文化人との交流にあったが、②の婚礼から事は意外な方向へと進み、③では旭荘の藩儒待望論が沸騰、関係者を二分する一藩教学の振興問題にまで発展したのであった。

この婚礼と儒員招請の両件に対し、各々主導的な役割を担った人物を示すならば、縁談推進派に田坂右門と国島俊蔵[5]があり、藩儒招請への激派最右翼に位置したのが松本濤庵、沈派には国島と伊藤増三郎があった。以下各派に属する有力諸子を掲げる。

〔旭荘娶嫁推進派〕　田坂右門　国島俊蔵　中川清左衛門（蕉窓）　香取純庵　古谷道庵　西島青浦
　藤永玄吉
〔藩儒招聘過激派〕　松本濤庵　諸葛力斎　友田小助　興膳五六郎
〔藩儒招聘穏健派〕　国島俊蔵　伊藤増三郎　その他多数あり[6]

右の各者を旭荘との関係から分類すると、ほぼ（あ）旧門人グループ、（い）京坂遊学グループに大別され、そのいずれにも属さぬのが松本濤庵と伊藤増三郎であった。

(1)　長関の宜園人脈と旧門人グループ

馬関からの宜園修学者は天保二年の柳宗仙をその濫觴とし、宗仙以下、南条董一郎、立野宗甫、国香玄理、河野亀太郎等は、淡窓師の二度の訪関はもとより、旭荘師の来関に際しても快くその都度これを歓待した。阿川毛利家医であった立野宗甫などは安政の萩行でもよき補佐役を務めている。(7) 因みに『宜園百家詩』初編には柳喬(字宗仙、号采蘭)が巻三に四首採られ、「宗仙、屢々遠思楼集に見ゆ。今其の詩を読んで其の虚覯に非るを知る」と注記され、その他の有力な門弟の説明文と比較しても遜色のない叙述となっている。又南條董(字寛卿)が巻五に二首、古谷幾(字士先、号春浦、又号豊洲)が巻四に四首収められており、在関淡門ではこの三者が優れた詩家としても認められていたようである。

旭荘は各地宜園派の勢力拡大に強い期待を抱いていた。安政頃の書簡に他門の林田藩儒河野鉄兜が「宜園之事諸方ニ吹聴し」てくれるので我家にとって外様の忠臣と賞賛し、(8) 同五年の林外、青村宛書簡に「徳山書生教授、皆聖堂仕立、逸作(牧氏)一人宜園派也。故ニ力弱」(9) と記す点からもその思いは明白である。そういう愛党精神の強い旭荘の目に、嘉永前後の在関宜園派の活躍はさぞかし頼もしく映ったであろう。彼等は当地の教育・医療の担い手として活躍し、香取小谷、尾崎秀民、石井宗純等を傘下に入れて文化人集団を形成し、さらに桐山、二川、伊藤などの町役富商を宜園派の庇護者とし、旭荘の滞泊や潤筆料の有力拠出先とする事にも手腕を発揮した。(10) 彼等の奮闘なくして旭荘の度々の来関は実現しなかったといっても過言ではないのである。

この事は長府でも同様であった。旭荘門人は藩儒に国嶋俊蔵、藩医に香取純庵、興膳真平(11)があり、富商に藤永玄吉(12)があった。要するに宜園派は長府藩文教並びに医界に対し一定の発言力を確保していたのである。又宜園には北浦からの入門者も多く、今回顔を見せる宇賀の古谷道庵は長府藩家老毛利家(大毛利)の筆頭家医兼嫡子授読掛を拝命、[13] 途中から旭荘の従者となる西島青浦も、長府の大年寄大庭伝七家との縁談まであった将来を嘱望される若者であった。[14]

このように長関の宜園出身者達は一大勢力を誇り、旭荘滞在にも種々の便宜を図っていた事が理解できるのである。

（2） 京坂遊学派の人々

長府の文化人には京坂諸塾への遊学者が多い。海上交通の利便性もあろうが、後々まで初代中川清左衛門（鯉淵）の人脈が活用された事も否めない。中川家は馬廻百七十石、鯉淵は頼山陽、篠崎小竹等京坂の文人詩客と交流が深く、旭荘と共通の知友も多かった。子息蕉窓も村瀬栲亭、佐野山陰に学び、江戸では菊池五山に従遊した。父子ともに民政家として慕われ、化政期以来、長府詩壇の領袖であった。[15] 二代清左衛門に『蕉窓詩稿』（未刊写本、長府博物館蔵）が残るが、旭荘来府の一件に触れる詩は採録されていない。しかし、旭荘日記によれば、天保九年三月五日の長関行において、両者は初対面を果たしている。

田坂右門は蕉窓の実弟である。家格は二百石で実家を凌いだ。師統は不詳ながら父兄の遊学先と大同小異であろう。しかも右門は天保末に大坂留守居役を務めたから、[16] 京坂諸儒との交遊も当然の如くに多彩なものがあった。その一端はやはり旭荘日記に窺うことができ、小竹の他に手塚春波、日野葛民、日高凉台、溝部玄民等を挙げる事ができる。

諸葛力斎は頼山陽の詩友であった赤間関の富商広江殿峰の孫小車である。後に長府藩御用画師の諸葛家へ養子に入った。天保十年前後の在坂は、中島棕隠『水流雲在楼集』巻上の「月下茶を煮て広小車に示す」及び「九月十九日広小車を携へ真如堂に遊ぶ」（天保九年）二詩より判明する。又同郷の中村徳寅『研里詩鈔』巻一の「七月既望、松陰水亭例集。篠小竹、牧饕斎、広筑梁、奥小山、田笛浦の五前輩、竹坡居士来集。塾生広小車及び余陪莚し、分かちて韵先を得」という詩により、徳寅と同じく後藤松陰に学んだ事も明らかとなる。

友田小助（中扈従三五石、号瞎斎）は篠崎小竹門である。(17) 在坂期に好評を博した彼の「花月吟二十律」は後に力斎が私刻（嘉永五年）するほどに両者は親しい間柄にあった。

このように京坂遊学者の履歴を一覧すると、旭荘と長府を結ぶ役割を果たした有力な人物の一人に、在坂旭荘の最大の理解者であった篠崎小竹が挙げられるのではないかと思う。旭荘にまつわる事前情報、又その反対に長府に関する話題は、小竹とその娘婿後藤松陰や長関所縁の門人諸子から提供されたものが多数あったと考えられるのである。

二　長府娶嫁の真相

次に簡単に婚礼の経緯を示す。相手は長府城下の八幡に住む清水麻之丞（中扈従三五石）の姉タキ（多喜、二六歳）であった。事前に相談は無く、十月十四日の詩会で国島俊蔵が唐突に明日の親迎（儒婚六礼の一。婿が婦家を訪ねて迎えの挨拶をする）を主張、しかも先方とは明朝打ち合わせをするという。旭荘は庶務一切を玄吉と道庵に任せ、俊蔵の申し出をその場で受諾した。清水側も縁談成立と同日の親迎に甚だ困惑したが、夜半には準備を整えて新郎を迎えている。(18)

以上の如く俊蔵が旭荘に性急な再婚を強いた理由はどこにあったのか。それを推進派の田坂右門、嫁側の清水家、そして旭荘本人という三者それぞれの立場から考察したい。

（1）最大の功労者田坂右門の事情

婚家との仲介に奔走したのは田坂右門である。田坂右門と旭荘との交際は天保十二年秋の大坂で始まり、彼地では同十四年三月末まで足かけ三年に渡って継続された。右門の大坂留守居役就任は天保十二年三月の事であるが、両者の対面は年内の八月二五日に実現している。仲介者は手塚春波であり、旭荘は右門の印象を「宗兵衛、年四十二、三なるべし。辺幅を修めず、意気甚だ愨」と記しているから、体裁を飾らぬ人柄に好感を抱いたらしい。その後も九月四日、六日、七日と飲会・来談が続く。右門は旭荘の学識に敬服し、藩邸で『易』と『聯珠詩格』の講義を懇望し、十三日夜に実現する。終了後には酒食が供され、妻女とも面話している。夜講は二七日及び十月七日にも実施された。十二月二日には右門が旭荘邸に出かけて講義を受けた。このように当時両者は盛んに往来し、ことに右門の側が経書や詩文に対する理解を深めるために、旭荘を師格に据える格好で交誼が成立した。また十二月十六日には、篠崎小竹邸に招かれた旭荘が日高涼台と連れ立って訪れると、すでに右門と溝部玄民（古河藩医）が先客としてあった等の記述も見出される。翌十三年一月十九日には右門に初の男子が誕生し、旭荘は賀詩を贈った。十月末、旭荘が大村から帰坂して右門のもとに土産を届けてからは、しばらくその名をみないが、翌十四年元旦には旭荘自ら田坂邸に年賀に出向く。右門の答礼は四日である。それ以後、しだいに右門の登場回数が減り、三月二八日の来邸を最後として、大坂における両者の交渉は途絶する。これは相互に多忙であった事の影響と思われ、ごく自然な流れで疎遠となったらしい。しかも、翌年旭荘は江戸へ向かい、弘化三年九月まで大坂に戻らなかった。その間に右門も大坂を離れ、国許へ帰ったものと考えられる。以上に基づくならば、右門と旭荘は十年来の旧知であった訳である。

右門が本件に深く関わったその理由は、後妻運の悪い旭荘への同情に基づくと考えるのがごく自然かも知れない。右門と在坂諸儒との交流が盛んであった点については既に触れたが、今も見たように特に篠崎小竹とは親昵であり、小竹も右門を長府藩内で最も信頼できる人物と見ていた。それは小竹の『交友郷里姓名』（未刊自筆本、大阪府立図書館蔵）に長府人では内藤十兵衛（馬廻二百石）と右門の両名のみが掲載されている点からも納得される。小竹は旭荘の大坂後見役の如き巨大な存在であった故、そこからは詩壇での活躍状況に限らず、私生活に関する様々な情報が当然右門の耳にも入ったろう。後述するが当時旭荘は藤井藍田（在坂淡門）の子息綿谷卯衛門が世話した三妻と不和が高じ、ほぼ絶縁状態にあった。右門が事前に旭荘の家庭事情を熟知していて、本件に積極的に加担した可能性は十分あり得る。

しかしそのような心情論的解釈では済まされぬ重圧が実は右門を動かしていたのである。それは『藩中略譜』により初めて知ることができる右門側の複雑な家庭事情の存在であった。すなわち右門は清水麻之丞にとって実母の前夫という立場にあったのである。右門は初め中川家から田坂道堅の女婿として迎えられた。しかるに妻女を離縁し、婿養子側が田坂家に居座り、後妻には品川菅吾（馬廻五十石）の長女を入れた。いっぽう離縁された前妻は乃木昌之進長房（中扈従四十石）に再嫁し、そこで立派に四子をあげているのである。乃木家では長男吉太郎が家を嗣ぎ、次男長次郎が清水武八（信八）忠寧の養子となった。これが現当主の麻之丞である。

となると右門は旭荘を応援したのではなく、新婦側の立場から今回の縁談を進めていた公算が高いという事になる。離縁に際してはいかに子細があったにせよ、家付娘を追い出して田坂の家を相続した事は決して右門にとって快事ではなかったはずである。そこには一種の贖罪の心意も読み取れ、その点から前妻の子息の養子先である清水の為に、誰よりも積極的な行動をとったものと考えられるのである。

（2）清水家側の思惑

さて急遽娘を嫁がせる事に同意した清水家側にもやはり様々な思惑が交錯していた。『藩中略譜』を見ると、清水家には卯八郎、辰十郎、タキ、文次郎の三男一女があった。嫡男卯八郎は一女トサを残して早逝した。これを祖父信八が養女とし、乃木から九歳の麻之丞を迎えてトサに配して家を嗣がせたというのである。次男辰十郎は親戚筋の伊藤十兵衛忠和（中扈従三五石）に養子となったがこれも早逝、再度三男の文次郎が入った。以上の説明からも解るように、麻之丞とタキ女は姉弟とは云いながら、両者の間には何等血の繋がりは無かったのである。これだけの事実を旭荘が当時から承知していたとは到底思われぬが、文久二年十月十三日付の雨窓、青村、林外宛書簡には次のようによく理解している。

　拙老家内清水氏長府の士家なり。其兄早死、孤女有り。祖父の養女にて帳面は家内の妹分なり。是に養子致し候。即ち当主清水麻之允《ママ》なり。家内弟は他家相続、伊藤文次郎と云ふ。[19]

但しこれは妻女や周辺の人々から追々語られた事で、当初家系の複雑さを旭荘が理解し切れていたとは思われない。しかも新婦は再婚であった上、既に一女を儲けていた。その点については旭荘日記の十月十七日の記事が注目される。

　家内は初め小田氏に嫁した。夫が亡くなった時には女児を懐妊していた。今この子は四歳になり、小島太郎左衛門の下で養育されている。太郎左は孫の常吉を後嗣に定めており、将来は二人を結婚させるつもりでいる。太郎左は小田氏が世々儒を業としていたので、常吉を私（旭荘）のもとで学ばせようと考えている。[20]

すなわち清水タキはもと小田タキであった。夫と死別時にタキは女児を身ごもっており、未亡人となって出産した。嘉永四年の今は四歳となり、清水家の北隣に住む小島太郎左衛門（手廻二五石）が養女としていた。太郎左の長女は黒田来蔵に嫁ぎ常吉を産んだ。祖父太郎左は外孫の常吉を養嗣子に貰う約束を結び、彼と小田の血を引く養女とを後々結婚させたいと考えているというのである。しかし、この一節で最も注目すべきは、死別した前夫が代々儒を業とした小田某であったと述べる点である。これで最初タキは長府儒員きっての名家小田氏に嫁いでいた事が判明する。

小田家は、済川、南陔と二代に渡って敬業館を督学し、中川家に劣らぬ京坂詩儒との深交を誇り、小竹、松陰とも懇意であった。(21) ここに亡夫というのは南陔の嫡男小田孟章（号嶽陽、名智真、通称駒吉、亨太郎）と見てまず間違いない。通説は孟章を嘉永三年六月九日三六歳病没とするが、(22) それでは旭荘娶嫁の前年に当り少々無理がある。しかも決定的なのは本文に「遺腹女」（母胎にある時父が死んでその後出産した子）と明記する点で、この女児は当時四歳となっていたのであるから、孟章は嘉永元年までに卒去していなければ矛盾が生じるのである。旭荘日記の記述は信憑性が高いと思われるから、孟章の没年は再考の必要があろう。

太郎左の語る通り、目下小田は絶家状態にあった。とすれば関係者は当初から旭荘を小田家再興に利用する一種の狡算を腹蔵していたと考えるべきである。加えて麻之丞の敬業館以来の親友に有川常槌と原田隼二があったが、この原田が孟章の実弟（智栄、文次）で南陔の次男に当る。(23) 従ってタキとは一時にせよ義理の姉弟関係にあった。その辺の事情をも含めて考えて見ると、やはり今回の婚姻推進派は小田家再興を悲願とする人々であった可能性が高かろう。

思うにタキが旭荘後妻に好適と判断された理由は、勿論、性向、教養、家格等も査定材料となりはしたろうが、第一には藩儒小田家への既婚歴が大きく評価されたのであり、その裏では名儒家復活を切望する清水、小島、原田等各家の強い意向が反映されたと見なければならないのである。

ただ残念な事にその後も小田家の悲劇は重なる。嘉永六年この女子は六歳を一期として夭逝し、遂に小田の嫡系は絶えた。(24) しかし安政期分限帳には馬廻七十石、小田常吉の名が見えるから、結局、太郎左の宿願は成就し、期待の孫は名儒小田家を見事に再興したのであった。なお常吉の旭荘入門については現時点ではこれを証明するものがない。

(3) 旭荘の決断理由

では旭荘はこの縁談をどう受けとめたか。旭荘は最愛の妻マツを弘化元年に失って以来、事実後妻に恵まれなかった。三妻木村瑛子とは嘉永二年五月に結婚したが性甚だ妬悍、早くから絶縁の機会を窺っていた。西下前の五月に決断するも度々の藤井藍田の説得で離縁はままならなかった。だがもはや妻と認めず姫路の実家に戻し、淡窓にはその旨報告したようで「謙吉妻の木村氏を去る。事は西帰前に在り」(『再修録』巻八、嘉永四年十月十八日)と記されている。従って当時旭荘が平穏な家庭生活を求めていたのは疑いなく、それが早期再婚を決意させた事は否定できない。

ならばなぜ清水タキを可としたのか。前述の如く新婦は既婚歴を有したが、多分旭荘はこれを厭う所か、むしろ歓迎したと思われる。それは小田家の儒としての風格に思いを馳せたからであり、又儒員の妻としての心得を備える相手であった点に好感を抱いたからではなかったろうか。

そして今一つ忘れてはならぬのが、この小田家が稀代の医俠永富独嘯庵の血統に連なるという点であり、これにも旭荘は大いに魅了されたと思われるのである。小田家は独嘯庵の実弟智泰（済川）の養子先であり、この人が嶽陽の祖父に当る。旭荘の師である亀井昭陽の父南冥は、小田済川、小石玄俊と共に独嘯門三傑と並称された。つまり旭荘は独嘯庵の学統に連なるのである。二広は常日頃より独嘯庵を敬慕し、旭荘のその強い思いは来関時の墓参（天保九年三月十八日、文久二年十月二四日）となって表れる。尚又大坂後見役たる篠崎小竹の父応道（三島）も独嘯門であった。こういった学縁も今回の縁談を旭荘が素直に受け入れた要因ではなかったかと考えるのである。

なお今日独嘯庵の墓は大阪にのみ確認されるが、天保期の下関にも存在し、且つ先儒中に展墓者を見た事は記憶すべきである。筆者は旭荘日記の「登大隆寺山（在王子街西）。山頂多墳墓、過永富独嘯庵墓前弔焉。陟阪二丁許、南向降阪、出酉谷寺」という記述に沿って探索して見たが、残念ながら発見する事はできなかった。大隆寺は今の国分寺の事である。養子先の永富友庵家の墓所に大坂で没した独嘯庵も分骨されていたのであろう。

次に長府の風土や藩風が旭荘の都会的な文人感覚に合致した点も指摘できる。天保頃には京坂遊学者や遊歴の詩客が長府に京坂流の文雅の風を運び、当地には萩などよりも余程洗練された文化が根付いていたのである。その点を旭荘は気に入ったのである。比較材料として安政の萩を出すが、旭荘は多くの萩士に共通する頑質を嫌い、青邨宛書簡に「田舎士人昧爽夜半迄詰切り言論し、一詩不作一紙不書……江戸之儒家に交り、京坂文人之調ヲ不識故也」(25)と愚痴っている。要するに議論よりも酒間に詩の応酬を行なうのが山陽以来の京坂詩文家の自然な交際流儀なのであった。

長府雅会の実態を香取純庵邸（双珠閣）を例に示す。来関以来天候に恵まれたがここに至って風無く雲低く漸く降雨の気配があった。海には靄がかかり島影も時折隠れた。やがて空一面が漆黒となって視界を閉ざし、一本の道だけが金波に向かってすっと伸びていた。一同さすがに藩を代表する風雅人である。この奇観を前に「詩なかるべからず」と声を揃えた。旭荘は即座に以下の六句を頭に浮かべた。

海色黒如漆　　海色黒きこと漆の如く
風微雲未行　　風微にして雲未だ行かず
良月如有待　　良月待つ有るが如く
徐徐其応生　　徐徐に其れ応に生ずべし
僅現半規影　　僅かに現る半規の影
金波萬里明　　金波萬里明かなり

幸いこの夜雨滴の落ちることはなかった。亥刻、旭荘が暇乞いをすると、中川蕉窓が今宵の思い出にと連句を提案した。皆は競って良句を得ようと考え始めた。旭荘は一句出来るごとに添削してやり、ようやく次の一律が完成した。

雲去月来人欲還　　雲去り月来たり人還らんと欲す
依依相送海頭山　　依依として相送る海頭の山
半醒半酔興何尽　　半醒半酔興何ぞ尽きん
一歩一吟心未間　　一歩一吟心未だ間ならず
樹色模糊鴉宿処　　樹色模糊たり鴉宿る処
櫓声伊軋雁群間　　櫓声伊軋たり雁群の間
他年応記今宵事　　他年応に記すべし今宵の事

戴酒高楼復再挙　　酒を高楼に戴いて復た再び挙らん

これにより長府の旭荘がいかに詩魂を安らげ、満ち足りたひと時を過ごしていたかが十分に理解できるであろう。

三　藩儒招聘運動

旭荘の婚姻は目出度く成立したかに見えた。ところが藩法抵触の問題が持ち上がる。それは推進派の国島俊蔵により密かに告げられた。俊蔵は今回の私婚は藩法違反ながら、今や婚姻後の藩許は慣例化しており、本件も何等問題はないと旭荘を安堵させた上で、その為には当面婚姻を秘匿する必要があると語る。事実が藩地に知れ渡れば当然不都合が生ずるので早々に清水邸を退き、当分は馬関に滞在するのが得策と助言した。旭荘はこの意見を是とし俊蔵の忠告に従った(26)。しかし旭荘は長府に執着した。十月二三日に再々度の来府に及び、淡窓からの祝儀金三百疋を翌日そっくり俊蔵に贈った(27)。無論婚礼の尽力に対する謝金の意味も含まれようが、そこには彼を介して藩府へ工作を依頼する意図が隠顕する。その折に俊蔵は次のような発言をしている。

殿はいま国許におわしませんが、御世嗣の元周様がすでに先生の一件を伝え聞き、もしかすると当地に留まるよう御下命になるやも知れません。ただ廷議はまだ決定を見ておりませんから、この事については決して他言をなさいませんように(28)。

ここに初めて旭荘の藩儒登用への可能性が言及された。だがこの問題は藩士間に激派と沈派の対立を生んだ。そこでまずは当時の長府藩儒の現状と教学の風を見ておきたい。

（1） 嘉永の長府藩儒と教学の特色

旭荘を小田家再興の後見役として利用する勢力のあった事は前述の通りであるが、旭荘日記からは彼等とは別に活学者旭荘の実践有用の学風を慕い、藩文教の活性化への貢献を期待した一派の存在も窺える。それが国島俊蔵と伊藤増三郎であり、又松本濤庵以下の急進派の面々であった。

天保末の長府藩分限帳によると、当時両儒の他に藤井竹里（馬廻八十石）、臼杵横波（馬廻四十石）、結城香崖（中扈従三十石）があった。今回の滞府中は臼杵、結城は不在であったと見え、その名が見えない。しかし旭荘日記の天保九年三月四日に、臼杵は国島から「学館舎長たる才子なり」と旭荘に紹介されており、又結城は嘉永五年四月八日、大坂に旭荘を訪ねる。臼杵は反攘夷派として元治元年に暗殺され、結城は乃木希典の師として知られる。しかも結城は激派友田小助の実弟で小竹門であった。筆頭儒者の藤井璋之助（名顕、字敬之、号竹里）は三十の青年で今次数度陪席しているが、旭荘は何等の印象をも記していない。『続藩中略譜』は出自を徳山の商家の伜といい、次いで「書生或ハ之ヲ弄ス、後チ江戸ニ祇役、宝庫ノ重器ヲ竊ミ帰リテ獄ニ繫ガル。獄ヲ脱シテ出デ厚狭郡ニテ捕ハレ斬首セラル。家絶ツ」と、後年破獄刑死の事を伝える。学統も不明で今もって謎多き人物である。

交流会には後に儒員となる山田蘭斎の姿もあった。彼の詩文稿（未刊自筆本、長府図書館蔵）に「始めて旭荘先生に謁し、李太白の句を分かち別字を得、因って賦して其の浪華に帰らんとするを奉送す」と題する長詩がある。蘭斎は旭荘との邂逅を狂喜し「先生は旭為り我は山為り。山は旭に映じ日は紅にして悦ぶべし」と大仰な賛辞を並べるが、これは地方青年の実感である。そして「吾は願ふ高く家を築き山を成すを。常に旭日を拝して相別れざらん」と旭荘を目標に学問精進を誓いつつ一篇を結んだ。彼のこの気持こそ長府藩文人の旭荘に対する心意を代表するものである。

儒員最年長は五十を越えた伊藤であり、次は四十代後半の国島であったから、長府文教の実権は両者が掌握していたと見られる。増三郎は江戸で佐藤一斎に学び、現藩主元運の侍講であったが、吏務にも通じ、後に儒役から行政職に転じた。『古谷道庵日乗』の万延元年九月晦、文久元年三月十日、同年九月二三日、文久二年三月十二日、九月四日各条に郡司（豊西郡代）伊藤増三郎勧農の事を記すから、確かに民政の才腕が認められ出世した事が証明できる。また道庵日記の天保十一年四月二四日の条には、大坂の旭荘を増三郎が訪問したことが記され、両者は今次が初対面でなかったことが判明する。

ところで旭荘は当時豊後府内等複数の藩から賓師待遇を受けていたが、正式な仕官はしていなかった。しかし天保－弘化期の書簡には仕官への強い意欲が随所に表れている。例えば松岡古春の肥筑二侯への推薦話に期待しつつも、「当時私名望之処、大村ハ有旧縁。其他は拾萬石以下之処ニ被招とも不足為栄。熊本・福岡・福井・紀・尾等は格別、岡より以下の処は参りても世間に秘し候方都合宜候[29]」と本音を漏らす。他にも芸州五百石の算段[30]、長州[31]・越前侯招請[32]への期待等を述べるが、「小国にては修身の為ニ不成……勿論大国の肥後筑前長州辺に被招候ならは誰も否と申人も無之候へ共、其事火急ニハ参り兼、明後年位もかゝり可申候[33]」と長期戦の覚悟をも見せている。近くは嘉永二年に津和野藩が俸数十口で招いたがこれを拒絶しているから[34]、上記の発言が単なる虚勢ではなかった事が知られる。いずれにせよ、旭荘が当時も仕官を渇望していたのは事実である。

その旭荘の学風は後年萩明倫館見学の際に「朱子学ヲ墨守ス。固陋無極、我輩は異学と申て一筆ニ画シ去ル[35]」と批判するように、朱学一尊の江戸昌平派を好まなかった。又土屋蕭海が「先生、経済之説、本邦ニては熊沢も不如と被察候。且又朱物陸王等の頑固ヲ除き、有用の学御唱候、私等一番ニ随従仕候[36]」と評した如く徹底した実学主義であり、その事は『九桂草堂随筆』巻二に旭荘自身が「活史活学」の語をもって言明している。幸い長府は古くは旭荘と同じ亀門が実権を握り、その後朱学を受容するが、天保期に吉村秋陽を招き学政改革を断行した結果、王学の影響を受けるに至った。[37] 目下は民政への関心の高い一斎門の伊藤増三郎や旭荘門の国島俊蔵が古参藩儒としてあり、特に伊藤などは経世家的思考を優先する実務派であったから、当時の長府は旭荘の講学や思想の実践には真に好都合な土壌を持っていたと言わなければならないだろう。

(2) 松本濤庵と激派の人々

しかも松本濤庵を渠首とする強硬論者等は藩内開明派が主体であった。藩医松本濤庵の事蹟については拙稿を参照されたい[38]が、彼もやはり旭荘と同様に実際有益の学を求めた優れた洋医であった。又昌蔵、真平、五六郎、哲九郎等、興膳家の人々の多くも医を業としたが、萩藩の石炭交易や物産売買に尽力、殖産興利の思想を重視した一族であった。[39] 友田小助は嘉永以来藩政に参画し、その後長井雅楽の公武一和、海外通商策を支持する。彼が現実感覚と進歩的発想を備えた吏僚であった事は、文久二年に臼杵同様攘夷派に暗殺された事実が雄弁に物語っていよう。こういった考え方を持つ濤庵等が、実学派旭荘を長府藩教学の牽引役に据えたいと企図するのは蓋し当然の事であったかも知れない。

俊蔵はこの強硬派の存在を旭荘に次のように語っている。

　松本濤庵、諸葛力斎、友田小助たちが先生を当藩に引き留めようとしていろいろ工作しておりますが、その言葉に耳を貸してはいけません。とりあえずは君命をお待ち下さいませ。[40]

そして濤庵と俊蔵の対立は二日間に渡って続く事になる。その具体的な様子を『日間瑣事備忘録』に追ってみよう。

〔二四日〕激派の俊蔵非難はその消極姿勢への苛立ちに起因した。濤庵等は長府招聘の実現のみを目的に単純な行動をとったのであるが、俊蔵は藩法違反の処理とも関連させて儒員任用策を模索していた事が次の発言から明瞭となる。

好事魔多しとか。弊藩で清水のタキ女を狙っていたのは一人、二人じゃありませんよ。それなのに麻之丞殿は一切の縁談を断って先生に決めてしまいました。そいつらが腹いせに藩法を持ち出して中傷する可能性だって十分考えられます。ですから一刻も早く当地を立ち退かれることこそ賢明な選択なのです。しかしながら、藩府が先生の儒員としての登用を決定すれば、その場合はたとえ清水氏との婚姻が未裁であったとしても、もはや許されたも同然。そうなれば当地にこのまま滞在なさっても一向に構わぬものと心得ます。(41)

この発言からすると、俊蔵や増三郎は周到な招聘策を準備していたらしい。それは極秘に進められ、しかも事は一藩教学の浮沈に関わる人事ゆえ一層の慎重さが要求された。濤庵等に相談しなかったのもその過激軽率な行動を警戒しての措置であり、別段悪意あっての疎外ではなかったようである。激派は俊蔵側の招聘策の存在を知らされずにいたに過ぎない。俊蔵にはこのような老獪さがあった。かたや濤庵は香車の突喊で強引拙劣ながら、人情味に溢れ、義侠の風があった。無論両者の旭荘欽慕に優劣はつけがたい。

〔二五日〕濤庵が来邸し必ず招聘を実現させると必死の覚悟を示すが、旭荘は私婚の後ろめたさもあり初議（待命）に拘わった。この日再び濤庵と俊蔵は険悪な雰囲気に包まれた。一宮遠遊の約束を反故にされた俊蔵が怒って来て、自分の忠告を無視して濤庵と密談する旭荘を厳しく責めた。

今朝ほど聞いた所では、濤庵老がこちらに伺ったとか。私は彼の誹言（騒がしく軽薄な発言）が先生に本日

の約束を違えさせた元凶だとただいま知りました。(42)

濤庵も一応抗弁はしたものの、約束の時刻に間に合わなかった責任の一端は自分にあると率直に認め、激論には至らず、ひとまず皆が待つという武久碩の屋敷に赴いた。武久邸は松本邸の南隣にある。ここでも濤庵は旭荘を度々別室に連れて行き、明日はとりあえず我々の胸中を慮って当地に留まって欲しいと懇願したが、旭荘の方は「君命があれば受けるつもりです」と同じ答えを繰り返した。これに対して濤庵は意外にも次のような話を旭荘にしている。

実はここ数日来、俊蔵は密かに増三郎と謀り、君命を以て先生が当藩儒員に登用されるよう要路に働きかけております。それゆえこの一件についてはまず上首尾が期待できましょう。ただ先日、増三郎が参りまして、「蔵倉ノ之ヲ拒ム有リ」と申しておりましたのが少々気掛かりではございますが。(43)

右を見るとやや事情に変化が窺える。つまり俊蔵は招聘計画を濤庵に打ち明けたのである。それは濤庵の怒気に気圧されたのでも、又反対派との非難に耐えかねた為でもなく、結局の所、濤庵等の一藩教学の将来を見据える熱意を優先したのである。俊蔵は藩文人間にこれ以上溝が深まるのを好ましくないと感じていた。目的は旭荘招聘で一致しているのであるから、彼等にも進捗状況を伝えて連携する方がより得策と、賢明な選択に踏み切ったものと思われる。

しかし、この濤庵の言葉が皮肉にも旭荘に長府仕官を断念させる契機となったのである。それは学識・人物が否定されたのならいざ知らず、藩府に経済的余裕のない点が障害となっていると判明したからには、もはや如何ともしがたく、旭荘はこの時長府を去ることを決意したのであった。

招請派がいかほどの官禄を旭荘に内示したかは定かではないが、長府では儒員八十石、医員百石が各々筆頭で、常識では余程思い切っても百石が限度と思う。しかるに増三郎の「蔵倉ノ之ヲ拒ム有リ」という語には、旭荘の真価を知る諸士が藩府に法外な高禄を要求した感がある。それが濤庵等激派によるものとばかりも言えない所が又面白い。『日間瑣事備忘録』の天保十三年二月二日の条に、旭荘は手塚春波が聞いて来たという、古賀侗庵二百石加禄、朝川善庵も五百石で大村藩儒に召し出されたことをメモしているが、この話の出所は田坂右門であり、右門は実兄の中川清左衛門（在江戸）からの手紙でこれを知ったのであった。従ってこの兄弟が著名な儒員の招聘相場を熟知していた可能性が高く、藩当局に対して力説したのは中川・田坂の両者であったのではないかと思われるのである。旭荘は古賀・朝川の話に感奮し、「此れ近日の奇事なり」と期待感をにじませているが、事実は噂話に過ぎず、全くの虚報であった。まして旭荘自身大藩志向が顕著であり、前述の如く「芸州五百石」などという自大な発言も見られるから、所詮五万石の小藩に納まり切れるものではなかったのである。

意を決した旭荘は皆に向かって次のように告げている。

時勢とはこのようなものでありましょうな。速やかに当地を立ち去ることこそ上策と申せましょう。(44)

友田小助等が断然翻意を促し慰留に努めた結果、旭荘はもう一日だけ待つと答えた。全員歓喜したが既に旭荘の離府の決心は動かし難かった。その際の旭荘の胸中は「国純甫の席上、中川、田坂、友田、松本の諸君と同に賦す」（『梅墩詩鈔』四篇、巻三）と題する長詩に披瀝されている。

諸公堂々才力健　　諸公堂々として才力健なり
果爾名藩富文献　　果して爾り名藩文献に富む
紙上章句棄拘迂　　紙上の章句拘迂を棄て
天下形勢入議論　　天下の形勢議論に入る

不道小集唯数人　道はず小集の唯々数人なるを
毎人胸蓄兵十萬　人毎に胸に蓄へたり兵十萬
巨觥容斗亦能傾　巨觥斗を容るるも亦能く傾け
各自酣酔何須勧　各自酣酔すれば何ぞ勧むるを須ひん
興来椽筆走如飛　興来れば椽筆走りて飛ぶがごとく
硬語横空風雨噴　硬語空を横ぎって風雨を噴く
燭涙成堆宴将終　燭涙堆を成して宴将に終らんとし
歓楽哀情交繾綣　歓楽　哀情　交々　繾綣
海門霜威圧夜濤　海門の霜威夜濤を圧し
枯蘆葉尽宿雁怨　枯蘆葉尽き雁怨を宿す
孤舟明日向何辺　孤舟明日何辺にか向かふ
寒潮落月又離恨　寒潮　落月　又離恨

前半は豪壮、十句目に韓愈「薦士詩」(横空盤硬語)をふまえた点に長府仕官への強い意欲が顕在化している。後半は対照的に悄然悃々たる愁吟へと変じ、旭荘の深い落胆が伝わる。そこに藩儒招聘の命を心待ちにしていた偽りなき旭荘の苦衷が滲む。旭荘は人情も景物も好ましいこの長府に何としても落ち着きたかったのである。二七日の離府には多数の知友が見送りに来た。海の側まで来た時、俊蔵が松林の間に見える大きな建物を「あれが当藩の学館です」と指差した。(45) 或は自ら当館で教授したかも知れぬ藩校敬業館の偉容が、果たして旭荘の目にどのように映ったであろうか。

おわりに

一代の通儒広瀬旭荘の長府娶嫁にはかくも複雑な背景があったのである。そこには『日間瑣事備忘録』だけでは知り得ない事情も多く存在した。仲介者田坂右門は自らの家庭事情により婦家寄りの立場でこの縁談を勧め、清水家や親族小島家、親友の原田家は、名儒小田家再興に旭荘の利用を考えた。そして旭荘にとっても永富独嘯庵の一族に連なる名儒家に嫁ぎ、その血を引く子供を産んだ女性を娶るのは誠に名誉な事であった訳で、ここに三者の受益性が一致を見て早速に婚姻が成立したものと考えられるのである。

この長府娶嫁が契機となって当地への引き留め工作が始動する。それは藩儒招聘運動へと発展し、手段・方法の差こそあれ、藩内文化人は旭荘の登用を支援した。それが頓挫したのは藩要路に人材登用の先見性がなかった為である。本件失敗の要因は、旭荘級の大物儒者を正式な藩臣として招聘する際の俸禄相場を藩府が熟知せず、しかも官学昌平派に属さぬ旭荘を軽視し、その活学者たるの真価を十分に認めなかった点にあったのではないかと私は見ている。

（1）　伊藤信『美濃文教史要』（郁文堂書店、大正九年）八八頁。藤島桐坪は長府藩御用細工師として知られた常興の弟で、坂谷朗廬門であった。又後藤松陰の詩文は未刻ながら、現在、大阪府立図書館が自筆稿本を所蔵する。『春草詩抄』乙酉（文政八年）には「乙酉三月念一日、重見長府文学竹舌国島生、分韻賦呈。戊寅（同元年）季春、余西遊過長府、宿小田文学廷錫家、始謁先生、今八年矣」や「長府文学小田廷錫来、飲于半江翁宅、得人字」があり、長府儒員との交流の一端を窺う事ができる。

（2）清水麻之丞は幕末長府藩の進歩派に属し、藩論確定に多大な影響を及ぼした。その事は清水朝彦墓碑（金屋町法華寺、清末吉山喜一撰、明治二十年）に詳しい。維新後は豊浦藩少参事、山口県権大属等を歴任、東京師範学校監事を最後に帰郷し、明治十九年五五歳で没した。学は朱説を主とし晩に王学を修め最も文章に長じた。しかし文久二年には彼の不行迹をめぐって旭荘は長府親戚一同から訴状の作成を依頼され、遂に交わりを断つに至る。

（3）『日間瑣事備忘録』巻七九―巻八一（『広瀬旭荘全集』日記編四、思文閣出版、昭和五八年）

（4）『古谷道庵日乗』第三四は、特に「旭荘先生馬関行」と題字を冠し、十月十一日以後は旭荘日記と併読すると有益である。十五日条には「国氏曰、為先生媒清水麻之丞家伯母、方就成願君亦謀之。帰以告先生、其事全成矣」と記されている。これに対して『日間瑣事備忘録』十四日条は「先是俊蔵為余謀聘長府士人清水氏女、属諸田坂右門、右門周旋竭力」と見え、比較すると面白い。但し婚儀終了の翌十六日には道庵は宇賀に戻った為、旭荘の長府招聘運動については何等の記載も認められない。

（5）国嶋俊蔵（章、松洲）は竹舌（宏、二代伝右衛門）の養嗣子。その出自については従来二見浦農佐々木久兵衛弟（日本教育史資料巻十二）とされている。これについては『広瀬淡窓旭荘書翰集』前篇に淡窓からの俊蔵宛書簡が三通掲載（四八―五一頁）されており、最初の手紙は「佐々木舜蔵」（閏月五日、萩開塾の一件）と宛名されているが、天保十年前後と思しき書簡には「御養家へ御引越被成候由、万々奉拝賀候。仕官と申且儒家之儀に而重々欣慰之至に候。何卒御努力可被成候」（十月廿日）と見え、宛名も「国島俊蔵」に変えてあるから、確かに佐々木氏から国島家に養子に迎えられたことが判明する。又『古谷道庵日乗』はわずかながら晩年の俊蔵の動静を記録している。それによると明治七年十一月十二日に国島氏発病の話を記し、翌八年十二月二六日には病臥見舞いの書信を上田青湖に托している。同十一年十月二三日には二見の佐々木氏で対面し菓子を贈ったとあるから、最晩年は実家に戻り老を養っていたことが窺える。よって確かに国島俊蔵は長門二見の佐々木氏の出身であったと考えられるのである。ところが『藩中略譜』は関町医福原伯龍次男と明記する。これはいったいどういうことであろうか。思うに俊蔵は百姓身分であった為、藩士家に養子として入るには身分上差し障りがあると考えられ、ひとまず長府藩医福原氏と縁続きにあった下関で開業している福原家に形式的に養子となり、再度国島家に迎えられたと考えるのが正しかろう。旭荘日記の天保八年四月二七日条に「俊蔵独去。既而使人来曰、今日宿於麻布長府侯邸福原伯亮家、請明日帰路過焉」と記載があり、俊蔵と福原家との特別な関係を窺うに足る。さらに福原家三男が香取家を嗣いだ純庵（淡門、同五年九月八日入門）である。或はこれも養子であろうか。旭荘の婚礼に両者が立会人となる理由はその点にあったかも知れない。更に『慊堂日暦』五（東洋文庫、昭和五五年、平凡社）同八年四月二六日条にも「広瀬元簡の子謙吉（三四）来り、国島俊蔵（長府の人、昌平の書生）陪し来る」と見え、東上中における師弟関係の親密さも確認できる。

（6）その他に旭荘歓待の長府文人は、江口源助（馬廻五十石、号南山）、菅岱庵（馬廻藩医百石、号粽谷）、三島仁三郎（中扈従五十石、号壇渚）、飯田茂的（中扈従四十石、茶道頭）、武久碩（勅使神職、号考槃）、粟谷族（馬廻三百石）があり、又『古谷道庵日乗』には尾形勘三（中扈従三十石、小筒撃）の名も見えている。

（7）『日間瑣事備忘録』一、巻十二、天保九年二月二八日、同書二、巻二六、同十二年七月五日等。又萩行は同書七、後編巻十四、安政五年二月末の事である。

（8）『広瀬淡窓旭荘書翰集』（長寿吉、小野精一編、弘文堂、昭和十八年）四八一頁。

（9）同右、五三六頁。

（10）この在関文化人や富商との交遊も『日間瑣事備忘録』天保－文久の赤関紀行に詳しい。石井宗純は当地を代表する文化人医師、尾崎秀民は後に大坂で広瀬家の家庭医となる。香取小谷は文人硯師として知られた。伊藤家は関大年寄、桐山家は阿弥陀寺町小年寄、二川家は東南部町に古くから続く苗字持の長府藩御用商人であった。

（11）興膳真平は天保五年三月二十日入門。『淡窓全集』中の入門簿には安三良とあるが、旭荘日記の十三日条に「五六郎兄安三郎旧門生也。今名新《ママ》平亦出迎」とあるから同一人である。廃藩前には藩主侍医に昇格していた事が『古谷道庵日乗』明治四年七月二五日条から窺える。

（12）藤永玄吉は天保五年四月八日に真平紹介で入門。藤永家（小松屋）は酒・醤油問屋として繁盛し、家格は小年寄内田家に次いだ。又『梅外詩鈔』二編巻下に「寄題藤永氏欸乃一声楼」がある。旭荘もここに宿泊したか。

（13）古谷道庵は萩の松村玄機、長府の二代香取文圭に医を学び、天保四年宜園入。大坂でも旭荘に従学四年、更に大村招聘に随従して旭荘の講学を補佐した。今次来府の翌年には備前の難波抱節に従学、蘭医方を熱心に学んだが、弘化二年に帰郷、以後宇賀で医療、教育に専念した。一般に村医、地下医とするが、正しくは陪臣医であり、長府藩家老毛利の筆頭家医を天保七年七月朔日に拝命、又嗣君授読の件は同九年四月十五日に日乗に記載がある。

（14）西島青浦は天保十四年に宜園入、幕末は国事に奔走した。日乗の同年十月十二日条には、長府町年寄大庭家（当主伝七は白石正一郎実弟）との婚姻をまとめる動きのあった事が記されている。『白石日記』には慶応二年と三年の数カ所にその名が見え、さらに北条瀬兵衛『小淞遺稿』巻下に「送西島青浦帰馬関」がある。維新後上京、旧知の木戸邸に起居し、画事を楽しみつつ病没したという。福原周峰『太古山房詩抄』巻三には「辛卯四月十一日、偕長三洲、島地黙雷、国重半山、長谷川秋水、笠原百里、勝田梅瘦、山県篤所、西島青浦、飲于不忍湖心亭、分得豪」と見え、明治期の長州系文人の一人として活躍した。

(15) 初代清左衛門については『小竹斎詩抄』巻五に「次韻中川子信」があり、飢饉に備えて米穀の備蓄を盛んに行った結果、飢寒者を一人も出さずに済んだと、小竹はその良政を絶賛している。巻二にも「長府越子信寄示瓦亀詩。子玉傍観称曰才翁。次韻以酬三首。戊寅（文政元年）除日也」がある。両者の関係はこのように懇篤なものであった。又石浜純太郎『浪華儒林伝』（全国書房、昭和十七年、一五〇頁）には、小竹は九州遊歴後、重い麻疹を発症して長府で養生した（二三歳、享和三年春）と述べ、当時の長府医家による介抱が十分に推測される。二代清左衛門も詩家と交際多く、中島棕隠『金帚集』巻五に「中川子精、武藤子和、臼杵訥之、中村士錦、邨田吉甫、香取子亀、及三原伯齢、広江大車、香取小谷輩、再会于余所寓玉函楼云々」（天保七年七月二日）があり、諸子の冒頭にその名が置かれる所から見て、やはり天保の長府詩壇における中心的存在であったと考えられる。

(16)『御当家御役人前帳』（下関文書館史料叢書2、昭和四六年）九六頁。

(17)「篠崎小竹門人帳」（上方芸文叢刊五、宗政五十緒編『名家門人録集』所収、八木書店、昭和五六年）文政七年（一四九頁）。結城香崖は天保七年入門（一七二頁）。

(18)『日間瑣事備忘録』四、嘉永四年十月十四日―五日条。

(19) 前掲書翰集、六七二頁。

(20) 室氏初嫁小田氏。夫亡有遺腹女。方四歳。養小島太郎左衛門。孫常吉為嗣、行将配女。太郎左衛門以小田氏世業儒、欲使常吉学余。

(21)『小竹斎詩抄』巻五に「長府小田廷錫餉酒壜賦謝」があり、『小竹斎文稿』には「小田廷錫墓碣銘」（天保七年）が収録されている。

(22)『長府藩学者小伝』（長府図書館蔵）には小田亨太郎は嘉永三年戌六月九日に没したとある。そこには「帰藩して敬業館訓導に任じ、後六年疫に遇ひて没す。嗣がなかったので同藩士黒田来蔵の子尭臣を養ひて嗣となす」と記述する。又『長府関係の伝記集』（同右）巻二には「三十で帰藩、一男一女あり。早夭す」としか見えない。因みに田中助一（『防長医学史』一六八頁）は嘉永四年を没年とし、吉田祥朔（『増補近世防長人名辞典』六六頁）は日本教育史資料巻十二に拠り「享年知られず」とする。

(23)『藩中略譜』には「原田金弥則朗為養子」とある。又前掲『長府藩学者小伝』所収「有川紀綱小伝」に清水の「祭有川紀綱文」が「安政六年九月、入藩校敬業館、為藩費生。常与原田隼二、清水佃等、談勤王之事、是以諸生所疏斥」と引用され、他に興膳哲九郎も友人であった。

(24)『日間瑣事備忘録』六、嘉永六年二月二一日条に「清水麻之丞東……室氏披東神色不楽、問其故。則女在小田氏者卒也」と見える。

(25)前掲書翰集、五五〇頁。

(26)『日間瑣事備忘録』四、嘉永四年十月十八日条。

(27)同右、十月二四日条。

(28)寡君不在、世子既聞先生件。或将命留之。然廷議未決、請勿泄言。

(29)前掲書翰集、三一九―三二〇頁。

(30)同右、二八〇頁。

(31)同右、三〇七頁。

(32)同右、三一五頁。

(33)同右、三一八頁。

(34)『日間瑣事備忘録』三、嘉永二年一月九日条。

(35)前掲書翰集、五四四頁。

(36)同右、五四五頁。

(37)長府藩の初期儒員、臼杵鹿垣、国島京山は亀門である。吉村秋陽については拙稿「幕末防長支藩の王学派台頭に関する俯瞰的考察―吉村秋陽とその門人の軌跡を軸として―」中の「三　長府藩」の条（本書五五頁以下）を参照。なお旭荘も俊蔵の仲介で秋陽に見えた事が旭荘日記、天保九年三月四日に「俊蔵為長府賓儒学吉村重助、致意請臨其家……与諸子訪吉村氏。俊平亦従」とある。四月五日には「吉村重助、率臼杵俊平・広江力次郎（諸葛力斎）来別復飲」と離関する旭荘を訪ねた。

(38)拙稿「長府藩医松本濤庵に関する若干の考察」（本書一一九頁以下）。

(39) 幕末期興膳家の特異性は妻木忠太『来原良蔵伝』(昭和十五年)に詳しい。興膳兄弟の父襲三郎は小石元瑞門(『京都の医学史』資料編所収「椋園先生門籍」五二頁)。又嘉永末から安政初にかけて襲三郎、五六郎父子の京邸に白石廉策(『白石家文書』所収「甲寅東遊日記」「乙卯安政二日記」)が滞在、正一郎も安政三年七月(『白石家文書補遺』所収日記)に訪問している。

(40) 濤庵、力斎、小助諸子欲留先生。然勿聴而竊待命。

(41) 好事多魔。藩之士人聘清水氏者指不勝屈。氏一切拒之、而帰先生。不逞者以藩法中清水氏忘未可知也。故宜速携去。然廷議留先生、則清水氏之嫁雖曰未允既允也。然則宜留。

(42) 今朝聞、濤庵老拝趨、吾知其言誤期。

(43) 数日来、俊蔵竊与増三郎等謀、欲以君命留先生。為事垂成。増三郎来告。有蔵倉拒之。我輩深憾。

(44) 時勢如是。速去為上策。

(45) 旭荘は帰坂後、長府の国島俊蔵に手紙を送っている。前引書翰集前篇(五一―五二頁)に掲載されたもので、趣意は帰坂までの各所旅泊の経緯説明と、『梅墩詩集』の評判を高め、売れ行きを伸ばす為に協力を依頼する点にあった。そこに「去年者色々御周旋被下御蔭に而得家室御厚誼不堪感謝」とあり、俊蔵の多大な尽力に対する謝意が添えられ、さらに関係した長府人へも「中川君へ宜敷被仰可被下候(中略)友田、松本、諸葛諸君へ宜敷御伝声可被下候」(嘉永五年正月十六日)と礼辞が認められており、旭荘が中川清左衛門の他には全て激派諸士を名指ししている所に本件に対する旭荘の真意が顕現している。なお同書後編、旭荘書翰、四三九―四四二頁に収録された「松洲老兄」(一通は松淵兄と誤植)宛書翰三通を編者の一人小野精一は「松洲とは田島匡、字子賜、号松洲、通称徳三郎、肥前島原人」と注記しているが、これは明らかな誤りであり、内容から察するにこの松洲は国島俊蔵であること疑いない。これらは嘉永・安政間の書簡と分類されている。ここに長府士田坂右門の名が現れる。「貴地之諸君へ宜被仰可被下候。田坂君へハ先日一書差上候間、今度状不差出候。宜被仰可被下候」として、ここでも詩集の宣伝方を依頼している。これにより長府雅士中でも右門の扱いが別格のものであることが分かろう。

広瀬旭荘晩年の赤関厄難について

――『日間瑣事備忘録』に見る婚家当主清水麻之丞との紛擾顚末――

はじめに

嘉永四年秋、一代の通儒広瀬旭荘は長府を訪れ、藩中雅士の熱烈な歓待を受けた。しかもその折、周囲の勧めで藩士清水家の長女タキを後妻に迎えた。その経緯等については既に考察した所であるが[1]、思えばこの婚姻は清水家当主麻之丞の同意なしには成立し得なかった。為に帰坂後の旭荘は麻之丞と度々書簡を交わし、長府婦家に対しては丁重な扱いを心掛けた。しかし旭荘が娶嫁後、長府入りするのは安政五年のただ一度だけであり、しかも諸士との歓酌の機会もなく、安政、文久の五度に及ぶ来関の全ては馬関の富商・医家との交遊を楽しんだに過ぎなかったのである。

あれほど長府を好んだ旭荘に右の行動をとらせた背景には、まず藩法違反（私婚）の問責からの逃匿意識があり、他方に藩儒招聘策の頓挫に対する失意が挙げられるが、いま一つ義弟麻之丞との不和の影響が指摘できるようである。両者の関係悪化は安政三年の麻之丞による五惑の糾問に端を発し、文久二年には親族の依頼で旭荘が麻之丞弾劾の訴状を起草するに至っており、事態は不幸な展開をたどった。

本論は上記の広瀬旭荘と清水麻之丞の対立一件を軸として、長関で晩年の旭荘が遭遇した不快事の真相を備さに検証するものである。

一　安政三年の西下と麻之丞への不満

抑々の発端は娶嫁後二回目の来関となる安政三年にあった。六月九日、旭荘は到着早々馬関から麻之丞へ妻の現況を報じる書簡を送り、書中老僕与吉と旧従婢サトの大坂派遣を要望した。その日の夕刻、麻之丞から与吉は明朝差遣、サトは行方不明と何とも冷淡な返信が届く。翌日その言葉通りに与吉が来たので、慣れぬ都会生活にタキが気鬱気味であることを話すと、与吉はひとまず主人と相談すると即答を避けた。そこでこの日は金比羅祠に遊び、麻之丞等に土産を託けるに止めた。

十三日、旧門生国島俊蔵（長府藩儒）が顔を見せた。今回長府士の来訪は俊蔵以外になかったが、代って馬関の富裕な町人層が旭荘を歓待した。富商では伊藤助太夫、河野亀太郎、奈良屋慶二郎、二川善右衛門、藤田彦左衛門、森之助父子、桐山源左衛門、秀四郎父子等があった。伊藤は大年寄、河野（小倉屋）は脇本陣、藤田（奈良屋）は天保期に広石家に代り大年寄を勤めた。桐山（魚屋）は阿弥陀寺町の小年寄で子息篤三郎が旭荘門にあり、さらに東南部の二川（紙屋）、西之端の入江（奈良屋）は長府藩御用商であった。町医では石井宗純（節斎、為門）、松永省吾、小林松軒等の名が見える。石井は馬関町医の総帥として当地医界に重きをなす傍ら歌人としても知られ、松永は小郡の人で当地に開業、幕末に萩宗藩医となった名医である。小林は角島の村医ながら幕末長府藩に召し抱えられた。彼等こそが下関における旭荘の詩文・学問の最大の理解者であり、滞関時の旭荘を物心両面で支え続けた人々であった。中でも当初は河野家が、河野没落後は奈良慶と後出の東南部の茶慎（茶屋慎次郎、口銭銀割方役）が最も熱心に旭荘の面倒を見たのであった。

六月十五日、麻之丞は先日の答礼に与吉を遣わし、葛粉と紙に書簡を添えて持参させた。これが後々の禍根となる五惑の糾問状である。

私ども親族に五惑あり。貴公に敢てお尋ね致す。一、世間の俗物は貴公が礼儀作法の簡約を好む点を知りません。一部の者は妻家を疎略に扱っていると考えています。二、貴公は我が姉婿となって六年。我が一族であなたの面体を知らぬ者も多く、皆その姿を訝しんでおります。三、我が姉が嫁いだ後に父兄の忌斎がありましたが、いまだ一回も志が送られて来ません。儒者の妻たる者がこれで宜しいのやら。我が姉が至って愚かであるのは誰もがよく知っておりますが、貴公はただその愚を忍び視るばかりで、何も教えてやらないのでしょうか。四、貴公は筆舌に頼って生活なさっています。しかし病気になって衰弱したとき、どんな方策で我が姉を養うおつもりなのでしょうか、私には分かりません。五、昔から人生七十、古来稀なりと申しております。貴公はもう五十、我が姉はまだ三十。あなたがもし死んだならば姉は誰と暮らすことになるのでしょう。都会の人は皆ずるがしこい。一人の女がいったいどうやったら生きていけるとお思いですか。以上の五ヶ条は私だけでなく、親族一同が不信に思っている点です。どうかお答えを。(2)

内容はもはや皮肉を通り越し侮辱に近い。要点は、①妻家への礼を篤くせよ、②妻家を再々訪ね親戚と誼みを通ぜよ、③身内の冠婚葬祭への志を怠るな、④貴殿の衰病に際し姉が困窮せぬ工夫をせよ、⑤貴殿の死後も女一人が都会で暮らせるよう考えよ、というものである。各条とも断じて天下の通儒に向ける類の質問ではない。しかも軽々しくその死を口にするなど不吉この上なく、甚だしい悪意を感じる。それを敢行したのは何故か。これは麻之丞一個の考えではない。恐らく長年里帰りせぬ旭荘夫婦に不満を抱く親族があり、彼は平素からその愚痴に付き合わされていたのであろう。ところがしだいに親族たちは当主の働きかけの不足に原因があると彼に矛先を向け始め、麻之丞を再三責めたに違いない。その圧力が彼に鬱屈した心理を抱かせ、この難詰状を書かせたのではないかと思われる。しかも旭荘は馬関まで来るが長府には来ない。尚且つ今回の如く清水の家僕下婢を自己都合で大坂に呼び寄せようとするのであるから、若い麻之丞に感情が自制できる筈もなかった。

これに対して旭荘は回答を留保、明日弟子を派して説明させるとのみ記した手紙を与吉に持ち帰らせた。弟子とはこの日宇賀から来た古谷道庵のことである。旭荘は道庵と善後策を協議した。道庵は豊関の旧門生中、旭荘が最も信頼した人物の一人である。(3) 道庵は一読して麻之丞の非常識さに呆れ、心疾者ゆえ相手にせぬようにと助言した。ただそう言われても旭荘の心中は穏やかならず、特に第三条の儒者の妻たる者云々という表現を不敬失礼の極みであると憤慨した。道庵はこう宥めた。

奥方様は天が大いに安んじて下さる立派なお方です。先生がもしこのでたらめなことばかりを口にする愚かしき男の為に、家庭の平穏を乱されることがあれば残念でございます。ここは一つ明日私が先方に出向いて穏やかに彼を諭して参りましょう。この件はぜひ私にお任せ願います。(4)

旭荘はこの言葉に慰められて平静を取り戻し、本件の周旋を道庵に一任したのであった。

十六日、旭荘は亀山の北に住む妻の従母（妻の母方の姉妹）の夫、瓜生恒二郎に招かれた。旭荘日記には詳しい紹介がないが、後に瓜生氏が素麵製造を家業としていた点を記すから、神宮寺町随一の旧家で稗田村の開拓者としても知られる瓜生氏のことである。(5) そこで昨日の一件をこぼすと、夫妻は旭荘に同情しながらも、相手はまだ若輩で先方の事情を察するだけの力もないからと寛恕を乞うた。麻之丞は天保二年の生まれであったから当時まだ二六歳である。恒二郎はその点をどうか配慮してやって欲しいと述べたわけである。

同日道庵は早速長府の清水邸に赴いた。談判の詳細は旭荘日記には見えぬが、古谷日記（安政三年六月十五日）には次の記載がある。

八幡に至り清水氏の主人麻之丞に見え、先生の意を伝えた。これは最近広瀬・清水両家に争事が起こった為である。長いこと話して酒が供され、昼ごろ辞去した。(6)

道庵日記の場合、複雑な談柄や重要案件については「話（談）久之」という表現が使用され、内容の公表を意図的に控えようとする傾向が窺え、それは本件も例外ではなかった。道庵は麻之丞との談判終了後、状況を報告する為、西島孫吉（青浦）を旭荘のもとに派した。孫吉が持参した道庵の手紙の内容は、旭荘日記中に次のように引用されている。

麻之丞には別段意趣はないようです。ただ先生がこちらにおいでにならぬ点を残念がっておる様子。まことに年若いばかりで何らの遺恨も感じられません。深く問い質すようなことはせず寛大なご処置をなさり、まずは奥方様と二人してこの若者をゆるりとお諭しになることをお考え下さい。(7)

道庵は事情聴取の結果、先方は婚後一度も里帰りせぬ点を不満とするだけで、旭荘への悪意は認められぬと判断した。先の瓜生氏の話と合わせても、結局周囲は年少の麻之丞の未熟さが非礼な言辞を生んだと解釈しているのである。さるにても麻之丞の言辞は過激で、常人の感覚では到底容認しかねるものがある。周囲からは宥免せよと言われたものの、当事者旭荘の怒りはそう簡単に収まるものではなかったに違いない。その証拠に結婚後の初来府にはなお二年の歳月を要し、この時間が今回受けた旭荘の傷心の深さを物語っていよう。

安政三年に発生した五惑の糾問騒動は、以上の如き経過をたどり、古谷道庵の仲介によってひとまず事態は収拾されたのであった。

二　安政五年娶嫁後初の長府来訪

安政五年、旭荘は萩を訪れ、その帰路宇賀に古谷道庵等を訪ねた。宇賀からは湯玉―小串―川棚―高野―吉永―黒井と陸路を南下、鬼ヶ城山の麓を通って八本、芳辺、三軒茶屋を経、長府の国島邸に旅装を解いた。三月六日のことである。この来府は青村宛書簡に「今度ハ萩より赤関ニ出、長府ニ初入ヲ致し(8)」(安政五年二月三日付)とあるから、事前の計画に沿っての行動であったことが知られる。

七年ぶりとなる娶嫁後初の婚家であるから、旭荘は入念に俊蔵と相談をし、十分な進物を用意した。麻之丞には金一両、妻女には二分を贈ることとし、同時に酒二樽を購入して親戚一同に対する配慮も怠らなかった。清水邸での歓酌中に隣家の小島太郎左衛門、老僕与吉が顔を見せ、大坂での様々な出来事を語った。この日旭荘はそのまま清水邸に一泊した。翌七日は藩医宮原杏庵に酒一升、俊蔵に謝金として金百匹と酒一升を贈った。妻の実弟伊藤文次郎には金百匹、与吉と婢トシには二朱を与え、小島太郎左衛門にも一朱を贈った。

旭荘日記は以上のことを淡々と記すが、読む側には金銭に群がる親戚縁者の姿が奇妙に印象的である。旭荘は同日長府を去り、船で北上、吉田、舩木を回って十一日に馬関に下り、十六日まで滞在した。嘉永の滞府と比較すると格段に寂しい長府行であり、清水邸への逗留がわずか一晩であった点も、旭荘と麻之丞の関係修復が思うように捗っていなかったことを暗示する。ただ今次の状況を見る限りにおいては、両者の関係がいっそう悪化したとは思われない。むしろ双方なりに相手への配慮が顕著であり、旭荘の麻之丞へ対する嫌悪感もひとまずは沈静化していたようである。

しかし、文久元年、両者の回復しかけた信頼は意外なことから再び亀裂を生ずるに至るのであり、事態は確実に破局の方向へと進んで行ったのである。

三　麻之丞の非道と長関親族の苦悩

文久元年六月、旭荘は家族を連れて日田に帰省した。翌二年も日田にあったが、四月十四日に藤井勝之丞（柴六郎門人）から届いた書信が再び旭荘を動揺させることになった。

瓜生夫妻に会いましたら、先生の奥様に以下のことを伝へて欲しいと言われました。「麻之丞が妻に非道を働いている。朝夕暴力を振るったり、一室に幽閉して食事を与えなかったりである。妻は餓えに堪へ切れず、衣を盗んで売り、何とか食物を手に入れると、奴はまた妻を鞭ち責める有様。叔父の伊藤文次郎殿が損害の埋め合わせをしたものの、妻女は今にも悶死しそうである。しかも麻之丞は他に女を作り、自分だけいい思いをしている。文次郎殿と我々夫婦はただトサを憫むばかり。彼女はまだ少女であった頃から彼を婚約者として大切に扱ってきたというのに、彼奴はその恩を忘れ家庭を顧みないので、トサはもはや発狂寸前である。そこで旭荘先生の来駕を待って、文次郎殿と彼女の救出計画を謀りたいと思う。しかし今はそなたも出産間近とのことゆえ動けまい。文次郎殿は致仕を願い出ておるがまだ許されていない。藩法では致仕後は自由な越境ができるので、その折は日田へ下ってそなたに対面した上で、清水家の混乱を鎮める為に長府へ先生共々お連れする所存ということだ」と。(9)

対処は二四日になされた。二二日、筑前黒崎の高春水（旧名品川大吾）が来訪、現在は長府の北郊に住み、豊関の宜園人脈を頼みとして近々開業する予定であると語った。旭荘は春水を信頼に足る人物と見た。二五日、春水は旭荘の諸国周遊の従者にと願ったが、旭荘は許さず、長府人と開業を約したからには信を失わぬ為にも思い止まるようにと説得した。そして明日長府に戻るという春水に麻之丞の一件を打ち明け、赤関の瓜生恒次郎を訪ね妻の意向を伝えるよう依頼した。すなわち、自分は広瀬家の人間で清水家政への関与を望まず、何事も長府に住む実弟伊藤文次郎に相談してほしいというものであった。さらに妻の従母宛書状を託し、旭荘夫妻は本件への積極的関与を否定する意思を文章で明確化した。

その後しばらくは旭荘日記には関連記事がないが、五ヵ月後、夫妻は止むなく赤関へ出向き、瓜生恒次郎を訪ねている。文久二年十月十一日のことであった。妻は長府行を望んだが、従母の話では目下麻之丞は大坂に祗役中で、虐待されているトサには世話は無理だろうから、今晩は当方に泊り、明日遣いを出しトサを呼ぶことにしようというので、タキはこれに同意し、この日は瓜生邸に宿泊した。

翌十二日、門人の森秀三を清水に遣わしたがトサは来ず、かえって先方から家人を寄こしてタキを迎えようとした。無論タキは行かず、なおトサに出関を促した。同日、伊藤文次郎が旭荘夫婦の来関を知り、瓜生邸に来た。文次郎は既に病気を理由に致仕が許され、今は小倉に住んでいた。文次郎は妻と早くに死別し後妻を入れたが、十四歳の娘は継母に頗る憎まれていた。この話をタキが聞き広瀬に養女として貰うことを申し出たので、文次郎は感激し、明日娘を連れて来ると約束した。本件は雨窓、青村、林外宛書簡（十月十三日付）にも見え、旭荘は「他ニ嫁候とも或ハ仁也（旭荘男）ニ配スル共我心次第」[10]とまで高配を示し、又「養女至孝至順」[11]（十月二七日付）と女子の性格が温柔であった点も窺われる。

さて十四日、ついにタキは長府の実家に向かい、十七日に瓜生邸に戻った。但し残念ながらタキの報告は記載がない。なお旭荘が伊藤の娘と対面するのもこの日である。少女は発育が悪く、十一、二歳にしか見えなかった。継母の虐待に心身を労した結果であろうと旭荘は娘を不憫に思った。外祖母の梶山氏が引き取ろうとしていた矢先の出来事で、旭荘が養育すると知り、喜びの余り馬関まで付き添っていた。旭荘はその女子の名を翌日ツギからアヤと改め、二四日正式に養女に迎えた。

四　旭荘による訴状起草と愚弟伊藤文次郎

文久二年十月十七日、瓜生邸で清水家の問題が話し合われた。参加者は瓜生恒次郎、旭荘夫妻、それに伊藤家の姻戚梶山氏が同席した。まずは正確な現状把握の必要性から老僕与吉を召喚し、実態を語らせた上で協議に移った。その詳細をしばらく旭荘日記にたどる。まず与吉の証言は次のようなものであった。

麻之丞様は奥様を仇のように見ていました。近隣の山田様はご親戚ですが、ご主人が浪華に出張の折、その山田様にお頼みして、奥様の食事を差し入れました。麻之丞様は日頃から吝嗇家で、半月の一斗三升以外はびた一文出されず、油薪紙炭菜醬の費用はすべて奥様が自分で工面しておいでございました。奥様は幽閉されて一器一衣の名さえ口にできません。それでどうやって金銭を手にすることができるというのでしょうか。私の名を呼べば食事を出しましたが、実にこれは奥様を餓死させようとする計略なのです(12)。

長く清水家に仕える忠僕与吉が明かしたものは、憎むべき麻之丞の奸計の存在であった。これは文久二年四月十四日に藤井勝之丞から届いた手紙に述べてあった愛人の処遇と関係すると思われ、恐らく麻之丞はこの側妾を迎えて本妻に据え直す魂胆であり、その為に邪魔なトサを餓死させる合法的殺人を案出したものと考えられる。

次いで与吉は昨夜、清水の四軒北隣の山田家に召された際に思い余って以下の話を口にしたと言葉を継いだ。

私はご主人のなさることでもあり、何とかこれまでこの様子を黙って見て参りましたが、先般広瀬夫人からのお怒りの言葉もあって、このまま続けるのは実に心苦しく、いっそのこと私も食を絶とうと存じます。私が死ねばきっと奥様も生きてはおられませんでしょうから。[13]

右の発言で旭荘等は与吉までが窮地に追い込まれていることを察し、事態が最悪の結末に向けて加速している実情をようやく理解できたのであった。与吉はさらにこう語った。

私は清水家の老奴でございます。ご先代様（信八）が亡くなるに際して、二人のお嬢様（広瀬タキ・清水トサ）のことを託されました。貴方様は今では立派な方（旭荘）のもとに嫁がれ、幸せにお暮らしでございますが、清水の奥様の方はこの有様。いったいあの世で旦那様に何と申し上げたらよろしいものやら。[14]

そこまで語って与吉は辺り憚らず号泣した。これを見て皆も貰い泣きした。与吉の陳述は以上であった。聞き終わって最初に麻之丞攻撃の口火を切ったのは瓜生恒次郎であった。

麻之丞は虎狼である。人理を用いては責めがたいものがある。伊藤文次郎は気が弱く、妹が餓死しようとするのを座視するばかりで、彼女を救うことなどできはせぬ。頼るは旭荘先生ただお一人なれば、何とかここで一策をお授け頂きたい。[15]

文次郎の性格の弱さは有名であったようで、アヤ女が後妻に苛められたのも、梶山氏に言わせると彼が後妻を怖れたことに起因するという。実弟が毅然とした態度を取れず役に立たぬとなると、もはやすがる相手は高名な詩人学者たる義兄旭荘以外になかった。旭荘は恒次郎の要請に応えようとするが、ただ自らの直接介入は固辞して、慎重に一計を授けた。

私は長府人ではありませんし、家内も当方に嫁いで長府籍を脱しました。文次郎殿は他家に養子に入ったとはいえ、もとは清水家の血を引く人間であり、麻之丞とは義兄弟に当ります。長府籍の者は文次郎殿の他にはおられませんから、ここはひとつ彼に麻之丞を訴えさせ、妻と離縁させるように工作させてはいかがかと存じます。ではさっそく文次郎殿を呼んで訴状の作成に取りかかりましょう。(16)

さらに離婚成立後は広瀬家がトサを引き取り、旭荘がその面倒を見ることに決した。しかし最大の問題は文次郎だとタキは彼への不安を口にした。弟は凡庸で訴状を書き上げる文才など全くなく、彼が承知するかどうかが一番心配だという。この協議中に恒次郎がもはや事ここに至っては旭荘殿が無関心を装うことはできない、腹を括られよと念を押すが、当初から姻戚としてこの案件処理の圏外に身を置こうとした旭荘に最終決断をさせたのが、他ならぬ忠義一徹な老僕与吉の言動であったことは誰しもが一致して認める所であろう。

十八日、文次郎が瓜生邸に着いた。旭荘が昨日の協議結果を告げると、文次郎は自分が麻之丞の無頼の状を口述するので、旭荘師がそれに基づき訴状を撰して欲しいと提案した。しかし、訴状の書式は邦文ゆえ逆に旭荘が口授し、文次郎と恒次郎に筆記させる形をとろうとした。だがここに誤算があった。何と両人は字を識らなかったのである。旭荘は瓜生家は素麵作りが商売で、家業に出精する余り文字の練習にまで手が回らなかったのですなと皮肉を口にした。しかしながら、長府藩士伊藤家（中扈従三五石）前当主が文盲であった点は旭荘を甚だ失望させ、これでは落魄は当然だと強い口調で非難せざるを得なかった。

かく見て来るといかにも旭荘が精力的に行動していたかの感を受けるが、当時の旭荘は病魔に蝕まれ、特に重度の痔疾は激しい疼痛を伴い多量の排膿が続き、健康状況は頗る思わしくなかったのである。その痛苦に耐えつつ書き上げた訴状は堅緻に構成され、実際有用の学を求めた旭荘の面目躍如たる達意の名文となっていた。やや長文ゆえ三段に分ける。

私どもの父清水信八は私の兄の段六を跡継ぎとし、私を伊藤氏に養子に出し、伊藤姓をつがせました。やがて段六が死んだものですから、信八は乃木荘之進の次子麻之丞を養って養子とし、私の妹登佐に配して家を継がせようとしました。時に麻之丞は九歳でございました。しかし程なく信八が死にましたので、私は先父の志を継いで、麻之丞の成長を待って登佐に妻合わせ、清水の家を継がせました。[17]

信八の家族構成についてはかつて拙稿で詳説したのでそちらを参照願いたいが[18]、嫡男段六（卯八郎）はトサを残して早く亡くなった為、祖父信八はこの女児を自分の養女とし、乃木家から麻之丞を貰い受け、二人を結婚させて清水家を継がせていた。伊藤家には次男辰十郎が養子に入ったがこれも死去、その後に三男文次郎が再度迎えられたのであった。

ところが麻之丞は礼儀知らずで気性も荒々しく、しばしば登佐を殴りつけ、私がこれを意見すると大いに怒り、とうとう彼は私と義絶すると官に告げたのでした。凡そ親戚の絶縁する者は、主客がともに告げるのを慣例と致します。しかし当方はなおいまだ申し出ておりません。愚考するに、登佐は一女子たりと雖も、清水氏の血を引くものでして、彼は我が方を絶縁するといっても当方は彼を絶縁すべきものとは考えておりません。しかしながら、この一件があって以来、付き合いもやや疎遠となり、麻之丞はますます憚る所なく暴虐を行ない、ついに登佐を一室に閉じ込め、わずかばかりの食を与えるという状況になっております。私は他姓を名乗っており、その上、多病で既に致仕してしまい、もはや人事に関わることは許されませんが、兄として妹の憔悴を座視するわけには参りません。[19]

これを見ると、麻之丞は他家への過干渉を理由に伊藤家との絶縁を既に藩府に提出していたことが判明する。

しかし清水家はもともとトサ、文次郎側の実家であるから、麻之丞のとった行動は理不尽と言わざるを得ない。且つ妻君への虐待も激化していたのである。

本年、麻之丞は京師に出張して、登佐にその留守を守らせております。登佐にはわずか四歳の娘があり、その姉の嫁ぎ先の某氏に嘱んで、月々脱粟米一斗八升を送って母子の食に充てております。その他には薪炭塩蔬油醤の費用さえ与えず、冬を間近にして母子には朝の炭なく、夕べに灯燭なきの有様でして、日夜天に号泣して止まぬ状況となっております。私は前言の如く人事に関わる立場にはありませんが、しかし身は木石ではありませんから、どうして妹の飢え凍えて死にゆく様を黙って聞き続けることができましょうか。麻之丞もまた人であります。九歳の時から我が父信八が大切に育て、田宅を遺贈し、愛娘を妻合わせました。その慈恩はまことに実子と同等に注がれたのであります。それなのにこれまで一度もその恩を顧みぬのは、禽獣の行ないとどれほどの差がございましょう。先父の遺産は頗る豊かでございますが、麻之丞は妹を苛禁して敢えて一物の名を口にすることすら許しません。麻之丞の心は恐らく妹を餓殺するまで決して満足することはないかと思われます。先代もこの点を心配しながら世を去ったのでした。伏して願い上げたきは、洪慈をもって実情をとくとお察し頂き、麻之丞と登左の離縁をお許し願い、その上で登左を私のもとに迎え、余生を送らせて戴きたいと思うのでございます。麻之丞の非道の数々は先父以来の家僕及び隣近所が見聞しており、細陳するまでもありません。皆様の周旋で我が愚心を公上に通ずることができますなら、ただに私のみならず、また先父にとっても幸いを頂戴することになりましょう(20)。

文久二年壬戌十月　伊藤荘吉　謹上

結局一切を旭荘が代作した公訴状はかくて完成、伊藤文次郎に手渡されたのであった。しかし文次郎はどこまでも愚直であった。

二三日、彼が来たので例の訴状の扱いを尋ねると、国島俊蔵に見せたと答えた。国島は取りあえず自分が預り、藩府に出す前にまずは世故に長けた人々に相談し、その上でどうするかを知らせると述べたという。旭荘は文次郎のやり方に又もや呆れた。こういう問題は機密性と迅速性が何より大切であり、これを人ごとに謀っていては時間もかかり、そのうち外部に洩れて失敗する例も多いから、すぐ方法を改めよと再度戒めざるを得なかった。旭荘は文次郎をこのまま赤関に残しておくのは得策でないと考え、何かあれば当方より呼ぶからと小倉に戻るように指示した。

なおこの日、訴状の件を旭荘から問われるまで、文次郎は長々と自分の今後の身の振り方についての相談を持ちかけており、その時点で既に旭荘を閉口させていた。その話はこうであった。自分は近々厳島へ参詣し、都会に出て栄達を図ろうと思うが如何、というのである。旭荘はこれに反対した。いまや世間は筆と算を基準に人の利用価値を決めるというのに、貴殿のように目に一丁字もなく、算術もできない者がどうやって世渡りをするのかと叱責した。このようなことは神仏に祈っても無駄であるから厳島詣は中止し、まずはその身を修めるようにと忠告した。具体的には国島俊蔵につき、書・算を三年勉強し、それが成就した暁に栄達を求めるべきだと諭したのであった。文次郎は旭荘の意見を善導と受けとめて喜んだ。

文次郎の去った後、旭荘は瓜生氏にこの件を語った。主人は旭荘を支持しつつも、彼の窮乏はひどく、僕役や按摩で日銭を稼ぎ、毎日数十文ずつの余銭を四、五年で十―二十両ほど貯え、これを旅行の元手として諸侯遊事を考えついたのだろうとその裏事情を説明した。旭荘は少々同情する気にもなったが、しかし、既にその娘アヤを養女とした上、今又妹トサを庇護しようとする状況にあり、さらに文次郎までとなると広瀬家の家計は大いに圧迫され、それ以上に妻のタキの狭量による内肛が懸念され、文次郎の面倒まではとても見切れぬと本心を披瀝した。

以上の展開からも解るように、文久期における旭荘の苦悩は実は清水家ばかりか、このように伊藤家の処遇にも苦慮していたのであり、長府親族は旭荘にとって何かと荷重な存在であったといわねばならない。文次郎はアヤが養女に貰われることを極貧の隣家が羨んだといって、そこの娘（二十歳）まで小倉から連れてきて、侍婢に雇うか浪華で奉公先を見つけてやってほしいと頼み（十月十三日）、一段と旭荘を困惑させるような思慮浅きお人好しの義弟であった。

とまれ清水麻之丞の乱行一件は、通儒広瀬旭荘の介入支援により解決へと向かう兆候を見せ、やや展望が開けた形となって関係者を安堵させたのであった。

五　旭荘の健康悪化と死の予感

ところで旭荘が生涯幾度下関を訪れたかは、日記以前の来関もあり、正確な数字は分明ではない。が少なくとも日記分だけでも十回を超えており[21]、それほどに下関への愛着は深いものがあった。その理由としては、長関における宜園派の優勢、富商豪家による経済的支援[22]、詩境佳趣に富む地勢等が指摘できるのであり、従って当地を訪れた旭荘の行動は常に活力に溢れるものとなっていた。ところが今次文久の赤関行では、勿論清水との争事一件も影響したと思われるが、それまでにない沈鬱で感傷的な姿が見受けられるのである。

最初は文久二年十月十一日、子息と阿弥陀寺に遊んだ際の出来事である。寺僧の絵説で安徳帝入水、平氏の諸将女官の哀話を聞き、その後帝廟の北にある諸墓を見て回る。そのとき旭荘は息子の仁也に向かってしみじみと以下の言葉を口にしている。

私は三六年前、初めて東游して此の地を訪れた。当時のことはかすかにあらましを記憶するだけだが、ともに遊んだ諸士は既に悉くこの世を去ってしまった。おまえはいま十二歳だが、今後数十年たっても今日の父とのひとときを忘れまいぞ。(23)

これを見ると、旭荘の胸中には今回が生涯最後の赤関かも知れぬという何かしらの予感があったようである。蓋しそこまで心身の衰弱が進んでいたのであろう。当時旭荘を最も苦しめたのは前述の如く「生涯無之大疼痛」(24)(文久二年日付・宛先不明、芸州御盥港発書簡)と表現された痔疾であるが、さらに「赤関滞留中より右目ノ上硬張り五十日位疼候」(25)(同前)、「十月中旬下関ニて烈寒ニ逢、肺病と相成咳不止」(26)(文久二年十二月十三日付、南陔等宛書簡)とあり、複数の病患と対峙していたのである。これでは死を間近く意識するのも無理からぬ話である。しかもその抑え難い寂念の湧起をいっそう明瞭に示唆するのが、墳墓にまつわる二条の記事の存在である。

十月二四日、旭荘は天保九年以来となる永富独嘯庵の墓参に行く。これは旭荘が独嘯門末に連なるという学縁と、タキの死別した前夫小田嶽陽(長府藩儒)の大伯父であった点に由来する。豊野慶次郎と旅宿の西の岡に登るがそこは万墓塁々として、二五年前のかすかな記憶を頼りに二人で探し歩いたものの、ついに発見できず大いに落胆して戻っている。

二八日は瓜生恒次郎と引接寺付近から紅石山散策に出かけた。手を引かれ三町ほど登って頂につくと、平地はわずか数歩ながらその孤高な山容は諸山の上に位した。西方には果てしない玄海が望めた。直後に道の周囲に大小無数の墓石が密集していると、墓の話を持ち出すから、「西」を西方浄土を意識して用いたことは明らかである。旭荘は赤関には佳域が多いが、当地の幽趣が最高であると絶賛した。瓜生氏がここは土地が安く、草叢を開けば眺望は思いのままですよと購入を勧めた。これに対し旭荘は次のような感慨を述べる。

私は当初、故郷の日田に墓を用意しておきたいと思っていました。しかしこの希望は果たせなかったのです。当地は故郷を隔てることわずかに二日の距離にあり、しかも風水を極める佳良の地です。私は今ふとある想いに駆られております。(27)

原文は「空しく観想を作すのみ」であるから、直訳するとただいたずらに何等かの目的に対して思念を凝らしているばかりだというのである。直前の脈絡に結びつけて考えれば、この地に自らの墓所を定めても構わないという心意が読み取れるようである。旭荘は下関に墓を築きたいという意志のあることをこのような朧化法で婉曲に表現したのであった。

以上の諸事に照らせば、旭荘は今回の赤関行において自らの死期がそう遠くないことを確実に悟っていたと断定できよう。だが決してこれを弱気に他言することはしなかった。例の十月二七日付書簡において、今次の旅を「家内宿元去年より之一件公訴ニ及候。勿論我ハ傍観、家内弟と清水主人との事也。清水極々不埒、家内七八日長府ニ越し、我ハ赤関ノ茶所側之旭亭ニ住候。家内ハ其姑夫瓜生氏ニ二児と共ニ居り、朝夕長府一件相談最中。併最早相済昨今出立云々」(28)と総括、万事解決と将来への禍根を断ったことが報告された。

今日、永富独嘯庵の墓も、旭荘が僑居した旭亭の位置(29)も詳らかではない。ただ広瀬旭荘と下関・長府の地が極めて深い縁で結ばれていたことだけは紛れもない事実なのである。

おわりに

広瀬旭荘晩年の私生活上に起こった不快事、清水麻之丞との対立一件は以上の如き経過をたどったのである。娶嫁後の旭荘は来関の度に瑣事に翻弄された。殊に義弟麻之丞による安政の五惑の糾問は旭荘を憤慨させた。そして文久期、麻之丞の妻トサに対する非道が発覚するに及んで両者の信頼関係は完全に崩壊、公訴状の起草がいわば絶縁宣言となったのである。

麻之丞は幕末の長府藩論確定に影響を与え、維新後も諸官を歴任、教育にも尽力したが、(30) ここに見た通り三十歳頃の家政は乱れ、性向にも放埒な一面が確認されるのである。その後、伊藤文次郎から国島俊蔵に渡った訴状がどうなったかは定かではないが、麻之丞の活躍からすると内密に処理された可能性が高い。

文久二年十月の来関時における旭荘は、重度の痔病の他、肺患、眼疾をも併発、著しく健康を害していた。その状況下における麻之丞との争事、或は伊藤文次郎父娘への措置等の難問処理は当然の如く心身に悪影響をもたらした。そして自らの予感通り、今回が最後の赤関行となってしまうのである。すなわち、離関後わずか一年にも満たぬ翌文久三年八月十七日、広瀬旭荘は北摂池田に永眠したのであった。旭荘がどこよりも愛した下関での不愉快な出来事の数々が、その天寿を縮めることになったのは何とも皮肉な結末であった。

(1) 拙稿「嘉永四年広瀬旭荘の長府娶嫁及び藩儒招聘に関する一考察」(本書一八三頁以下)。
(2) 『日間瑣事備忘録』後編巻三(中村幸彦編『広瀬旭荘全集』、日記編六、思文閣出版、二二一頁、一九八六年)。我親族有五惑。於公敢問。一曰、俗物不識公之簡易、或議疎於妻家。二曰、公為我姉婿既六年、我族不識公之面者多。故皆疑其状。三曰、我姉嫁後有父兄忌斎、未曽送一資料。為儒者妻者如此乎。我姉至愚人之所周知、公独忍視其愚不訓乎。四曰、公以筆舌為恬、一旦衰病、不識以何策養我姉乎。五曰、古云、七十古来稀。公既五十、我姉初三十。公若溘然、姉与何人住乎。都会人黠、一婦人以何能住乎。此五件衆所疑、願聞教。

(3)　古谷道庵の人物、事蹟等については注(1)及び拙稿「松本濤庵の医事―古谷道庵との交渉を中心として―」(本書一四九頁以下)を参照。

(4)　注(2)に同じ。尊夫人方所天甚安。先生若為此妄庸輩、撞破家事不亦憾乎。某明日緩頬諭彼。此件一任某。

(5)　伊藤房次郎『関の町誌』上(郷土物語第二一輯、防長史料出版復刻、四五―四七頁。一九八四年)。ここに「下関に来てから何をして居たものか、判然しないが、藩に素麺を差上げて居たとは、家に伝へられる処で」とあるから、逆に旭荘日記の記載がこれを事実として裏付けたことになる。

(6)　至八幡清水氏、見主人麻之丞、演先生之意。是近日二家(広瀬・清水)争事起故也。談久之、供火酒、至午去。(巻四七)

(7)　注(2)に同じ(二二二頁)。彼無別意趣。唯以先生不臨為憾。実少年無志意者、先生海量不必深詰、唯与尊夫人議緩諭焉。

(8)　長寿吉、小野精一編『広瀬淡窓旭荘書翰集』、弘文堂、五三八頁、一九四三年。

(9)　『日間瑣事備忘録』後編巻四六(日記編九、四八頁)。晤瓜生君夫妻、伝尊夫人言。君曰、麻之丞遇其妻無道。朝夕扑之、或幽一室而絶其食。妻不堪餓、偸其衣売之而食則復鞭之責妻。叔父伊藤文次郎而取其直。其妻将憂悶而死已。更愛外婦耽楽無斁、文次郎与我夫妻皆絶之、唯憫彼妻年方少納彼為贅遇、其不淑無処於出行。将発狂而斃。故欲広夫人来与文次郎謀救彼妻。然夫人臨蓐既近、其不能来也。文次郎方請致仕未允。藩法致仕者許越境、則将往謁夫人、迎到清水氏治其乱也。

(10)　前掲書翰集、六七二頁。

(11)　同右、六七四頁。

(12)　『日間瑣事備忘録』後編巻四九(日記編九、一六五頁)。麻之丞君視其夫人如仇。近隣山田氏麻之丞君親姻也。君于役浪華時、嘱山田氏給夫人之飯、半月一斗三升、別不付一銭、如油薪紙炭菜醬之費、欲令夫人手出之。夫人被幽不得名一器一衣。不識何術能銭乎。是名給其飯、実令之餓死也。以下注(16)に至るまで同じ。

(13)　我視清水氏至矣。而広瀬夫人猶有憾辞。我不屑復視之。是欲并絶其食也、夫人何以活乎。

(14) 某清水氏老奴。先君臨没託尊夫人及夫人。今尊夫人既得其所、夫人猶如是。奴謂先君何。
(15) 麻之丞虎狼也。難人理責之。文次郎荏弱、坐視姪女餓死不能振之。頼有先生作姉丈、願授一策。
(16) 某非長府人。妻亦嫁我、除長府籍。文次郎雖贅他家、其清水氏子而為麻之丞義兄弟（文次郎父、升孫女為女故也）。長府籍所載除文次郎外、誰為麻之丞妻訟而離婚者乎。須召文次郎作訟辞也。
(17) 『日間瑣事備忘録』後編巻五十（日記編九、一六七頁）。某生父清水信八、以其胞兄段六為嗣、令某出贅於伊藤氏、回冒伊藤姓。既而段六死、信八養乃木荘之進次子麻之丞為義子、欲以配某妹登佐。時麻之丞甫九歳、無幾信八死。某継先父志、待麻之丞長、配登佐為清水氏嗣。
(18) 注(1)拙稿、「二　長府娶嫁の真相、(2)清水家側の思惑」参照。
(19) 注(17)に同じ。麻之丞獷悍屡搏登左、某箴之則大忿、遂以与某絶告官。凡親戚相絶者主客皆以告例也。而某猶未以告。竊惟登佐雖一女子清水氏一綫血所繋、彼雖絶我、我不宜絶彼也。然自此蹤跡稍疎、麻之丞益無所顧憚、虐使登佐、終幽之一室、僅給其食。某既冒他姓、且以多病乞骸骨、不復関人事、故坐視妹憔悴不敢救也。
(20) 同右。本年麻之丞于役京師、舎登佐命守其家。登佐有女僅四歳、麻之丞嘱其姉所嫁某氏、月送脱粟米一斗八升、以充母子食、而別不給薪炭塩蔬油醬之費。天方寒母子相依、且無炭火、夕無灯燭、日夜号天不已。某雖不復関人事、然身非木石也。安忍聞妹寒餓死乎。麻之（丞）亦人也、自九歳時受先父鞠養、而遣以田宅、配以愛女、其慈恩実等所生。而曾無顧念、其距禽獣幾何。先父遺産頗豊、麻之丞苛禁妹、不許敢名一物。其意蓋餓殺之而後慊也。是以先父為死矣也。伏願洪慈照監、令麻之丞与登佐訣絶、令登佐依某以終天年也。麻之丞無状、先父故隷及隣里皆所聞見、不待某細陳也。諸君周旋得通鄙衷於公上、不唯某也并先父受賜。文久二年壬戌十月伊藤荘吉（文次郎既老改名）謹上。
(21) 旭荘日記には、①天保九年二月－四月、②天保十年五月、③同十二年七月、④同年八月、⑤天保十三年十月、⑥嘉永四年十月－十一月、⑦安政三年二月、⑧同年六月、⑨安政五年四月、⑩文久元年六月、⑪文久二年十月－十一月の計十一回を数える。
(22) 注(1)拙稿、「一　長府行の概要と主要関係者、(1)長関の宜園人脈と旧門人グループ」参照。
(23) 『日間瑣事備忘録』後編巻四九（日記編九、一二一頁）。我三十六年前初東游到此地。今僅記概略耳。同游者既悉没矣。汝方十二、後数十年応想今日事也。
(24) 前掲書翰集、六七四頁。

(25) 同右。
(26) 同右、六七六頁。
(27)『日間瑣事備忘録』後編巻五十（日記編九、一七三頁）。我初欲就我郷作寿墓。然不果此地距郷僅二日程、而風水極佳。故作空観想耳。
(28) 前掲書翰集、六七三頁。
(29) 独嘯庵の墓所については注(1)「二　長府娶嫁の真相、(3)旭荘の決断理由」参照。又旭亭の初見は旭荘日記、嘉永四年十月二七日条（前編巻八一、日記編四、三九四頁）であり、もとは無住の僧庵であった。位置は茶屋慎次郎邸（東南部）附近の岡の中腹にあり、見晴らしも申し分なく、障壁も華潔でよく旭荘の意にかなった住居であった。安政三年六月二十日条には「過旭亭傍登磴、出於山腰、西南往一町許有酉谷寺。前一舎就（南条）董一郎所在」と記され、南部町の山腹にあったと思われる。
(30) 注(1)拙稿における注(2)参照。

第五編　下関出身の草莽儒医とその活躍

湖南の儒医中村徳寅について

はじめに

下関出身の儒医中村徳寅（初名雄哉、字子恭、号研里、一八一八―九二）は、『長門国志』の著者として知られる中村徳美の叔子[1]である。維新後は東京府、式部寮に歴仕、旧縁により長府毛利邸にも伺候し、長関屈指の詩文家と目された。郷里の知名士で伝記や悼辞を依頼する者も多く、毛利元周、品川氏章、福原和勝の各伝、結城香崖の墓誌はその手になる。詩業は『研里詩鈔』三巻[2]（明治二五年序刊）にまとめられた。作品は年代順に配され、又名家の評語を多数含むため、徳寅の伝記資料としても利用できる。

徳寅は京坂で学問修業の後、大津を拠点に活動した。この時期は船越清蔵の僑居期と重なるが、後に船翁が帰郷するのに対し、徳寅は維新後まで二十余年も在津、寺門や膳所藩に多くの知己を得、著名な文人詩家の来訪も跡を絶たなかった。又政治的関心も高く、京都尊攘派と気脈を通じ、倒幕復古の密議に積極的に関与した事実も知られている。

本論は中村徳寅の幕末湖南地方での隠れた事蹟を掘り起こし、併せてその学問・思想の特色を考察するものである。

一　漢学及び詩文の傾向

徳寅は天保四年（十六歳）、漢学修業に上坂、後藤松陰に学んだ。当時同門に諸葛力斎、篠崎塾に結城香崖があり、ともに学徳の切磋琢磨に努めた。(3)松陰邸における篠崎小竹、牧百峰、奥野小山、野田笛浦等、京坂の一流詩家を招いた雅会には徳寅も度々陪莚を許された。小竹、松陰父子は闊達灑落な詩儒として知られ、両者の塾には自ら作詩作文を重んずる風気があった。徳寅が経史以上に詞章を嗜んだのはその影響と見られる。彼はこの後藤塾で受けた教育を終生有益なものとし、後に大津に主宰した修道学舎でも詩文重視の訓育方針を掲げた。(4)ただ自身にとって作詩はあくまでも緒余に過ぎず、経学重視の姿勢を一貫したことは橋本蓉塘の詩評に見る通りであり、さらに湖南宮府や三井寺に儒講として招かれた事実もまたこれを証明するものである。

後藤塾は他にも徳寅を啓発する部分があった。山陽の高弟たる松陰の周囲には尊王家や経世済民志向の学者が多く、大塩中斎もその一人であった。かかる修学環境は徳寅に社会矛盾や政治腐敗に対する思索・議論の機会を与えた。しかも在塾中の天保八年に中斎は武装蜂起し、それは徳寅の思想形成に深く関わる出来事となった。「丁酉二月十九日、大坂事有り、感を書す」詩并序には、直前の社会状況、大塩の救民対処、現実の騒動の様子が次のように描写される。

昨丙申の歳、春より秋に至るまで多雨霪霖、海内に水溢れて百穀稔らず、飢饉荐草に至る。京摂の間、最も太甚を為す。賑恤行はれず、餓莩巷に満つ。而して姦商利を占め、説諭すれども聴かず、是に於て市吏の辞職して王学を以て徒に授くる者大塩後素は、悉く自家所蔵の古書画、典籍、器什等を鬻ぎ、金を頒ち苦民を救へども、人口の夥多なれば亦遍く施すこと能はず。遂に兵を挙げ事を謀り、先づ自家に放火し、其の災、延いて市街に及ぶ。浪華之が為に騒然たり。

徳寅は心情的には中斎を支持し、自己犠牲の精神を高く評価する。しかし、彼の救民行為がかえって無辜の市民を戦禍に巻き込んだ点を批判、憎悪による武装蜂起、王学徒流の急進改革が政治腐敗の根本的解決に繋がらぬことを指摘し、大塩の行為を計画性のない暴挙と断ずるのであった。

太平之久因襲弊　　太平の久しきに因襲の弊あり
往々貧黷招天嗔　　往々にして貧黷は天嗔を招く
連歳多雨正凶歉　　連歳多雨正に凶歉
秋獲難周海内民　　秋獲は周し難し海内の民
鉅橋鹿台猶未発　　鉅橋鹿台猶ほ未だ発せざるに
果見餓莩転仆頻　　果たして見る餓莩転仆頻りなるを
有人蹙頞且疾首　　人有り蹙頞且つ疾首
苦諭商施請官振　　商施を苦諭し官振を請へども
姦吏貧賄奸商利　　姦吏は賄を貪り奸商は利あるのみ
奮起何顧家与身　　奮起して何ぞ家と身とを顧みん
悪々如仇王学癖　　悪を悪むこと仇のごときは王学の癖
擬駆祝融化一新　　祝融を駆るに擬へ化して一新せんとす
却見餓殍倍前日　　却って見る餓殍前日に倍するを

官振商施始見真　　官振ひ商施して始めて真を見る
以暴代暴奚可比　　暴を以て暴に代ふ奚ぞ比すべけんや
観過知仁或足倫　　過を観て仁を知る或は倫とするに足らん
百街遇災苦亦甚　　百街災に遇って苦しみも亦甚だし
塩翁可惜是畜人　　塩翁惜しむべし是れ畜人

徳寅は政治腐敗を糾弾して改革を迫り、窮民救済に奔走する中斎の義気には共鳴するが、武力で暴政に対峙する行動は認めていない。徳寅は人命尊重、民生安定を優先した。従って社会秩序や日常生活の混乱を招く過激な反体制行動を否定するのは当然の帰結であった。その思考の根底には、二十歳の青年の古朴な儒教的民本主義の発想がある。そのため体制側へも寛容であり、執拗に警鐘を鳴らせば良吏は覚醒し、為政者の自浄作用によって政治改革が実現され、善政が復活すると信じたのである。発想は至って楽観的ながら、それが被治者の視線に立つ理想追求であった点を評価したい。この民生安定を重視する意見は、後に富民強国を目的として開国通商説を支持する基盤となり、一方塩翁を全否定せず、一定の理解を示した点に、尊攘倒幕論へと再転する余地も同時に含まれていたと考えられるのである。

しかもこの現実的選択は座学の産物ではなかった。徳寅は自らの実体験を作品に昇華させたのであった。当日の状況については後藤松陰が次のように補足説明している。

子恭時に余が塾に寓す。早に起き天満に火起くと聞き、即ち余に報ず。余、子恭をして大塩後素を問はしむ。子恭は血気の勇もて奔馳して其の地方に至り、始めて大塩の挙兵して将に為す所有らんとするを聞くや、愕然躊躇、忽ち其の徒の進軍して将に天満橋を越えんとするに遭ふ。子恭避けて建国寺に入る。寺は東照祠の在る所にして、砲丸迸り来たり、其の祠宇を毀つ。子恭之が為に面部を負傷して還り其の状を詳述す。即ち医を請ひ之を療す。幸ひ恙無きを得たり。

松陰は懇友の様子を探るべく徳寅を天満に急派した。彼は負傷しながらも必死に状況報告に戻る。だが徳寅は詩中この一件に一切触れない。その点を松陰は「此の詩、未だ曾て之に言及せず。盖し余の命を重んずればなり。其の敦厚の情知るべし。余之に言及して子恭の志を表する所以なり」と、師への厄難の波及を懸念して、徳寅が故意に事実を隠蔽したと述べ、その慎重誠実な人柄を称えたのであった。このような背景もあって松陰は本詩を太佳絶佳と称賛した。館森袖海は徳寅詩の本領は詠史にあるとし、これを彼の古体詩中の最高傑作と推重した。徳寅の詩才は早熟であったといえるであろう。

さてその詩風であるが、人柄のままに温厚淳朴で気負いがなく、心情・景物の素直な描写が持味と松陰は評し、同門の山田翠雨も徳寅の篤恭な性格に基づく技巧を排した真率な語り口に魅力があるとした。又森春濤門の橋本蓉塘は「研里先生は経学淵邃にして、詩文は其の緒余のごときのみ。然れども亦其の詞は沈着にして浮言無し。決して前人を踏襲せず、以て独り勝るを得たり」と論じ、別に「先生、学博く識達し、緒余の作詩も亦句として典せざる無く、杜語韓言、字として来歴没きもの無し。其の体も亦晩唐初宋の骨髄を得ること多少なり。首々清雅、絶えて模擬剽竊の疵無し。世の巧を一字隻句の間に索むる者と、相去ること奚ぞ翅だ天淵たるのみならんや。此の巻、毎首、真率古朴、虚飾に渉らず。亦研翁其の人のごとし」とも評し、特に晩唐宋初の清韻が漂うものが多いとの指摘は傾聴に値する。

そうして館森袖海は以上の諸家評をふまえて、『研里詩鈔』序文において徳寅の詩風の特色を次の如くに総括した。

先生の詩は四家を渾融し、騒雅に出入して更に一家を闢けり。蓋し其の学淹博にして、加ふるに俊爽淳朴の気を以てす。

四家は李白、杜甫、韓愈、蘇軾を指す。騒雅は楚辞、詩経をいう。つまり徳寅が時代・作者に偏せず、古代詩賦から唐宋詩までを渾然摂取した上で独自の風調を形成したと分析しているのである。袖海はその上で詩風が一様でなかった点をも指摘する。それが尊攘論の受容と相関性を持つ、気魄神韻を主とする鬱懐詩の出現であり、安政期を境に徳寅の詩風が大きく変化する点も看過してはならないだろう。

二　医学――漢蘭折衷派と湖南地域での医療貢献

徳寅が大津に開いた修道学舎では、儒・医両学が教授されたが、生計は薬礼を主体としたようである。当時の徳寅が医家として世評のあったことは『天保医鑑』上（天保十四年序刊）に次の紹介があり、その点に疑問の余地はない。

内外科。漢蘭折衷なり。博学にして詩文書を善くす。名は寅、字は子恭、研里と号す。又館は杏花春、又雨邨舎屋。長州の処士、今は大津に住めり。

これにより流儀が漢蘭折衷であったことが知られる。では誰の下で蘭医学を修業したのであろうか。安政三年、徳寅は牛痘法の迅速なる普及実施を膳藩に献策した。その賛同者が藩校遵義堂の蘭学師範黒田麹盧であった(5)。適塾と伊東玄朴の象先堂で学んだ麹盧が、この徳寅の献策を支持したことは「膳藩儒学黒田有声、余が施種する所の牛痘法に賛成し、一律を賦して寄贈せらるれば次韻して陳謝す」という詩并序に詳しく述べられ、その中に次の一節を見る。

穎川氏大いに悦び、馳せて之を我が軒岐の師、日野鼎哉翁に京師に報ぜしむ……凡そ門弟子の張門開業に及ぶ者、皆其の門に集まり、其の事を幹し、実験親炙し、其の手皆熟せり。余も亦与る。

「軒岐の師」は医学の師をいう。よって徳寅は日野鼎哉の門人であったことが判明する。鼎哉は長崎以外で初の種痘に成功し、これが京坂除痘館の開設へと発展した。文中に開業門人対象の引痘講習会が開かれたので参加したとあれば、徳寅の旧門生たるは間違いない。ただ講習会の時期は不詳。京都除痘館の開館式は嘉永二年十月十六日である。その折、鼎哉以下、笠原良策、日野桂洲、桐山元中、土山春庵他十六名の弟子が集まり、種痘普及に際して私利を貪らぬと誓約した。土山春庵(6)と徳寅の間には親交があったから、講習会も恐らくは嘉永期のことではなかったと思う。

次に種痘を大津に普及させる経緯は以下のようである。

時に余、始めて男を挙げ、一百日を過ぐるに比んで直ちに場に就き漿を撰し、手づから親しく児に播け、膊して湖寓に帰る。是れが藍本たりて之を地方遠近に施すも亦大いに行はれり。

徳寅は長男徳舜の誕生後、百有余日にして除痘館に赴き分苗を願い出た。これも時期は不明ながら、嘉永―安政期であったろう。この痘苗を我が子に植え、徳舜から種継ぎをして当地の子供に次々と接種していったというのである。勿論当初は零細な私的営為であったと思われるが、元治元年十月二十日、大坂除痘館より痘医許可証を得て(7)以来、地域からもいっそう厚く信頼され、ことは円滑に運んだものと思われる。大津、膳所における西洋種痘術は本件を以てその嚆矢とする。すなわち中村徳寅こそが湖南の地に最初に種痘を実施した医家なのである。しかもそれは明治初、東京に出るまで次のように継続されたという。

維新の際、大津県の創立に方り、亦大いに之を嘉し、種痘館を其の庁下の百石街に特設し、余に命令して之を為めて事を行はしめ、管内の村市に諭告して来たりて其の施種を受けしむ。爾来、伝播絶えざりき。

大津県は慶応四年二月二八日に成立、初代県知事は辻将曹、二代は朽木退一（元年十一月十日就任）であった。[8]当初役所は湊町の石原代官邸に置かれたが、その後移転を繰り返し、一時は上百石町の大津市民会議所[9]にあった。種痘館と百石町との関係はこの点からも見出だせるようである。なお序文は安政期の作ではなく、後に付加されたことが右の内容から窺える。以上の事実は地元医師会史に記載なく、徳寅の功績が顕彰されぬのは至って残念という他はない。[10]

三　前期対外思想——長崎遊学と開国通商論

大津に開塾して湖南の子弟を善導、膳藩要路との関係構築にも成功し、漢蘭折衷の開明派医家として引痘実施の献策をするまでに至った徳寅の対外思想は極めて明解である。

嘉永六年七月、徳寅は一旦帰郷、ひと月後に長崎へ赴いた。目的は蘭医学の本格修業にあったと見られる。崎陽ではシーボルトとも交流のあった福地苟庵（漢方医、桜痴父）のもとに滞在した。実はこの苟庵が長府の出身であった。苟庵は旧長府藩士岸田丈右衛門の嫡子であり、京坂で山陽、小竹に学んだ後、思う所あって脱藩、以前は京医であった福地冥斎の養子となり、父子ともども長崎に移住していた。[11]長関医家の長崎遊学に際し、この福地苟庵の果たした役割は軽視できぬようであり、長府藩医松岡道遠（二代）の育みであった日野貞庵（一八〇八―一八六〇、春靄、後に萩宗藩医養子）なども苟庵とは親しかった。[12]徳寅の場合も恐らく苟庵を介して適当な蘭医に学ぶことを考えていたのであろう。

しかし目的は予期せぬ二つの事態の発生により達成されずに終る。その一つがプチャーチンの来航という大事件との遭遇であった。八月三日、大村で異船警戒令が発せられたことを知り、五日には福地邸で港口に停泊する三隻の露艦を実見した。その結果、徳寅は時局の緊迫を肌で感じ、滞在時間の大半を対外情報の収集に費やすこととなる。この変事は徳寅の対外思想の形成にも強く影響し、当時の心境を読んだ詩に次のものがある。

浦賀昨帰米利幹　　浦賀昨帰す米利幹
長崎忽見俄羅斯　　長崎忽ち見る俄羅斯
雖憂我武未揚起　　我が武の未だ揚起せざるを憂ふと雖も
肯許渠交蔵暗窺　　肯て渠の交りを許して暗窺を蔵せん
逸馬訛伝何足信　　逸馬の訛伝は何ぞ信ずるに足らん
攘夷雄断曷当為　　攘夷の雄断曷ぞ当に為すべけんや
載将渓壑無涯慾　　載ち渓壑無涯の慾を将て
城様艨艟破港湄　　城様の艨艟港湄に破す

徳寅は外艦来航に対する防寇の不備を指摘し、我が国の武威不振を憂慮するが、一旦外交関係が樹立したからには信義をもって交際すべきであり、条約締結は相手を油断させ隙を窺うことを目的とした姑息な偽装手段であってはならないと主張する。なお「逸馬の訛伝」は「八月九日夜、稲左の大村氏屯営にて馬数頭を逸す。諸営之が為に驚擾す。或は云ふ、洋夷の妖術の所為ならんと」と自注が付され、徳寅の合理的解釈が窺える。続く第二首はこうである。

艨艟仰見似金城　艨艟仰ぎ見れば金城に似たり
卸碇高峰衆目驚　碇を卸して高峰衆目を驚かす
対岸礮声分両戍　対岸の礮声両戍に分かれ
塡巒旗影列群兵　塡巒たる旗影群兵を列ぬ
交商利害何遑計　交商の利害何ぞ計るに遑あらん
和戦易難須決評　和戦の易難須らく決評すべし
縦令君王必膺懲　縦令君王必ず膺懲するも
安知無事輙回航　安んぞ知らん無事輙ち回航するを

対外交易は莫大な利益を産む。経済的繁栄には欧米との和親が得策と訴え、且つ列強軍事力の絶対的優位性をも示して賢明な選択を促すという論法である。両詩によって当時徳寅が攘夷の無謀を戒め、積極的に開国通商を支持していたことは明白である。これには当時熱心な開国派として知られた福地冥斎・苟庵父子の影響が甚大であり、又八月十日の夜、丸山旗楼で時事を断じた鹿島藩儒谷口藍田の存在も無視すべきではない[13]。両者にはかつて湖南で交遊があった。藍田の詩に「大萱村の中村雄哉を訪ひ次韻賦会す[14]」（嘉永二年頃か）があり、両者の友情の深さを示している。

説尽平生一片心　説き尽くす平生一片の心
模糊煙雨没遙吟　模糊たる煙雨遙吟を没す
琵琶湖上半宵酒　琵琶湖上半宵の酒
不妨重来細々斟　妨げず重来細々の斟

徳寅は早朝再び露艦を見て感慨を詠んだ。諸藩の船舶を「百足虫船」の虚飾と難じ、対する露艦を堅城と喩え、彼我の実力格差を強調、「官家の応答未だ測るべからざるも、只々平安に抜錨して行かしむるを要す」と、強敵をむやみに刺激せぬ穏便な処置の肝要であることを主張している。

さてもう一つの理由は老母の急逝であった。これにより徳寅は早々に長崎遊学を切り上げざるを得なくなったのである。徳寅は崎陽滞在を止むなく断念、長崎へ来て十日も経たぬうちに再び郷里へと発程、結局の所、彼の通商開国という視点からの対外思想は成熟せずに終ったのであった。

四　後期対外思想——京都尊攘派への接近

嘉永六年十月、服喪を終えた徳寅は大津に帰着した。以後急速に膳藩との関係を強め、安政期には梅田雲浜、頼三樹三郎、梁川星巖等、尊攘激派との親密な交際を展開する。雲浜はかつて同元年六月に湖東大萱に徳寅を訪問したが、両者の交渉はそれ以前に遡るものである。嘉永期では開国通商派に属した徳寅が、安政期には急進尊攘派へと一変する背景には、右の京都尊攘派との接触が深く関与している。

長崎から戻った徳寅の政治的関心は依然として衰えることがなかった。しかし、徳寅の対外思想は百八十度転換し、安政初にはもはや通商和平を口にすることはなかったのである。その頃作られた「偶感時事」と題する長短句を雑えた古詩には、その考え方が示されて余す所がない。

　曾聞瘻瘤称難治　　曾て聞く瘻瘤は難治と称するも
　先砭後餌得不死　　先づ砭して後に餌せば死せざるを得と

又聞労瘵名伝尸
捨正施奇幸再起
知不別有膏盲病
攻撃亦危補固非
扁鵲倉公不可挽
良相今当良医
由来呉家訣
屢要将軍剤
当初泥参芪
亢陽恐難済
非求苦口薬
争救此沈痾
深思而明辨
二豎竟必和
瘥後摂生勿少懈
食復労復毎有例
只願先攻而後調
予防服参繿首弊

又聞く労瘵は伝尸と名づくるも
正を捨て奇を施せば幸ひに再起すと
知るや不や別に膏盲の病有るを
攻撃は亦た危にして補は固より非なり
扁鵲倉公だに挽すべからず
良相は今当に良医たるべしとは
呉家の訣に由来す
屢々将軍の剤を要むるに
当初は参芪に泥はれば
亢陽は恐らく済ひ難し
口に苦きの薬を求むるに非んば
争でか此の沈痾を救はんや
深思して明辨せば
二豎竟に必ずや和せん
瘥後摂生して少かも懈る勿れ
食復し労復するには毎に例有り
只々願はくば先づ攻めて而る後調へ
服参繿首の弊を予防せん

奥野小山（三上藩儒）は「此の詩を読み然る後に公の心を医に用ふる事の殊に深切なるを知る。称せざるべけんや。結句は俗諺を用ひて卻って絶奇を覚ゆ」と評した。確かに一見すると療治の妙訣を述べたように見える。だがそれは皮相な理解に過ぎず、徳寅は決して疾病予防の極意を述べたのではない。それは藤田升斎が「箇は是れ公の防海の大策」と看破した如く、医事に託して幕府の対外政策を批判し、自らの旗幟を鮮明にしたものと解すべき詩なのである。

瘤癭や労咳は難病ながら著効を発揮する治療法はあった。しかし真に抗う術のない病気もまた存在した。「攻」「補」ともに漢方の用薬法であるが、そのいずれを使用しても効果のない死病も現実に存在するのである。翻って当今の情勢を考えるに、外艦来航に対する有効な解決策が何等打ち出されていないのは遺憾であり、ここは一つ国家の舵取り役たる宰相が良医の手法に倣って国家の死病治療に活躍して貰いたいとして、自己の外交政治に関する意見を開陳するのである。将軍の命を救う侍医は最初から人参や黄蓍といった緩慢な作用を持つ上薬の処方に拘泥するから失敗するのであり、あらゆる劇薬苦薬の使用を念頭におきつつ調剤せねば難病などとても治療できないと徳寅はいうのである。この「苦口薬」が急進攘夷派の勢力を指すことは明白、対する開国通商派は「服参」で比喩される。「二豎」は病根たる米露を指す。従って結論となる「先攻後調」には、一旦攘夷して我が国の実力を顕示、諸外国の軽侮を招かぬようにしたその上で開国し、対等な立場で外交通商を行なうべしとの趣旨が読み取れるのである。ここに至って徳寅は攘夷の肯定派に急旋回し、段階的開国論に傾斜した。

しかし次第に徳寅の対外論は強硬化し、安政二、三年頃には欧米列強を憎悪して主戦論を展開、急進攘夷の実行を支持する憤詩が急増する。「歳晩偶成」七絶五首より二首を示す。

其　一

歎年入薄恐凶飢　　歎年薄きに入って凶飢を恐れ
憎彼乗時窺海涯　　憎彼時に乗じて海涯を窺ふ
何物能将富強策　　何物か能く富強の策を将って
懐柔英米俄羅斯　　英米俄羅斯を懐柔せんや

其　二

升平日久慣偸安　　升平日々久しくして偸安に慣れ
其奈神州士気寛　　其れ神州の士気の寛なるを奈せん
如起豊公在今日　　如し豊公を起こして今日に在らしめば
応知赫怒髪衝冠　　応に赫して怒髪冠を衝くを知るべし

さらに同時期の感懐詩では「此歳荐りに聞く防海の令あるを。牛を売り将に復た刀を買ひ来らんとす」と、列強の軍事力の脅威を力説していた人物とは思われぬほど短絡的思考を示し、精神論の鼓舞へと後退する。これを山田翠雨は「我が子恭生平の所説なり。論意は専ら尊攘の一辺に在り」と評したが、徳寅の持説が開国通商論に訣別を告げ、熱烈な攘夷論へと転じたことは紛れもない事実であった。

右の尊攘論者への豹変が、京都尊攘派との接触に起因することは前述した通りである。これについては徳寅自身が館森袖海の勤王家列伝『先正伝』（明治三七年刊）上巻の梅田雲浜の条下に以下の如き論賛を加え、当時を回想していることからも納得される所である。

中村研里曰く、余の入京するや、三条公邸に寓し、上原立斎と訂交す。立斎は甚太郎と称し学行有り。其の子綱蔵、余に学ぶ。梅田雲浜、上原氏に娶る。因って又雲浜に交はる。後京を去り、大津に教ふること数年、梁川星巌、牧百峰、広瀬旭荘、小倉鯤堂、四屋穂峰、及び雲浜の輩、先後過従して詩酒倡和す。故に能く諸君子の人と為りを知る。雲浜は節義を尚びて栄利を鄙しむ国士の風有り。酒を好み時事を断ずるを縦にし、慷慨激抗すれば唾壺を撃砕し、知らざる者は以て狂人と為す。其の頼鴨厓、飯田環山、小林良典と国を謀るや余も亦与る。既にして雲浜、鴨厓逮に就くも、余独り石川県令の庇護を以て免るるを得たり。自来、鹿々として成る無く、今頽然として老ゆ。亡友を憶ふ毎に愧忸として死せんと欲す。

明治二十二年三月東京芝三縁山下の修道館に跋す。

徳寅は在津期の諸友を「詩酒倡和」を楽しんだ詩文家系と「謀国」を密議した志士系に分類する。ただ前者にも星巌の如き京都尊攘派領袖が混じり、旭荘門には尊攘家が輩出し、鯤堂は松島剛蔵、楫取素彦の実弟で吉田松陰とも親しく、穂峰（延岡藩儒）は佐幕藩にあって薩藩尊攘派からも信頼された人物であったから、両者を截然と区別するにはやや無理がある。しかし後者は皆大獄に連座し、雲浜と三樹三郎は死罪、飯田は押込、小林は遠島に処された国事犯であった点において、その尊攘色は断然濃密である。徳寅は恐らくその点を意識したかと思うのである。とすれば、実際に彼が相当危険な位置にいたことを認めざるを得ない。『研里詩鈔』序は「嘗て帷を大津に下し、会々外国の事起こり海内騒然たり。先生謂ふ、此れ志士効節の秋なり。乃ち梅田定明、頼醇等と大義を倡す。是に於て羈人才子、本間精一、小倉健、四屋恒等、其の門に帰する所の如し」と記し、本間精一以下が一時その門にあり徳寅の思想の信奉者となったとあるが、現段階では真偽のほどは分からない。

又もう一つ見逃せぬのは石川県令の庇護により捕縛を免れたという点である。徳寅は大津代官石原清左衛門（川は原の誤植）及び子息精一郎の両代官の信頼を得て、大獄への連座を免れたと回想するのである(15)。確かに後述の『日間瑣事備忘録』にも両者の親密な関係が確認できる。よって徳寅が安政の大獄に連座すべき思想犯として追われ、逃亡生活に入ったとする説[16]は、現に安政六年（旭荘日記）、元治元年（大坂除痘館分苗所一覧）と大津安居を証明する資料が存在するのであるから、否定されなければならない。

『先正伝』にいう徳寅入京がいつのことか判然とせぬが、その折に三条邸で梅田雲浜の義父上原立斎（在大津）と交際し、その子の綱蔵[17]を弟子にした縁で雲浜を知ったとある。雲浜の大萱来訪が嘉永元年六月であったから、それ以前に徳寅は三条邸で雲浜と知り合っていた可能性が高い。本文の記事を読む限り、徳寅は梅田雲浜から最も大きな思想的感化を受けたものと思われ、彼の導きで京都尊攘派の密議に参画するようになったと断じてよいのではないだろうか。

五　安政期における膳所藩との関係

徳寅の湖南人脈は、寺門学僧、膳所藩士、坂本・大津の富商の三者から形成され、他に大津代官石原研洲との親交があった。安政元年十二月、湖南宮府及び三井寺からの儒典講義の要請に応じ、徳寅は利便性を考慮して大萱から再度大津に居を移した。これに伴い交際範囲もいっそう広がりを見せ[18]、ことに膳所藩の人々との交流が活発化する。

藩儒杉浦子文（重剛父）とは詩の応酬があった。年次の明確なものでは、安政二年六月十八日の柴田唯四郎との遠帆楼避暑詩がある。ここは石場湖岸に位置した景勝抜群の料亭で、夏は納涼を兼ねる雅客の利用が多かった。その後は柴田緑蓑、本多頼母と堀江翠軒を尋ね、邸内の幽蘭秀竹吟舎に詩会を楽しむ。柴田、本多は膳藩家老、後者は名家「中本多」の当主である。堀江翠軒は番頭（二七〇石）の堀江六郎左衛門、すぐ後の詩にある多田占波も家老（四百石）多田翁助であろう。このように徳寅は短期間に膳藩要路の文学サロンに招かれる位置にまで上り詰め、その信頼度が極めて高いものであったことが察せられるのである。

この他に思想的結合の一団とも深交があった。それが後の膳藩正義派の中核となる藩儒高橋坦堂と儒者川瀬太宰との交遊である。高橋は篠崎小竹門で、嘉永のペリー来航時、膳藩の対幕建白書を起草した。内容は徹底した攘夷主義に貫かれ、その後も一貫して勤皇を主張した。一方の川瀬はもと膳藩家老戸田資能の五男で川瀬家に養子に入り、尾花川の居宅含秀軒は膳藩尊攘派の拠点となった。後年両者とも刑殺されるがこの時期はまだ平穏そのものであった。文久期になると、柴田、本多両老も渦中の人となる。柴田は膳所十一烈士の一、保田信解（竹香）の実兄に当り、藩論分裂に際しては正義派支持に回り、本多は保守派の首魁として一派を指導、深い対立を生ずるに至る。(19) 徳寅はこの保田竹香からも招飲され、その際には両家老も同席している。

徳寅と膳藩尊攘派との交際が頻繁となるのは、安政二年の夏秋の交からである。これは船越清蔵の旧縁による可能性が高いと思われる。船翁は天保末頃に退京、大津に移り、弘化四年以来長く邨田柳厓邸に寄寓した。その後嘉永四年に再度大津に客居し、安政四年十二月まで在津、湖南滞在は凡そ十五、六年にも及び、膳藩にも知友が多かった。(20) 膳藩尊攘派の渡辺絹などは船翁に王学の講義を受け、大いに触発された門人であったという。(21) 徳寅は安政二年の初秋、船翁、鷗雨と石山に舟遊し、その直後から膳藩関係者との清遊詩が急増するから、船翁の仲介が十分に予想される。

八月二一日には高橋坦堂と連れ立って川瀬太宰を訪ねた。十月十日には膳所藩主本多康穣より郊行の陪従を命ぜられ、粟津、石山と舟行歓酌した。冬には柴田家老、西大路藩儒劉石舟と歓談対酌の折に、高橋が加わる機会があった。

翌三年九月十二日には柴田家老の別業に小集、やや後に本田家老の芳聚園を訪問、さらには瓦浜の波臣亭に両家老以下の膳藩好事家が集まって詩会を催し、これに徳寅も加わった。冬に保田竹香、劉石舟を再訪、十二月九日には柴田家老の香欒園に小集、堀江翠軒、杉浦子文等が同席した。翌四年正月十一日は本多家老邸の詩会に参集、早春に五日間ほど京師に遊んだが、帰津の夜、早速柴田邸に招かれ、旅装も解かぬまま出向いて諸士と集飲した。この年は本多家老が江戸に下るに当り、送別会にも出席している。

このように徳寅と膳所藩にはごく深い関係が醸成された。要路に信任を得たことで藩内での活動は円滑となり、又尊攘派への接近はより徳寅の思想を強固なものとしていった。

六　広瀬旭荘『日間瑣事備忘録』に見る徳寅像

『研里詩鈔』中巻は、安政四年早春に岩崎鷗雨等と月ケ瀬探勝の旅に出て、帰津を柴田邸や三井寺僧坊に報告する詩で終了し、下巻は一挙に戊辰元旦へと飛ぶ。その間の消息を宇治に隠れ儒医を業として明治の夜明けを待ったとする説[22]もあるが、大津代官石原研洲の庇護のもと在津を続けたことは前述の通りで、それを裏付けるのが広瀬旭荘『日間瑣事備忘録』である。その内容に照らしても徳寅が身辺に迫る危機を察し、隠密裡に行動していたとは考えにくい。

安政四年は五月二日―六日の五日間にその名が見え、徳寅は進んで旭荘を膳藩雅士との清遊に誘っている。[23]歓迎に参集した面々は、本田頼母（名直好、字白義、号采菱）、柴田亘理（名勝全、字知両、号緑蓑）、柴田唯四郎（名勝明、字子直、号橘斎、亘理弟）、多田三八郎（名誠成、字伯徳、号占波）、沙橋造（名喬輝、字黄蕪、号売玩）、保田六左衛門（名正令、字儀卿、号九皐）、堀江六郎（名常昭、号翠軒）等であり、いずれも前述の上士層であった。

安政六年は五月十七日－二五日にかけて両者の交流が描かれる(24)。まず十七日の条には次のような形で再会を記す。

中村雄哉来り見ゆ。往年、雄哉、藤林泰策に薦め、余を導きて膳所を訪ひ大夫に見えしむ。既にして泰策に謝詞無く、頗る其の己を賞するを憾む。故に此の行に相見えんことを欲せず。勇造に嘱して相報ずる莫し。而るに雄哉既に我が至るを知ると云ふ。

これによると前回の膳藩重臣に旭荘を引き合わせた手柄を徳寅が独占し、藤林泰策との間に不和を生じたことが窺える。その点を旭荘も不快に思い、今回来津を告げずにいたが聞きつけて姿を見せたと苦々しく記すのである。旭荘は徳寅に嫌悪感を抱く。十九日は字を乞いに来たとしか記さず、二十日には字を乞いに来て食事に誘われたが、石山に遊ぶからと断わったなどの旭荘側の冷遇が目立っている。

ところが二一日には少々気持ちがほぐれた模様で徳寅の招きに応じた。翌日は彼の紹介で大津の柴山順右衛門を訪ねるが、当日は参勤の板倉候（庭瀬藩）の通過で多忙と知れ早々に退散、その足で旭荘は徳寅の家に礼を述べに行く。なおこの日も徳寅は旭荘の旅館に足を運んだ。夜、旭荘は再び徳寅を訪ねようとして途中偶然に出くわす。柴山家への訪問は又の機会にと徳寅は慰めた。かくして両者は心を通わせ始め、その夜は徳寅邸に宿泊、一晩中話題は尽きることなく、旭荘は満足して早暁旅館に戻ったのであった。

翌日には徳寅の尽力により、早くも柴山氏と三井寺に遊ぶ。旭荘日記は徳寅が寺院の起源、格式、伝説等に詳しく、よどみなく説明する様子を細かく記載している。一山の教学を司った円宗院の無窮師とは別懇の間柄であり、この日旭荘にも紹介した。三井寺を後にした旭荘は、大津を離れ近江八幡に舟で向かう。そして今回の徳寅の諸々の尽力について、次のような感慨を書き付けるに至ったのである。

橋左に一店有り。雄哉、一治、迎へ入る。時に日は已に没し、飯して舟に上る。舟は店側に在り。雄哉、謙吾、敏太郎、岸に至りて別る。此の行、初め雄哉に見ゆるを欲せず。而るに雄哉のみ独り周旋に力を竭くせり。憾を変じて歓と為す。事は前定なり難くして、人の測るべからざること是のごときか。

考えてみれば、事前に聞いた徳寅の悪評は藤林側からの一方的なものであった。生粋の近江人でもない一介の流れ儒医が膳藩老職と親昵な交際を有すること自体希有なことであり、その厚遇への嫉視は相当に強いものがあったろう。それが排除の論理を形成し、根も葉もない噂をまかれた原因でもあった。旭荘もそこに気づいたと思われ、現に今回の大津行を振り返ると最も世話を焼いてくれたのは他ならぬ徳寅なのである。その点に照らせば、旭荘としても藤林の話は疑問視せざるを得なかった。ここに旭荘は噂を鵜呑みにしたことを反省し、徳寅への先入観を修正したのである。それほどに徳寅は大津滞在中の旭荘の面倒をまめに見たのである。一代の通儒広瀬旭荘は改めて中村徳寅の人間性を高く評価しながら、大津宿をあとにしたのであった。

この一件からも、徳寅が諸家の詩評にあった通りの温厚淳朴な人物であったことが証明されるかと思うのである。

おわりに

以上、『研里詩鈔』を核に若干の他資料を交えつつ、中村徳寅の学問と思想、及び湖南時代の行動について考察した。これにより徳寅の彼地における教育・医療への貢献が明白となり、又京都尊攘派に属し、活発な政治行動を展開していたこともあらかたは理解されたのではないかと思う。

甥恒吉は東征従軍の途次、大津の僑居を訪ね、小倉鯤堂も戊申禊月に数日間滞在しているから、維新後も徳寅が少時大津にあったことが確認される。種痘の件もあって当時の県関係者とは少なからず交流があり、大津県監察長岡謙吉邸では、山陰遊歴の折に立ち寄った明治の代表的詩家艫松塘とも歓酌しており、すでに湖南では詩文家としての声望が確立していたと見てよいであろう。東京移住は明治二年六月のことであり、時に徳寅五十二歳であった。

筆者はここ数年来、幕末―明治初の豊関医家の発掘に努めてきた。近世の来関開業医は存外知られていても、当地出身で他所に活躍した中村徳寅や福地苟庵の如き医家については知るものが殆どない。この現状を目の当りにすれば、誰しも当該分野における研究の遅滞を痛感せざるを得ないであろう。下関医史の再構築を企図する筆者は、これら隠れた医家の博捜網羅をその基底を支える重要な作業と位置付けている。今後もより精緻な研究の組成を目指して、一人でも多くの豊関医家に言及したいと考える次第である。

（1）徳寅の名は主要関連書に掲載を見るが、異説や誤謬も多い。例えば『増補近世防長人名辞典』は徳美男とする。これが『防長維新関係者要覧』では嫡子となり、『関の町誌』下（二四一―二五三頁）は次男とする。ここでは館森袖海『研里詩鈔』序の叔子説に従った。又『幕末維新人名辞典』（新人物往来社、一九九四年）は長府藩士としているが、徳寅が長府藩に士籍を有さなかったことは『天保医鑑』上（後掲）に「長門処士」とあり明徴を得る。なお『長府関係の伝記集』（長府図書館蔵）第一巻に「中村徳寅小伝」があり、維新後の履歴が参考になる。

（2）『研里詩鈔』全三巻は仙台の館森鴻（字子漸、号袖海、岡鹿門、重野成斎門、日本大学、大東文化学院教授、一八六二―一

九四二）の序跋を付し、徳寅最晩年の明治二五年に刊行された。「題言」には旧師後藤松陰以下、奥野小山（三上藩儒）、園田鷹城（森藩儒）、高橋坦堂（膳所藩儒）、山田翠雨（京儒医）、藤田伯英（京儒医）、橋本蓉塘（茉莉吟社）、鱸松塘（七曲吟社）の詩稿閲読時の感想を置く。続く「諸家寄贈詩」には、諸葛力斎（広江小車、長府藩画師）、西島秋航（広江大車、江戸儒の西島蘭渓養子）、中島棕隠、広瀬旭荘、広瀬青村、遠山雲如、小倉鯤堂、中西秀夫（未詳）の八家を掲出する。なお本論で特に出典を示さぬ場合、全て『研里詩鈔』所収の各詩に依拠した事蹟考証である点を附言しておく。

（3）広江小車は頼山陽の知友広江殿峰の甥に当る。山陽の西遊に際しては門人の後藤松陰が随行しており、広江家とは旧縁があった。小車は後に画を学びに京に移るが、ともに馬関の商家出身で生家がごく近隣に所在した点が信頼関係を深いものにしていた。結城香崖はやや遅れて天保七年に篠崎塾に入門した。松陰は小竹の娘婿であったから、双方はいわば兄弟塾であり、在塾生の往来も頻繁であった。天保期の徳寅詩には香崖の評語が加っており、又先述の通り香崖の墓誌を徳寅が書いたことでも両者に終生親交のあったことが察せられる。その他に滞京中の長府藩医香取純庵との交際も天保十四年春の寄懐詩から確認される。純庵も馬関町医福原家の出身であった。当時、純庵は小石玄瑞の窮理堂で蘭方を学んでいた。

（4）修道学舎は大津移居と同時に開塾されたが、嘉永元年三月、膳城対岸の南大萱村（現大津市大萱）隠棲に伴い、自ずと塾も移った。儒医両学の教授は「儒医は両つながら劣ると雖も、且つは数口を糊するに足れり」（「戊申三月大萱村移居作」）とあることで判る。修道学舎では「詩を学ばずんば以て言ふ莫し。趨庭の訓、何ぞ諼るべけんや」（「月望、弊塾例会。長句を賦して諸子に示す」）と詩学重視の方針を明確に打ち出し、これを講学の特色とした。「趨庭の訓」とは『詩経』を学ぶをいう。

（5）平田守衛『黒田麴盧の業績と『漂荒記事』』（京大学術出版会、平成二年）中には本件についての言及がない。

（6）土山春庵（横山俊彦）は加賀の出身で福井、長崎で蘭学を修業し、当時京の流行医であった。後に木戸孝允の知遇を得てその推挙により明治元年（五八歳）典薬寮医師に補せられ、更に中典医（内科）にまで進んでいる。

（7）梅渓昇等編『緒方洪庵と適塾』（適塾記念会、平成五年、改訂版）、大坂除痘館が痘医許可証を与え分苗した医師名簿（「分苗所一覧」、三九頁）に「元治元年十月二十日、近江大津、中村雄哉」とその名が確認される。

（8）『大津市史』中巻（大津市役所編、昭和十七年）四頁。

（9）市民会議所というのはもと心学道話の道場であり、商人等の私的集会場として利用された（『大津市史』上巻、六九六頁）教養所のことと思われる。ここが幕末から種痘場として使用されていた事実は、慶応二年二月の町方触書に「植疱瘡の儀、去る十一月御沙汰在之候通り難渋の者共礼物をいとひ、猶予いたし候内、流行の真痘相煩ひ候而は不便の儀に付、相披申度旨煩無候間、町役人共相心得、小前の者共へ精々申諭し、上百石町教養所へ罷出療治受候様世話可致候」（同書下巻、資料篇、二九三頁）とあることにより明白である。又大津県と膳藩における種痘については同書中巻（七四―七五頁）に、明治二年春に大津県は布告で奨励を試みたが、疑惑を抱く者が多く予期の成績を挙げ得なかったといい、膳藩も既に療養所を設けて種痘を施行していたと述べるに止まり、これらの中に徳寅の献策や実働に触れたものは一切ない。

（10）『大津市医師会百二十年史』（平成五年）には種痘自体の項目がない。『滋賀県医師会百年史』（平成元年）には「第Ⅵ編資料、近江医療史（附）近江医人列伝抄」の一項が設けられてはいるが、ここにも徳寅の業績に関係する記述はない。唯一の例外は『栗太郡史』巻二（滋賀県栗太郡役所、五十章、六四六―六四七頁、大正十五年）である。加えて四六章は「中村子恭の大萱幽棲と勤皇志士の来遊」と題されており、本書は近江地方史関係書中にあって徳寅を積極的に扱う貴重な一本となっている。

（11）児玉秀雄編『家祖伝考』（『福地信世』所収巻一、昭和十八年）は、福地源一郎の子息信世が「系譜其の他伝存の資料を輯綴補修せるもの」であり、冒頭に「父源一郎書写の系譜原稿」（「福地家系図」）が掲載される。それには「養子福地苟庵、寛政七年生于長府。藩士岸田丈右エ門子、乃嘉昌養子。住長崎業医。文久三年死。寿六十八歳。葬于大音寺。雲泉院清心清慶居士」とある。信世の追悼記『香語録』（昭和十八年）所収の茂野吉乃助「福地家五代」（二―三頁）、呉秀三『シーボルト先生三―その生涯及び功業―』（平凡社、東洋文庫一一七、昭和四三年、一七一―一七二頁）、柳田泉『福地桜痴』（吉川弘文館、昭和四十年、五―十頁、ただし本書は岸田を岸とする）等、以後の伝記類は全てこれに基づく。

（12）『春靄遺稿』（有田静山自筆写本、拙蔵）中に「寄福地玄甫。玄甫与余同郷。贅長崎福地氏、昨遇上国。因句中及」詩がある。この玄甫が苟庵を指す。春靄は京坂の地で同郷の苟庵に再会し、その感慨を詠んだのである。

（13）藍田の開国論については、『ペリー来航前後―幕末開国史―』（ぺりかん社、昭和六三年）所収、山口宗之「谷口藍田の生涯と思想」（二〇八―二三九頁）に詳しい。

（14）勝屋駿編『谷口藍田全集』（大正十三年）巻三所収。

（15）大津代官は、韮山の江川、信楽の多羅尾、京都の小堀、宇治の上林、長崎の高木各氏と同様、いわゆる代々代官であり、安永以来石原家の世襲となっていた。近江、大和、摂河泉の幕領十万石余を治め、平代官ながら郡代と同格の躑躅間詰であった。徳寅は清左衛門・清一郎の父子代官に庇護され、又研洲の令弟滄雲とも親しかった。

(16) 堀哲三郎『清末藩処士船越清蔵先生』(菊川町教育委員会、昭和四四年)二〇九頁。又年譜の安政二年乙卯に「同郷の研里中村徳寅膳所に垂帷」(二九九頁)とあるのも誤解。『増補近世防長人名辞典』の「戊午の獄起るや殆ど幕吏に補われんとして僅かに免る、其の後宇治に寓して儒を業とせしが云々」とあるのも同様である。

(17)『近江人物誌』(滋賀県教育会、大正六年、七五四―七五五頁)は網蔵を志士として紹介する。川瀬太宰捕縛時に石原代官に捕えられ、京都町奉行所に下獄、戊申に放免され、その後岩花県の顕職に就き、同県に病没したという。目下徳寅門で事蹟の知られる唯一の人物である。

(18) 安政期に交際した主要な文人雅客としては、岩崎鷗雨、郇田柳厓、山田翠雨、北脇淡水、土山春庵、小田海僊、山中信天翁、遠山雲如、梅辻春樵、星鹷兄弟、山田梅東、中島棕隠、秋吉南豊等の名が確認できる。

(19) 幕末膳藩の状況については、『大津市史』、『新修大津市史』の他、平田好『懐郷坐談』(明治四一年)、竹内将人『維新に活躍した近江の人々』(昭和四三年)、同『膳所藩名簿』(膳所城シリーズ第二集、立葵会、昭和四九年)、『近江人物誌』等を参考にした。

(20) 堀、前掲書、五二―五三頁。

(21) 水野正香『膳所藩勤皇家列伝』(天怒閣、明治三二年)所収「渡辺緝伝」に「当時大津町に寓せし長州人船越清蔵先生を訪ひて以て陽明学の講義を受け、大ひに得る所あり」(二八頁)と見える。渡辺は膳所十一烈士の一。

(22) 註(16)に同じ。

(23)『日間瑣事備忘録』(『広瀬旭荘全集』、思文閣出版、昭和五九年)日記篇六所収、後編巻八(三七〇―三七五頁)。

(24) 同右、同篇七所収、後編巻二五(三一六―三二三頁)。

福地苟庵小伝
――長府に生まれた桜痴居士の父――

はじめに

明治の政界、官界、言論界に活躍した桜痴福地源一郎は長崎出身の幕臣である。その父苟庵（一七九五―一八六二）という人は長府毛利藩の剣術師範家岸田丈右衛門の子として生まれ、二十歳前後までの青少年期を当地に過ごした長府人であった。

苟庵は長府藩校での修学を終えるや、経世の志を抱いて上坂、篠崎小竹に入門する。しかしこれに満足せず、各地を遍歴した後、長崎に流寓し、乞われて福地冥斎（一七六四―一八四三）の養子となった。長崎に落ち着いた苟庵は、それ以後、崎陽一流の雅医として広く知られる存在となっていった。[1]

しかし、『下関市医師会沿革史』[2]、『下関市医師会史』[3]には言及がなく、下関では無名に近い存在である。具体的にいえば、前者の第一章は「文久年間より明治十六年開業医組合設置法の規定によりて医師会が自治体と変更せられたる迄に至る医務取締り時代の概要」（一～十九頁）と題され、奇兵隊病院から赤間関医学校へと叙述が進むが、医家は上記の施設に関係した松岡省記、松本濤庵等数名が挙がるのみで、長府藩医や長関出身で他郷に活躍した諸医の紹介は見えない。又その後を受けて編述された後者は、沿革史に藩政期医家の説明が欠落している点に配慮し、これに関する執筆を古川薫氏に依頼、第一章、序説「古代の医人たち」として追加立項した。章中には「下関と西洋医学」（十三～二十頁）の一節が設けられ、永富独嘯庵、松岡道遠、山口行斎、興膳襲三郎・昌蔵父子、香取大華の七名が紹介されているが、本書も福地苟庵を取り上げていない。

本論はこの長府出身の儒医福地苟庵の事蹟考証を核とし、あわせて学問・思想の特色、さらには交友関係をも広く考察して、従来の近世下関医界史の欠を補おうとするものである。

一　長府誕生――上坂遊学――長崎流寓

桜痴自筆の家系図には「寛政七年長府に生まる。藩士岸田丈右ヱ門の子にして、乃ち嘉昌の養子なり。長崎に住んで医を業とす。文久二年死す。寿六八歳」(4)と簡述されるが、桜痴は別に二千四百字を越す「石橋先生略伝」を残した。これは苟庵の二三回忌法要を営むに当り、深川浄心寺に提出したもので、法要の終了後に新聞紙上に掲載されている。(5)

福地石橋先生、諱載世、字子車、幼名ハ源輔、後に苟庵と改む。薙髪して法名を浄慶と云ふ。石橋ハ其号なり。又石狂と別号す。先生ハ寛政七年正月九日を以て長門国府中に生る。其父を岸田丈右衛門と云ふ。長府藩士、剣術師範家なり。(6)先生幼にして多病、武芸を練磨することを喜ばず。専ら読書を勉め、成童にして国島翁の門に入り、勤学すること数年、経史に通じ、詩文を善するの誉ありき。弱冠の頃、故ありて故郷を去り、大坂に至て篠崎小竹翁の門に在ること数年、其塾長となりて弟子に教授す。其後篠門を辞して東西に漫遊すれども到処其志を得ず。遂に長崎に流寓して備さに落魄を極めたり。然れども先生、為す事あらんと欲

する の念は更に撓まざりき。

漢学の師国島翁とは長府藩儒の国島竹舌をいう。苟庵が教えを受けたのは十五歳頃（成童）とあるから、幼少期に竹舌の家塾で受読後に藩校敬業館に入ったことを意味しよう。その後二十歳頃（弱冠）に大坂に出て篠崎小竹に学び、塾頭までつとめたという。ただ登門録にはその名を見ない。しかし当該簿には高弟を未載とする場合も多く、直ちに苟庵の入門を否定する材料とはならない。[7]後年、長崎に遊ぶ橋本香坡、山中信天翁が篠門である点や、長府の人々と小竹の関係に注目すれば、むしろ肯定すべき要素の方が多い。小竹は長府士と深交があり、中川清左衛門父子（鯉淵、蕉窓）、田坂右門、内藤十兵衛、小田南陔等はみな親友であった。[8]これらを参考にすれば、苟庵の小竹入門は藩儒の助言か、小竹と深交のあった長府家中の仲介で実現したものと見られる。

篠崎塾での歳月は苟庵にとって充実した日々とはいえなかったようである。桜痴の五男信世は「自ら経倫の志を挟みて京都に赴きて国事に奔走し禄仕を求めたれども、志を得ずして脱藩し、遂に落魄して文政八年長崎に至り、冥斎の知遇を得て養子となり、其女に配せり[9]」と、結局は苟庵が上京して政治活動を展開、仕官の口を求めたが果たさず、脱藩に及んだと記す。しかし、桜痴は本件を「その後篠門を辞して東西に漫遊すれども到処其の志を得ず。遂に長崎に流遇して備に落魄を極めたり」と述べるにとどめている。果たしていずれが真実であるのか定かでないが、両者はまた苟庵が冥斎の養子となる時期についても意見を異にする。信世は文政八年とするが、桜痴は具体的な年次を示さず、略伝には前後の事情が次のように説明されるだけである。

福地嘉昌翁一見してその奇才を愛し、家に聘して賓とせり。嘉昌翁は元讃岐丸亀藩士矢野某の子なり。家を去て医を学び、京師に来て福地源輔の養子となり、文化年中、露人北地に寇すと聴き、家を提て松前に至り居ること三年、深く蝦夷の内地に進んで功名を博せんと欲したれども其の機を得ずして京師に帰りしが、養父源輔翁幾くもなくして死し、家道も甚だ衰へたれば、遂に京都を去りて長崎に来り、医業を専らとし大に行はれたり。天保十四年四月十八日逝す。寿八十歳。先生、嘉昌翁の家にありて子弟に読書を授くるの傍ら、初めて医学を研究したり。嘉昌翁子なく、唯一女あるのみなれば、先生を養子とし、娶すにその女をもつてせり。

右のように桜痴は冥斎の長崎転住、荀庵の長崎流寓・入婿の年を明示しないのである。ところがこの問題は長府側の資料で一応の決着を見ることになる。当地出身の女流俳人として著名な菊舎尼は文政期の大半を長府に過ごしたが、同六年八月—十月末までの俳諧の記録『実る秋』に、以下の興味深い詞書と発句が見えるのである。

今は崎陽の人となる福地何がし京へなん行玉ふ。蘭を画て馬のはなむけに

月にをくる香は薄くとも三千里[10]

この「福地何がし」が荀庵と判断される。これにより信世の文政八年説は否定され、遅くとも文政六年の夏以前に荀庵は長崎の福地家に養子となっていたことが確定する。[11]

長府滞在は以下の略伝に照らすと、再東上の際の話と思われる。だが両京では解釈や暗記を学問と心得る迂儒が名家として敬重され、荀庵のような実学志向者が採用される時世ではなかった。この現実を前に荀庵はついに仕官を断念した。最後の機会を活かせずに終ったことへの挫折感、敗北感は著しく、この苦い経験は生涯後悔され続けることになった。長崎帰着は文政末—天保初のことであったろう。

先生すでに福地氏に養はるると雖、医業を屑とせず、頻りに有為の志ありて、東遊せんことを望み、嘉昌翁の許を得て再び東上して経綸の学をもつて幕府を干し、諸侯に求めたれども、皆容れられず。而して当時の碩学鴻儒を見るに、皆無用の学を治むるに過ぎざるの実況なれば、先生慨然これを痛嘆し、深く学問をもつ

て干禄の念を起したるを悔ゐ、再び長崎に帰り潜志して医業を修め、復世間の事を問はず。
こうして苟庵は経世済民の初志を全く諦め、長崎の養家に復帰して、家職に専念することとなったのである。

二　学芸及び思想の特色

苟庵は当初医学よりも漢学の評判が高く、儒・医を兼業した。が後に儒学を退け、仏学に親しむようになり、ついには突然剃髪して入道浄慶と称し、儒学と訣別するに至る。廃儒は前述の当代世儒への失望に起因する。苟庵は実社会の諸問題の解決に強い関心を払い、困難な課題にも怯まず、これを適切に処理・解決する能力を持つ通儒を理想とした。

しかし当時尊ばれたのは、経書詩文の世界から一歩も出ることのない学匠たちであり、物産交易や民政の充実を説く活学者が正当に評価される時代ではなかった。こうして自らの理想を否定された苟庵は儒学の限界を知り、以後一転して儒学は国学同様に苟庵から厳しい批判を受けた(12)。結局、最終的に苟庵が必要としたのは、生活のための医学と精神の拠所としての仏学であった。この他にも苟庵の学問・芸道の傾向については、桜痴が次のように紹介している。

先生、学問該博、経史百家に通ずれども、門戸を立つることを好まず、史学その最も長ずる所なり。詩文は作家の名あれども、詩文をもつて人に称せらるるを羞ぢ、曾てその稿を留めざりき。その余、諸般の技芸に達せる中にも、点茶と俳諧とはその奥儀を極めたるに付き、長崎の士人みな来り争うてその教を請へども、先生これを辞して応ぜず、云く予は医なり、詩歌茶香は消閑の逸事のみ、学ぶも益する所なし。予無用の逸事をもつて人を累はすの種子を下すに忍びず、子もし誠に有用の学を修めんと欲せば、予は敢て授業を辞せざる可し。

荀庵は多芸な趣味家であった反面、学問については実学志向が顕著であった。またここに史学を得意としたとある点は重要で、筆者が荀庵の遺著と確認した『茂園残話』は、まさにその領域に属する述作であった(13)。詩文も巧みであったが専家と見られることを恥じ、詩稿は残さなかったという。しかしその実、戦前までは一部が残っていた。この『茂園残話』及び詩文に関しては後日稿を改めて詳論したい。

学問の傾向は先程から述べている通り、実学尊重の立場を貫いた。また対外政策では開国説を唱え、諸外国との通商交易を富国の要法と位置づけた点も看過できない。略伝には養父冥斎が露人の蝦夷入寇に刺激され、文化期に松前に移住、三年間居留したとあり、信世も松前に移った冥斎が医業の傍ら北地水産物の交易を企て、京都で開国派の志士と深く交わったと述べるから(14)、荀庵の開国説もその影響下に形成されたと見られる。このように冥斎・荀庵父子が、早く化政期から開国通商論者として活発に行動していたことは、両者の進取性を十分に証明するものである。

ただし安政の荀庵の交遊（後述）には、尊攘激派も海防論者も含まれ、当時まで荀庵の対外思想が化政期の内容を踏襲していたとは思われず、変容を認めるべきかと思う。今この点を具体的に比較する資料はないが、『茂園残話』巻三の第二六条に、近世国学家が自派の優位を立証するため、皇国の道を天球・地球等の西洋の概念を援用して説明しようとした点を、「皇国ヲ以テ西洋ノ奴隷トスルナリ」と厳しく非難し、又直後に「皇国ノ皇国タル所以ハ……只天ツ日嗣ノ統ヲ万世垂給フコト支那ニモ天竺ニモ西洋ニモ類ヒナキ国ナレバ之ヲ以テ万国ヲ圧倒スルニ足ベキナリ」と論ずる所を見ると、尊王論の影響を排除することは難しい。荀庵は時勢を見て臨機応変に対処する能力も備えていたのである。また西洋諸学の重要性をも十分に認めており、本質的には柔軟な思考の持ち主であったと判断される。

三　医事──シーボルト・種痘・唐種大黄培養製造方

苟庵の医学的業績、地域医療への貢献は特筆すべき事功こそないものの、やや注意を要する点が三条ほど指摘できる。その前に誰の門にあったかを知っておきたいと思うが、苟庵の医学の師系はよく分からないのであって、養父冥斎から漢方の手施きを受けたこと以外はこれを知る手掛かりが見つけられずにいる。

さて注意すべき点の第一は本邦蘭医学の父フォン・シーボルトと交際のあった事実である。これについては信世の報告に基づき、呉が次のように述べている。

シーボルト先生の長崎に在りたるは文政六年乃至十二年にして、其頃冥斎は六十歳、苟庵は三十歳位にして、両人ともにこれと交際を結べり。(15)

かつて冥斎とは旧知の間柄であった伊能忠敬は彼に自製の蝦夷図を贈った。冥斎はこれを気前よくシーボルトに恵与した。ところが後のシーボルト事件では、これが禁制邦図の一枚として問題視されるに至った。(16)ただ幸いにも福地父子は事件への連座を免れている。

次に種痘に対する先見性が注目される。親友であった楢林宗建『牛痘小考』（嘉永二年序刊）に寄せた序文は、苟庵の独立した文章として今日ただ一点残るものであり、それだけでもまことに貴重な意義を有する作である。ゆえにやや長文ながらここに全文を訓読して紹介しておきたい。

西肥藩の侍医、和山楢林君は累世の名家にして、家は崎陽に住す。其の家祖栄休先生は泰西医学を創唱す。是の時に当り、本邦の学者は未だ西学の何物為るかを知らず。君父祖の業を襲ひ、博見多聞、術精微を極め、門声益々鳴る。凡そ和蘭人客の本邑に在る者、毎に疾病有れば輒ち必ず君を招いて治を請ふ。皆其の能手なるを信じ、時流以て栄と為せばなり。余は固より漢医を祖述し、君と流派を異にす。而るに其の交契日に睦まじき者は何ぞや。深く君の人と為りの篤厚慎謹にして百事をば苟にせず、医事を談ずるに及べば、未だ嘗て其の源に逢はずんばあらざるを識ればなり。君も亦余の愚直にして、接遇常に誠意を以てするを愛せり。君嚮に蘭医慕某をして牛痘痂を弁輸し、其の種法秘訣の奥蘊を尽く伝へしむと云ふ。方今、本邦の州郡、牛痘盛行す。長じて後生の孩嬰をして一大患より免がれしめたるは、誰か復君の力に頼らざらんや。其の功偉なるかな。然れども君亦郷党の草医、陋学賎術の徒の伝を乱し種を謾き、将に蒼生を誤らんとするを恐るる有り。故に之を書に筆し、名づけて牛痘小考と曰ふ。以て門を授け、要を耑らにすれば、百発して中らざる無し。之を閲するに其の法は委曲にして、其れ肯て太だ通暁し易きなり。余謂ひて曰く、君は則ち牛痘の嚆矢、家祖は則ち西学の先登、是の祖にして是の裔有るは、名家為るの所以なり。然りと雖も之を家とするは之を国とするに如かず。盍ぞ先に夫の陋学賎術の医を医し、而る後に保赤に従事せざらんやと。君之を然りとし、遂に此の書を刊して以て世に行はんと欲し、余に嘱して序を作さしむれば因って記とす。

嘉永二年歳次己酉孟冬下澣

崎陽　福地載世　撰

姑蘇　顔　心如　書

本文からは苟庵の蘭医学や種痘に対する好感と期待が伝わる。ことに私的名誉よりも地域・国家への貢献を優先させる公益重視の主張は卓見である。かつ彼が医の本質が救命の一事にあり、患者本位の診療体制の整備が医学医療の水準を高めると考える点も優れた見解といえよう。苟庵は人民の福利向上を民政安定の条件とした。その政治論は医家となっても放棄されることなく、実践されたのであった。そして種痘普及には医術の拙劣な郷村医の啓蒙が必要と論じ、意識と技術の改革に本書が威力を発揮することを願う。苟庵は漢方専修であったが、このように大局的視野に立ち、本邦医療の発展を見据えることのできる、当時にあっては極めて進歩的な漢医であった点を高く評価せねばならない。

苟庵は基本的には町医であった。だが長崎の人士は苟庵の仁厚な人柄に好感をもち、しだいに信頼を寄せるようになった。その結果、安政期には長崎奉行所配下の役医師（唐人屋鋪出入医師）に任ぜられている。注目すべき三点目というのは、これに伴い安政五年六月四日に長崎奉行荒尾石見守の命を受けた薬園支配代官高木作右衛門から、唐種大黄培養製造方に任命された点である。これをうけて苟庵は薬園の増坪地で中国産大黄の育種に取り組むことになった。(17)

今日まで苟庵の医家としての側面は殆ど言及されることがなかったが、以上の三点を見ても、当時の世間一般の漢医とは一線を画す見識を有することは歴然としており、医家苟庵の業績については今後再検討の余地を残しているように思われる。

四　長崎・江戸における著名士との交遊

苟庵の交友関係の広さは、安政五年の桜痴の東行に持たせた多数の紹介状が何よりも雄弁にその事実を語っている。

初め余（桜痴）が江戸に遊学の時に、余は水野、岩瀬、永井、川路および平山謙次郎、永持享次郎、柴田貞太郎の諸氏、儒家にては林図書助、安積艮斎、古賀謹堂、蘭学家にては伊東玄朴、杉田成卿、箕作阮甫の諸氏へ宛たる家大人石橋先生の書を齎し来れり。此諸大家は家大人が江戸及び長崎にての知己にて其中には往時倶に書を読み、或は教を授けたる人もあり。[18]

幕臣はみな開国派の実務担当者として外交の第一線で活躍した人々である。[19] 儒家もまた外交、洋学と関係が深い。[20] さらに蘭医家については、当代名流中の頂点に立つ三家が並置されている点に苟庵の優れた見識を窺うことができる。ここには嘉永六年のロシア使節の応接に西下した人物を多く含み、その際に苟庵とまとまった交流が持たれた可能性が高いように思われる。

長崎人では漢学者の長川東洲、蘭通辞名村花蹊、前述の蘭医楢林宗建や柴田方庵、砲術家山本淡斎（晴海）、後藤外浦（春卿）等があり、なかでも高島秋帆との親交が際だって見える。[21] 後藤氏も長崎の地役人であり、慶応期には長崎会所頭取の重職にあった（『慶応元年明細分限帳』）。外浦は柴六郎『秋邨遺稿』（明治三四年刊）巻下、足立敬亭『九十九桜主人詩稿』（長崎歴史文化博物館蔵）、橋本香坡『西遊詩稿』（明治九年刊、池田歴史民俗資料館蔵）にその名がしばしば登場し、劉石秋『緑芋村荘詩鈔』（嘉永四年刊）巻上には、「癸酉冬、長崎後藤坊正東観。勧予同行」という一首もある。

さらに長崎来遊の詩文家や藩儒等との交際も活発であった。まず京の詩人中島棕隠に苟庵の養父冥斎を詠む「戯れに福地嘉昌翁に贈る」（『金帚集』巻五、天保十年刊）がある。本詩は天保六年秋の西遊中の作である。当時冥斎は七十を越えた老翁で、必然的に苟庵との接触も予想される。

近養美髯非養望　　近ごろ美髯を養ひて望を養ふに非ず
癡情自愛満腮霜　　痴情　自愛す　満腮の霜
寿亭無寿君能寿　　寿亭　寿無し　君能く寿
休憾較来猶未長　　憾ることを休めよ　較べ来って　猶ほ未だ長からざるを

高松藩儒の山田梅村『吾愛吾盧詩』巻一（慶応二年刊）には「中秋、橋南の第三楼に招集し、石橋・淡斎と同に分韻す」、「楳菊同瓶図。紀石橋・兪澹斎と同に分韻す」があり、この紀石橋が苟庵を指す。同席の兪氏は山本淡斎のことである。右は初度の訪瓊詩であるが、巻五には安政四年の再訪時の交歓詩も二首見える。その一は「福地石橋、詩有りて見示すれば、次韻留別す」という、梅村が長崎を離れるに当って苟庵に残した詩である。

海道唱和門清新　　海道唱和すれば門清新なり
再晤尤知情好真　　再晤して尤も情の好真を知る
衰老如今憐舐犢　　衰老は如今　舐犢を憐れみ
不才畢竟愧彫麟　　不才は畢竟　彫麟を愧づ
幾場酔夢佳風月　　幾場の酔夢　風月佳し
十載吟盟旧友人　　十載の吟盟　旧友人
瓊水浮萍随去跡　　瓊水の浮萍　去跡に随ひ
碧空過鴈望音塵　　碧空の過雁　音塵を望む

本詩の内容からは、苟庵が梅村から崎陽の知己の一人として認められ、騒家としても大いに慕われていたことがよく分かる。要するに両者は詩文を仲立ちとする交際を長く保っていたのである。

いま一詩は「雨声楼に集る。山中静逸（参河人）・橋本香坡（大坂人）・細川十洲（土佐人）・山本淡斎・福地石橋・後藤外浦（皆長崎人）、分韻して一字を得。時に五月十七日なり」と題され、当時の荷庵の交遊圏を知るに最適なものである。雨声楼は高島秋帆の別邸である。彼らの殆どが歴史に名を残した点で、自ずと荷庵の交誼の質が察せられよう。(22)

また肥前鹿島の開国派儒者、谷口藍田とも親しかった。『藍田遺稿』（明治三六年刊）の嘉永五年の作に、「中村吾道の長崎に帰るを送り、兼ねて福地荷庵に寄す」がある。

柳陰啼鳥和驪駒　柳陰の啼鳥　驪駒に和す
風送軽舟入鏡湖　風は軽舟を送り　鏡湖に入る
一語因君伝福子　一語　君に因って　福子に伝へん
喜聞老蚌産明珠　喜び聞く　老蚌　明珠を産みしを

老蚌は父、明珠は子の比喩。藍田は桜痴の神童ぶりを伝え聞き、これを老父の訓育のたまものと祝し、その労をねぎらったのである。桜痴の幼少年期の文才に関するエピソードは種々伝わるが、本論とは直接に関わらぬので、今はこれを省く。

長崎移住後の荷庵は、このように諸国の知名士と存分に飲み語り、文雅な会宴に侍して交際を楽しんだのであった。留連した顔ぶれから見ると、政治的な話題も随分と出たのではないかと思う。

五　長関医家との交流――日野春靄と中村徳寅

長府出身の苟庵は長崎に移ってからも郷里の医家と交流を保った。現時点で確認されるのは日野春靄と中村徳寅である。この点に関しては徳寅の論考中に少しばかり触れておいた[23]。

萩藩医日野春靄は蘭方を修め、藩主毛利斉広、敬親二代の侍医を勤めた名医である。また天保の萩詩壇の中心的存在でもあり、当時萩で「歌百太（勝間田湾翁）詩は貞庵に書は浪江（宍道芝斎）経学平田（平田涪渓）その他はなし」と詠まれるまでの詩名を誇った。春靄はもとは長府藩医松岡氏の育であった。拙蔵の『春靄遺稿』（有田静山自筆写本）に「前韻を以て福地玄甫に寄す。玄甫は余と同郷なり。長崎の福地氏に贅し、昨、上国に遇ふ。因って句中に及ぶ」という一詩がある。このように述べる所からして、既に同郷人であることが強く意識され、言葉では表現しがたい心的結びつきのあったことが察せられる。

客裡携家本好縁　　客裡　家を携ふは本好縁
妻児聚首定懽然　　妻児　首を聚めて定めて懽然たり
烟波火海人相隔　　烟波　火海　人相隔て
雁字雲箋信未全　　雁字　雲箋　信未だ全からず
洛市游踪吟把臂　　洛市に游踪して吟じて臂を把り
浪江帰掉酔双舡　　浪江に帰掉して双舡に酔ふ
想君掬戦誇高妙　　君の掬戦の高妙に誇るを想ひ

呼取呉商伴酒辺　呼取す　呉商伴酒の辺

前半は音信も途絶えがちであった苟庵が、長崎に良縁を得たこと（福地家養子の件）を祝福する内容である。後半は旧友との再会の喜びを素直に表現し、今日の酒宴の盛況を描く。苟庵は春靄より十三歳、徳寅より二三歳の年長であった。両者は同郷出身の進歩派医家として苟庵を敬慕し、長崎での蘭方修学等に助言や便宜を得たものと思われる。なお春靄と苟庵の師とされる篠崎小竹に親交があったことは、『交友郷里姓名』（小竹自筆本、大阪府立図書館蔵）に「長州、日野貞庵」と見えており、天保十一年の『小竹斎吟稾』第一冊中に「日野貞庵見訪あり。其の詩に次韻して以て酬ゆ」と題する七絶のある点からも指摘できる。

中村徳寅は嘉永六年夏に長崎へ下り、福地苟庵宅に宿泊した。徳寅の父徳美も苟庵の実父岸田丈右衛門とほぼ同時期に一代抱えの長府藩士となっていたから、両者の間には旧縁が想起される。苟庵の名は『研里詩鈔』上の「八月三日、警を聞き長崎に赴かんとして独行発程、五日、崎に抵り、福地洪《ママ》庵家に主り、俄羅斯艦三艘の港口に泊するを観る」の二律、並びに「福地氏の家に寓して遽かに家慈の訃音に接し、即時発程、帰途に就きて感を書す」の計三首に登場する。当時福地邸は寺町のすぐ南側の新石灰町にあった。二律には鎖攘の無意味を戒め、積極的に通商交易を支持する意見が開陳されている。この開国説には苟庵の思想的影響が認められる。徳寅が苟庵のもとに寄寓していたのは、嘉永六年八月五日－十二日頃までのほぼ一週間のことであった。

おわりに

文久二年二月、苟庵は心臓病を患い、初夏には自ら死期を悟って遺言し、渡欧中の源一郎に次のように伝命させた。

我墓に銘すること勿れ。我文を刻すること勿れ、我は無用の人なり、一生嘗て世に益する所なし。冀くは源一郎乃父に代りて有用の人となれ、これ我志なりと。

この子息への期待が、初志を果たし得なかった父の屈折した感情と表裏の関係にある点は、誰しもが認める所であろう。苟庵は青年期以来、実践活学をもって政治への参画を夢見たが、学界の風潮や家業継承などの諸事情に阻まれ、思うようにことが運ばず、結局は西涯の漢医となる道を選んだ。しかし苟庵はこの妥協を人生最大の汚点として悔み続け、死ぬまで記憶から消し去ることがなかったのである。

苟庵の墓は今も長崎市内、寺町の一角にある大音寺（浄土宗）に存在している。墓石には「文久二壬戌五月十七日了／福地苟庵紀載世／行年六拾八歳／雲泉院清誉浄慶居士」とあり、辞世と思しき「山のゐに影を移して咲梅のふかき匂ひは汲人ぞしる」という歌を刻む(24)。

無用不益の人と自嘲しつつも、崎陽の進歩派儒医として、また開国通商論者として、自分が果たした役割に対する密かな自負をもの静かに語りかけてくる妙味の漂う歌である。

（1）福地苟庵に関する専著及び研究論文は出ていないが、桜痴の伝記中にこれに言及する著作がある。主要なものは川辺真蔵『報道の先駆者－福地桜痴』（三省堂、昭和十七年）、柳田泉『福地桜痴』（人物叢書、吉川弘文館、昭和四十年）、小山文雄『明治の異才福地桜痴－忘れられた大記者－』（中公新書七四三、中央公論社、昭和五九年）の三書である。但し柳田は岸田を「岸」、小山は長府藩を「長州藩」とする。筆者の記述は三書の他に、呉秀三『シーボルト先生3－その生涯及び功業－』（東洋文庫一一五、平凡社、昭和四三年）の記事や、根本資料である「石橋先生略伝」を参照し、十分な再検討を経て独自に総括したものである。

（2）西尾弥三郎『下関市医師会沿革史』（昭和四年）
（3）下関市医師会『下関市医師会史』（昭和五三年）
（4）児玉秀雄編『家祖伝考』（『福地信世』所収、巻一、昭和十八年）。福地家当主は代々源輔を襲名した。代々といっても二代冥斎（嘉昌、嘉祥）、三代苟庵（載世）が継いだに過ぎず、四代桜痴（源一郎、萬世）の代からは廃されたらしい。桜痴が名乗りとしなかったのは、姉（六女よし）に迎えた養子、つまり苟庵の義兄が源輔を襲名したからである。五代信世は帝大出身の理学士であった。
（5）「東京日々新聞」、明治十七年六月二八日（土）第三七六五号、及び六月三十日（月）三七六六号に分割掲載（九州大学文系合同図書室所蔵マイクロ資料）。さらに明治十八年に起草された「桜痴居士自筆自伝」（野崎左文『私乃見多明治文壇』百頁、春陽堂、昭和二年）には、「翁は原長府の藩士なり壮年の頃故あつて郷を去り京阪江戸の間に遊学し頗る経史百家の書に博かりしかども青雲の志を達すること能はず、由つて医業を学び長崎に来りて其の業を修めたり、福地嘉昌翁時に長崎に居を移し医を業としたり一見その奇才を賞し遂に養ひて嗣とし妻するに其女を以てす」とも記述されており、この記事と比較しても、「石橋先生略伝」がいかに詳密な内容であるかが理解できる。なお本文中に記す苟庵の行状は、特記せぬ限り全て「石橋先生略伝」に基づくものである。
（6）長府藩分限帳には元和五年分に岸田新兵衛（御船頭、一五石）があり、明治元年分に岸田藤吉と十之助（木挽、各十石）が見えるから、ともかくも長府藩に岸田家は存在したことになる。但し前者は以後の船手には記載なく、後者の岸田家も普請方支配の木挽であるから、苟庵の岸田家とは一致しない。加えて『藩中略譜』にも岸田家は該当がない。ところがやや注目されるのは、長府図書館所蔵の萩山家（馬廻八十石）文書中に「丁銭拾貫文手形／岸田平右エ門（寛政八年十二月）」なる借用手形が確認される点である。残存する長府藩分限帳は宝暦十三年の後は一挙に文政年中のものとなり、その間約六十年の空白がある。そのちょうど中間にこの手形は位置しており、寛政期の長府藩に岸田家が存在したことを裏付けるひとつの資料といえるだろう。恐らくこれが福地苟庵の実父岸田丈右衛門と同一人物なのではあるまいか。
（7）多治比郁夫等『名家門人録集』（上方芸文叢刊五、八木書店、昭和五六年）所収「篠崎小竹門人帳」、一九八―一九九頁。
（8）拙稿「幕末長州支藩の王学派台頭に関する俯瞰的考察―吉村秋陽とその門人の軌跡を軸として―」（本書四九頁以下）及び「嘉永四年広瀬旭荘の長府娶嫁及び藩儒招聘に関する一考察」（本書一八三頁以下）参照。なお中川三代（鯉淵、蕉窓、子裕）については長府藩学芸史上において最も重視すべき藩士家である点はぜひとも記憶しておきたい所である。

(9)　呉、前掲書3、一七一頁。

(10)　上野さち子編『田上菊舎全集』下（和泉書院、平成十二年）七四〇頁。

(11)　苟庵の養父となる福地冥斎は長府士家とも親しかった。『中川凉斎詩藁』（長府図書館蔵、未刊自筆稿本）は、実質的には天保二年三月十五日－六月一日までの約三カ月に及ぶ京摂遊記である。そこには錚々たる上方文化人が登場し、凉斎に対する評価が一読了解される貴重な資料となっている。その五月十六日の条に「長崎の福地嘉祥来たる。旧識なり。云ふ、長崎の豪商に同伴す。千二百斛舩に乗り、大洋を経て来たる。意はざりき、子の此に在りて面晤せんとは」という記事が見える。嘉祥（カショウ）は嘉昌、すなわち冥斎をいう。冥斎は中之島の長府藩邸に滞在中の凉斎を訪ねたのである。このように長府藩中きっての雅士と目された中川凉斎と福地冥斎の間には、天保初期の段階で旧交の存在が確認されるのである。冥斎が苟庵を養子に迎える際の事情は詳らかではないが、京摂で中川凉斎という当時長府藩を代表する文化人との接点が確認されることは、養子縁組みの背景を考える上でも、大いに示唆的な出来事ではないかと思われる。なお凉斎というのは中川蕉窓（二代清左衛門）のことである。

(12)　国学者批判は『茂園残話』巻一の一条、二条、六三条、巻三の二五条、二六条の五箇所、又儒学者批判は巻一の三五条、四十条、四一条、巻三の五三条、巻四の二七条、八四条の六箇所に見られる。ここでは儒家に対する批判の一例として巻三の五三条を掲げておく。「学者三代以上ノ事ヲ唱ヘテ後世ノ形勢ヲ知ザルヲ迂儒ト云。宋元以降ノコトヲ論ジテ上世ノ制度ヲ辨ゼザルヲ鄙儒ト云。又学博ク才該タリトモ只義論ニ喋々トシテ其行ヒヲ省ミザルヲ腐儒ト云。腐儒トハ孝悌忠信ヲ腐却シテ之ヲ身ニ用ヒザルヲ云ナリ。又事理典故ヲ人ノ偽《ママ》ニ辨スルノミナルヲ小人ノ儒ト云」（句読点は筆者）。

(13)　石橋陳人『茂園残話』（四巻、合本一冊、江戸末写本）は成簣堂文庫（徳富蘇峰旧蔵本）の一冊として御茶の水図書館が所蔵する孤本である。全三五九条は殆どが国史国典に関する考証である。筆者は既に本書の調査を完了しており、福地苟庵の著作と断定するに至った。

(14)　注(5)に同じ。

(15)　呉、前掲書1、二八七－二八九頁。

(16)　呉、前掲書3、一七一－一七二頁。

(17)　『長崎薬史』（長崎県薬剤師会、昭和五三年）八十頁。

(18)『懐往事談・幕末政治家』(続日本史籍協会叢書、三期、明治三三年、東大出版会、昭和五四年復刻)四八頁。

(19)水野忠徳と川路聖謨は嘉永の露使来航時に長崎で応接談判に当った。又永井尚志は安政元年に長崎出張、在勤三年、長崎海軍伝習所監理となり、平山敬忠は同四年、長崎奉行水野忠徳に従って長崎出張、日露追加条約の審議に当り、永持穀明は同年に長崎奉行支配吟味役に進んだ。岩瀬忠震はかつて長崎奉行を支援する立場にあり、柴田剛中も安政五年に外国奉行支配組頭となっている。

(20)林図書助は林家十一代復斎である。ペリー再航時には応接掛として日米和親条約に調印した。安積艮斎は昌平黌で桜痴の師となるが、天保十年頃には尚歯会に加わり、渡辺崋山、高野長英等と深交があった。古賀茶渓も儒役ながら蘭学に通じ、プチャーチン来航の嘉永六年には露使応接掛となって長崎に赴任した。ついでに蘭医にも触れておく。伊東玄朴がシーボルトに学んだのが文政六年、その後痘苗の確保に向けて再び長崎を訪れたのが弘化・嘉永の交であった(伊東栄『伊東玄朴伝』八六頁。玄文社、大正五年、八潮書店、昭和五三年復刻)。杉田成卿、箕作阮甫はともに蕃書調所教授、後者は嘉永六年の露使来航には筒井・川路全権に同行し、露使応接を勤めた。

(21)福地桜痴『高島秋帆』(少年読本第一編、東京博文館、明治三一年)には、「私史氏曰く、安政五年の冬、余は笈を負ひて東遊の志を立て、郷を辞するに臨み、家厳石橋先生、余を秋帆先生に紹介するの一書を裁して余に与へ、汝江戸に抵りて秋帆君に謁しなば、君の風采と言行とに着目して、其の如何を余に報ぜよ。君は余より少き三四歳、今は六十に余りておはすなれば必ず往日に異なる所あらんずるぞと宣ひける云々」(一五七-一五八頁)と見え、秋帆との間に深交があったことが確認される。

(22)山中信天翁は小竹門の文人であり、維新後に石巻県知事、各宮家家令を歴任した。橋本香坡は篠門四雋の一として名高く、両者はともに京坂尊攘派として活躍した。高知藩儒の細川十洲(潤次郎)は後に藩主侍読、致道館蕃書教授に進む。安政元年に崎陽留学、砲術を高島秋帆に学び、蘭学、兵学を兼修した。維新後は新政府の要職を歴任、文化事業の興隆に尽力し、文学博士、男爵を授かった。山本淡斎は長崎出身で後に蓮池藩に砲術師範として招かれた秋帆の高弟である。漢学を松浦東渓、広瀬淡窓に学び、梅村とは宜園の同窓である。

(23)拙稿「湖南の儒医中村徳寅について」中の「三 前期対外思想-長崎遊学と開国通商論」の条(本書二四〇頁以下)を参照。

(24)宮田安『長崎墓所一覧』風頭山麓篇(長崎文献社、昭和五七年)一〇五頁。

（補条）

茨城県立図書館を訪れた際、『柴田方庵日録』（一－五、日立市郷土博物館刊、一九八九－一九九六）に翻刻があることを知った。柴田方庵（一八〇〇－一八五六）は常陸会瀬の出身で、天保二年から長崎で蘭方を修業し、その地で開業、早くより水戸公（徳川斉昭）への情報提供の任に当ったとされる医家である。この方庵日記中にわずかながら苟庵の名が確認できる。弘化三年二月五日の条に「田島徹五郎、正午茶案内、大草院隠居、福地苟庵、西山ノ人四客」と、方庵とともに茶会に同席したことが記されている。苟庵の登場はこの一箇所だけである。

しかしながら、書中にはやや留意すべき人名が登場する。それは「福地魯庵」なる医家が弘化－嘉永期に方庵とチームを組んで診察・治療に当っている点である。しかも茶湯を趣味としていたようで、両者は茶会にも何度か同席している。嘉永二年三月七日の条には、「田島徹五郎より明後九日正午、茶事案内。会客、中島仙助、福地魯庵、中村嘉衛門ノ四客」とあって、前と同じ田島家の茶会に再び招かれており、あるいは「苟庵」と「魯庵」は同一人物かも知れぬ。桜痴は苟庵が点茶挿花をも能くしたことを伝えている。苟庵の別号として魯庵は伝わっていないが、「茂園」にしても桜痴は把握していなかったのであるから、「魯庵」についても苟庵本人である可能性を頭から否定すべきではないだろう。だからといってこの「魯庵」「苟庵」同一人物説はそれほど単純に結論の出る問題とは思われず、福地氏の出自とも絡んで慎重な考証を必要とするようである。

これまでの筆者の調査によると、幕末の長崎には福地某なる医家が複数いたことが判明している。右の両者を含めて記録に確認できただけでも五人を数えるのである。以下、他の三者について触れることとする。その第一は長崎永住の佐賀藩医楢林宗建の祖父福地昌雲である。宗建は我が国種痘術の鼻祖ともいうべき著名な蘭医である。昌雲嫡男の栄哲は母の実家である楢林家の養子に迎えられ、家督を相続した（『楢林宗建種痘実施百年記念講演要旨』附「楢林家系図」、一九四九年、長崎県・市刊）。そこでふと頭を過るのは、冥斎が嘉昌を名とした点である。この福地昌雲との間には何か関係がありそうにも思える。そのように考えると、京医として続いた福地氏が何故冥斎の代に長崎に西下する必要があったのかという根本的な疑問に逢着することになろう。冥斎は蝦夷地の物産交易事業を積極的に推進し、自身も航海を繁く体験していた。そのため京よりも長崎を拠点に活動したほうが好都合であったのも確かであろう。しかし、それだけの理由により移住を決意したのであろうか。もしかすると長崎転住は有力な親姻の在崎と関係し、福地氏の本貫への帰来を意味するものではなかったか。事実、肥前には福地という氏族が思いの他に存在し、鍋島宗支藩の分限帳に確認できるものだけでも他地よりもはるかに多いように思われる。その点においても楢林宗建の祖父福地昌雲なる人物は大いに注目される所である。

さて第二の人物に福地幸庵があった。この人物は苟庵の養子である。福地家には桜痴居士の他に男子はなかったから、六女ヨシに養子を迎えている。柳田泉はこの人を福地家代々の通称源輔を名乗った桜痴の義兄であろうと推測している。柳田は幸庵が維新前に横浜に出て英人の家庭教師となっていたのではないかと論ずる。その推論の根拠となったのが日田咸宜園の三代塾主広瀬林外の『異聞録』上（『林外遺稿』巻六所収）、十一月九日の記載である。そこで幸庵自身が「某の貴塾に在るや阿部某と称す。堀鉄次郎の従兄弟なり。既にして崎陽の福地氏に贅し、今は姓名を変じて厨川織部と曰ふ」と語っているのである。これを咸宜園の「入門簿」に照らすと、続篇巻三にある「弘化三年丙午十月四日／肥前長崎／阿部兵馬／伊藤吉兵衛悴／年十七」が該当するようであり、林外と横浜で再会した慶応三年当時は三八歳であったことになる。なるほど年齢的にはちょうど適合するようである。但しこれとても苟庵家の養子三代源輔であると断定できる確かな証拠はないのであるから、本件も推論の域を出るものではない。

そして最後となる第三の人物は、幕末佐賀藩にあって閑叟公匙医として信任厚かった福地道林である。「福地氏系図」（佐賀県立図書館蔵、鍋島文庫「家系」フの部二）によると、この福地家はもと鍋島支藩の小城家中平士であったが、医術の手腕を認められた宗陸が享保期に本藩医に登用されて初代となった。五代目に当る道林は天保十二年から弘化三年まで長崎詰を命ぜられていたから、六年間ほど長崎に居住していたことになる。長崎に所縁の福地氏が皆医を業としていた点は偶然なのであろうか。筆者は特にこの点に強く興味を魅かれるのである。ただし道林家は藤原姓、苟庵家は紀姓と各々別流であることが系図・墓石等によって判明するから、同祖の関係にはなかった。京から長崎へ移住した桜痴の祖父福地嘉昌（冥斎）、父苟庵、或はその福地家に関係があったやに思われる幸庵と魯庵、さらには楢林宗建の祖父福地昌雲、そして佐賀藩医福地道林。以上の六者がいかような脈絡で連続するのかについてはいまだ十分な解明の域に達していないのであるが、これらの医家福地氏を結ぶ何かが存在するように筆者には思われてならないのである。

石橋陳人『茂園残話』の研究
――福地苟庵の著述をめぐって――

はじめに

下関人で他郷に活躍した幕末儒医の双璧は、けだし長崎の福地苟庵（一七九五―一八六二）と大津の中村徳寅（一八一八―九二）ではないかと思う[1]。

両者はともに詩文の才にも恵まれていた。二人は故郷を離れてそれぞれ東西に活計の地を求めたが、早くより旧知の間柄にあった。しかしながら、現存する作品の分量には極端な差がある。具体的には徳寅が詩四百首以上、文章若干篇を残すのに比べ、苟庵には詩文各一点が確認されるに過ぎない。ところが先般筆者の調査により苟庵に著述が伝存することが判明した。発見の事実そのものに関してはすでに苟庵小伝中に報じたが、子細については後日別稿に譲る旨を添えておいた。

本稿はこれを受けての苟庵遺著に関する詳論である。今日まで存在すら知られることのなかった苟庵の著述『茂園残話』を広く世に紹介するとともに、その内容の分析を通じて苟庵の学問・思想の特色を検証したいと思うのである。

一　成簣堂文庫所蔵『茂園残話』写本

柳田泉によると、荀庵遺稿には詩文集（『茂園詩草』）と随筆集の残篇があったという。[2] 今その所在を把握しかねているが、ここに柳田が茂園の語を残したことは誠に僥倖であった。『国書総目録』には茂園を冠する書がただ一点掲載されている。勿論これに注目した研究者はいない。その書は石橋陳人『茂園残話』（四冊／写本／雑記）という。索引はイ項に配するから「いしばし」と読んだらしい。陳人とは時代遅れの無用の人物を意味する。

前述のように荀庵の詩文稿は『茂園詩草』と命名されたものであった。彼が別号に石橋を用いた点は「石橋先生略伝」[3] に明徴を得る。桜痴は石狂とも称したというから、読みは「せっきょう」が正しい。これで茂園と石橋は福地荀庵を介して見事に結合することになる。さらに柳田の「随筆集の残篇」という表現、及び荀庵の学問・思想の傾向（史学嗜好、[4] 仏学尊崇、実学重視）と、本書の内容が完全に一致する点から考えると、『茂園残話』の著者は福地荀庵以外には考えられないのである。

さてこの『茂園残話』はお茶の水図書館が所蔵する孤本である。それは徳富蘇峰の旧蔵書十万冊よりなる成簣堂文庫中の一冊として伝わり、善本には分類されていないものの、他に荀庵の述作が伝わらぬ点を思えば、やはり貴重な書籍といわざるを得ないだろう。筆写時期は江戸末と推定されている。[5] 書形は縦二五センチ、横十八センチ、縹表紙に「共四／主／蘇峰学人」と朱書され、元・亨・利・貞の四巻四冊を合綴する。しかし、誰の手によって書写されたのか、またいかなる経緯で蘇峰の蔵書となったのかについては、知ることができない。見返には蘇峰による次の識語がある。

予、未だ著者の何人なるかを詳らかにせず。但々巻中、国史に関する記事多く、評論は一読の価値を失はざるのみ。

大正丙辰紀元節題　蘇峰生

蘇峰は著者に心当りがなく、ましてそれが最も尊敬したジャーナリストの一人、桜痴居士の父であったなどとは想像だにしなかったろう。とはいえその識見は認めており、随所に非凡な史論の展開する点を一読の価値ありとして本書を推重した。これは荀庵の著作に与えられた著名史家による唯一の判析であり、専門家の客観的評価として大いに注目されるところである。(6)

筆写には楷書体を用い、半丁十二行、一行字数は錯雑あるも、概ね三十二〜四字に収められており、漢字・片仮名交りで表記する。文体はやや漢文調のまさった和文体が使用され、簡潔にして論旨明晰である。

内容は国史学・国文学等に関する考証随筆であり、例外的に漢俗を取り上げる話が巻一に二条（第二五条＝『儀礼』士婚礼の四爵合卺は本朝の三三九度との考証、第二六条＝初婚者の正月水掛祝を昭代叢書の「外国竹枝詞」附録「日本雑咏」を引用して比較する）あるが、いずれも主眼は和俗の理解に置かれている。

史事の他にも扱われるテーマは幅広く、人物、書籍、学術（儒・仏・国・洋・医）、芸術（和歌、絵画、音楽）、動植物、風俗習慣、官職、姓氏、制度、政治、経済、言語等々を題材とし、条目の総計は三五九条にも達する。

二　成立時期について

本書は一気呵成に書かれたものではなく、詩文稿同様に少しずつ書きためていったものと思われる。起筆時期ははっきりしないが、書中の記事や荀庵の略伝を手掛かりとして、成立年次の推論を試みることは可能である。

まずは本書に現れた年号に留意したいと思う。巻一第五四条に、「彼地（＝出羽象潟）ハ名高キ絶景ナリシガ、文化元年甲子ノ歳ニ地震シテ、今ハ田池ト成レリ」とある文化元年が最も新しい年号であり、従って本書は文化年間以前の著述ではあり得ないということになるだろう。

次に参考とすべきは近世著作の引用であり、該当書の刊年から成書時期が推測できることになる。その点からは巻一第六三条に見える次の一文が注意される。

天竺ノ国、上古ハ稼穡ノコトモナクシテ、喜ビト云モノヲ食シテ生活セント云コトヲ、平田篤胤ト云人アザケリ笑ヒツレドモ、是ハ闢地ノ頃ノサマヲ想像スルノ足ザルナリ云々

荷庵は出典を記載していないが、これは明らかに篤胤が仏教の迷信・虚妄を舌鋒鋭く攻撃した『出定笑語』巻上の以下の記述をふまえたものと見てよい。

長阿含経トイフニ、彼国ノ古伝ガ委ク記シテアルガ……マタ其食ハ歓喜為食ト有テウレシヒ、ヨロコバシイ、ト云コトヲ、食トシテ、居タト、イフコトデム。コレガ変ナコトデ、トカク仏経ニハ、コンナ、ヲカシナコトガ、アルガ、ドフシテ、歓ビヲ食ツタモノカ、彼獏トイフ獣ガ、夢ヲ食フト同ジコトデム。(7)

『出定笑語』は文化八年に成立しているが、梓行は嘉永元—二年とかなり遅かった。よしんばそれが写本による伝播受容であったとしても、篤胤の所論を荷庵が知るのは文政以後のことではなかったかと思われる。

さらに一身上の大転機、すなわち文政六年の仕官を求めての再東上、及び廃儒崇仏の断行という両事も執筆時期を推論する材料となる。荷庵は冥斎の後継者となった後も儒役につき政務に携わる夢を捨て切れず、文政六年秋には宿志実現のため両京に出た。この猟官行動と学術的営為が両立したとは思われず、常識的には経済・時間・精神の各方面にゆとりを生じた後に、著述が開始されたと考えるのが自然である。

又巻四第二七条には「予ハ彼（仏法）ガ見ノ高キニ伏スルコト久シ」と記す。よって本巻は苟庵が崇仏家に転じ、相当な年月を経てから述作されたことが分かるのである。ただ残念ながら帰郷も廃儒も確かな年次は判明していない。それでも筆者は、帰郷後の諸事情から察して、入道は天保期が有力ではないかと見ている。

以上のことから考えると、本書の執筆には文政後半に長崎に戻り、養父冥斎のもとで医学を速習して家職を継ぎ、さらに時を経て生活が安定する天保期を待たねばならなかったろう。そして苟庵の仏学理解が一段と進んだ頃に本書は完成を見たのであり、それは恐らく嘉永―安政期のことではなかったかと推論されるのである。

三　書名について

苟庵は複数の号を持っていた。しかるに略伝中に茂園という雅号に関する記載は見えない。ただ当時は年齢や趣味に応じ一人の人物が多数の号を使い分けており、そこに桜痴が把握せぬものがあったとしても別段の不思議はあるまい。その詮索はしばらくおくとして、本節では「残話」という名称の解釈に力点を置くものとする。

残話は和漢に用例のない点でやや特異な書名に属す。中国歴代の文言筆記には、嘉話、客話、録話、夜話、新話、叢話、閑話、瑣話、清話等はあっても、残話となると管見に入らぬのである。又残字を冠する書も宋・姚寛『姚氏残語』（『重較説郛』三二）に用例を確認する程度で、やはり残話の珍しさが際立つ。それは本邦の雑記・随筆類に照らしても同じ結果が得られ、類似の書を強いてあげれば松崎慊堂『残叢小話』があるが、こちらは寥々二七条の読書ノートに過ぎず、分量・内容からいっても『茂園残話』と比肩すべくもない状況にある。

ところで柳田泉が苟庵随筆の残篇を見た際、書名に言及しなかったのはなぜであろうか。記述を正確に示すと

「詩文集のほか等身の随筆集があったという。（中略）随筆は、私の見得た残篇だけでいっても、さすがに史事に関したものが多かった」[8]であり、前半が引用であるのは歴然としている。柳田以前の桜痴関係の論著で、これらに言及するものは全くない。となれば、子孫から直接に聴取した可能性が高いのではあるまいか。又「等身」の語は一般に書籍の多さをいう。柳田は「随筆は相当の分量があった」と説明した子孫の言葉をそのまま聞き書きの形で示したようである。ところが遺稿の管理が万全ではなく、当時かなりが散佚してしまっていた。この事情をふまえて柳田は残篇と称したのであろう。恐らくその際に書題も失われていたのであり、それが書名を示せなかった理由ではないかと思う。この点を十分に理解した上で、書名の「残話」と柳田の用いた「残篇」との意味的混同を避ける必要がある。

ならば柳田が戦前に福地家で見た苟庵随筆の残篇[9]は、蘇峰旧蔵の『茂園残話』と同じものであったのか。無論それが全く別種の著作であったとは思われないが、これについては筆者は否定的な見解を持っている。

柳田が本書の書名、巻数を明記しなかった点は重要であり、その点に自筆稿本の予想以上の不完全さが察せられる。それに比較して、後者は体裁、分量から見ても残篇などでは到底あり得ない。前述の通り、成簣堂文庫本は実に三五九条もの多くの項目を有した。そればかりか全体の構成も首尾照応し、記事の配置も工夫され、さらに『周易』乾の卦辞にいう四徳（元・亨・利・貞）を序数としたことは、当初から本書が四巻本であったことを思わせ、まして残字を欠損の凶意に使用する訳はないのである。蘇峰旧蔵書は断じて残篇ではない。すなわち成簣堂文庫本は、当初の『茂園残話』の旧態を備えていると考えられるのである。

このように『茂園残話』原本が早く散佚したにも関わらず、江戸末に筆写された一本が図らずも伝存し、かえって写本が原形を保って残るという皮肉な結果を生んだのであった。従って書名も苟庵自身の命名とすべきであり、世に残し留めた意（＝山鹿素行『配所残筆』）か、或は「残、余也」（『集韻』）を取れば余話に等しく、このどちらかの意味をもって名付けられたものと解釈されるのである。

四　構成・内容について

本書の構成は一見無雑に見える。しかし記事は相応の基準に従って配置されているのである。最も分かり易いのは時間軸であり、原則的には上代の事項から順次取り上げ、中近世へと進む。しかも最初に荷庵が取り上げたのは、本邦史書の鼻祖にあたる記紀についてであった。

古事紀ノ書ハ天武天皇天地開闢ヨリ以降、天皇ノ御父舒明帝迄ノコトヲ記臆《ママ》シ玉ヒ、稗田阿礼ト云ル嫗ヲ召テ之ニ口授暗誦セシメ玉フ。此時阿礼ハ廿八歳ニシテ天下無比ノ才女ナルガ、一タビ耳ニ触レテハ終身忘ゼザリシトナリ。其後持統文武ノ御宇ヲ歴、元明天皇ノ和銅四年ニ太安麻呂ニ命ジテ阿礼ノ嫗ガ口授ヲ筆記セシメ玉ハルナリ。此時阿礼ハ五十四歳ニ及ベリ。日本書紀、元正天皇ノ養老四年、天武天皇ノ皇子一品舎人親王ト、太安麻呂トニ命ジテ古事紀ノ旨ヲ漢文ノ体ニ書記セシメ玉ヒシナリ。其神代ノ巻ニ所謂天地未明陰陽不分混沌如鶏子ナド云ハ、淮南子ノ文ヲ取ルナリ。今ノ国学家、書紀ヲ読ニ、心ニ漢文ヲ忌ハシク思ヒ、字〻和訓ヲ下シテ之ヲ誦ス。大ニ筆者ノ意ニ背テ、文理通暢セザルコト多シ。

荷庵はこれより国史を論ずるに当り、まずはこのような形で両聖典に敬意を払ったのである。しかし後半は『日本書紀』における和訓の不備に及び、近時の国学者の浅学批判へと転じ、実際の所は記紀の評価よりも、国学者の攻撃に重きがおかれた。但し荷庵は非難に終始する無責任を避け、平易な解決策を準備し、志学者の善導・啓蒙に努めてもいる。その解答は巻四の末尾にすえられた。すなわち、国学者の偏狭、儒学者の迂遠に陥らぬ工夫として、六百字に及ぶ宝心説を終節に開陳し、著述の最後を自ら案出した学問修養論で締め括ったのである。この首尾照応の妙は、明らかに苟庵の自著に対する周到な準備の反映といえるものである。

全三五九条は（元）七一条、（亨）七二条、（利）一一九条、（貞）九七条に按配される。全巻の内容を示すことは紙数が許さぬため、とまれ巻一の細目を分類して掲げる。なお細目名は筆者が分類に際して付したものである。

〔国学者批判〕

一、古事記・日本書紀の和訓
二、天照大神の解釈
六三、天竺・西洋論

〔国号・地名考〕

三、日本　四、各国　五、朝鮮　六、蝦夷

〔国際関係・外交〕

七、新羅・高麗・百済　八、勃海国
十、新羅征伐　十一、任那

〔武器・兵法〕

九、火箭　二七、古代の刀剣
四七、十握の剣

〔官職・制度・氏族〕

十二、古代の官職　十三、八色の姓
十八、武内宿祢の裔　二十、尾張連浜主
二一、熱田大宮司家　三六、稲城
三七、聖徳太子の四院　四三、土蜘蛛
五八、正一位　六二、里法
六五、天武朝禁式九十二条

〔人物〕

十四、橘諸兄　十九、王仁
二二、平兼盛　三三、蘇我稲目
三四、聖徳太子　三五、物部守屋
四四、大泊瀬親王　四五、武烈帝
四六、船史王辰尓　六八、東漢直
六九、廬井造鯨　五七、菅相公の祟り

〔詩歌・金石文〕

十五、和歌の父母　十六、仁徳帝の歌
十七、衣通姫の歌　三十、律令期女流詩人
三一、宇治橋石上銘
五一、僧正遍昭天津風の歌

五二、姥捨の歌

五三、陸奥の壷の石碑の古歌

五六、古今伝授の秘事（三鳥の伝）

五九、淡海三船の歴代帝謚撰

六六、十八氏祖等の墓記（持統朝）

七一、神代歌

〔国書〕

二三、伊勢物語　三八、古医方の書

三九、風土記

〔風俗・習慣・儀礼・典故〕

二五、四爵合卺　二六、初婚者の正月水掛祝

二八、古代の人名　二九、斎院の起源

四二、相撲論　四九、宗像暦

五十、宮中十一月の節会

四八、三種の神器

〔仏教〕

三二、仏教伝来

四十、仏法尊信の孝徳帝の善政

四一、聖徳太子・弘法大師論

六四、三十三天

〔音楽・絵画〕

二四、和琴　六十、神楽　六一、今様

六七、本朝上古の画師

〔訓詁・名物〕

五四、象の和訓　五五、烽火の和訓

七十、菅家・江家の読法

以上の全七一条は上代の記事が圧倒的に多く、これに少々中古の話をまじえた構成となっている。巻二、巻三、巻四となるにつれ時代が下り、政治史、事件史に関しての論評は、戦国－江戸初期を下限とする。それ以外の分野では同時代の事象への論評も含まれている。

なお故郷の下関を取り上げた話が二条ある。その一は各国号考の中にあるもので、長門が穴門に由来することから、速吸門の豊予海峡説を否定し、関門海峡説を主張している。その二は和琴の条に見えるものである。穴門小山田邑に祭った筒男三神を慰めるため、神功皇后は竹内宿祢に弾琴を命じた。荷庵はこの際に使用された楽器を和琴であろうと推定し、本件をもって日本における和琴使用の濫觴とした。つまり長門住吉神社こそが和琴演奏発祥の地とされたのであった。

五　国学・儒学批判と仏学の称揚

本節と次節では、書中に現れた苟庵の学問、思想の特色について考察を行うものとする。

苟庵の学問は多分に実学的傾向を持ち、経世家的発想を重視するものであった[10]。よって現実の政治、経済、社会の抱える諸問題に対し、即応性や解決力を持たぬ学問は排斥された。国・儒・仏三学では、儒・仏には社会的有用性を認めたが、冒頭に置かれた記紀の条に見た通り、国学者は厳しい批判に曝された。

近世国学家、互ニ見識ヲ争ヒ、著書上木ニ及ブ迄ハ深ク之ヲ秘シ、某ハ某ノ説ヲ竊ミ、某ノ説ヨリハ某ノ説面白シナド言罵ルコト愚臭ニ堪ヘズ。畢竟浅識ヲ以テ世ニ鳴ント思フヨリ種々ヲ技倆シテ浩ル。拙キコトニ及ブナリ。凡天下ノ理豈一事ニシテ両説アルベケンヤ。（巻三、第二五条）

こういった国学批判は、主に平田派の実証主義を無視した古典解釈や、余りにも主観的な古道観、軽忽な学問的態度に向けられており、国体、国史に対する直接の批判とは異なるものであった。その点は次のような日本神国論、天皇家万世一系論といった、尊王論的な立場からの発言が見られる点で納得される。

近世国学家、皇国ノ道ヲ儒・釈ノ上ニ秀出セントテ、天球・地球ナドノコトヲ論ジテ、西洋ノ説ヲ援トナシテ、之ヲ皇国ノ事ニ施ス。是其道、儒・釈ノ下ニ立ノミナラズ、皇国ヲ以テ西洋ノ奴隷トスルナリ。皇国ノ書ハ古事記・日本書紀ヨリ旧キハナシ。其書素ヨリ天球・地球、何物タルコトヲ言ズ。唯日本書紀ノ開巻ニ混沌鶏卵ニ似タルノ文、淮南子ニ依テ之ヲ言ルノミ。皇国ノ皇国タル所以ハ天地ヲ仮テ主張スルニモ及バズ、只天ツ日嗣ノ統ヲ万世垂給フコト、支那ニモ天竺ニモ西洋ニモ類ヒナキ国ナレバ、之ヲ以テ万国ヲ圧倒スルニ足ベキナリ。

（巻三、第二六条）

西洋の天文学説を援引した書は『霊能真柱』のことであり、本条もやはり篤胤批判となっている。荀庵は自派浮揚のためにややもすると珍奇な学説に拠りたがる国学者の邪猾な学問態度、並びに皇国史を西洋の学説で解釈することを瀆史行為として非難したのである。

又治国済民の大義を忘れ、道徳を顧みぬ渡世儒者への批判も手厳しいものが見られる。次条には当時の儒学、儒者に向けられた荀庵の反発、憎悪の感情が、抑制された筆致の中にも顕現している。その逆に仏学に対しては、哲学思想ばかりか、政治思想の分野でも有益性を指摘し、強い支持を表明するのである。

世ノ儒者ガ物部守屋ガ仏ヲ流シ寺ヲ焼、尼僧ヲ楚撻スル等ノコトヲ以テ守屋ヲ忠貞義烈ノ人ノ如ク思フハ不知ノ甚シキナリ。（中略）其天子ヲ諌ルヲ観ルニ、ソノ言甚浅小ナリ。仏法ノ国家ニ害アルヲ諌メントナラバ、宜ク道理ヲ尽シテ其害ヲ明辨スベキニ、独リ疫疾ノ流行スルヲ以テ仏ヲ罪セントス。無知覚ノ仏躯、豈疫疾ヲ流行セシムルコトアランヤ。若之ヲ国神ノ四討ナリトイハヾ、国神先馬子ヲ病シメ玉フベキニ、此理ニ闇キハ原来大臣ノ器ニアラズ。儒者ノ守屋ガ為ニ扼腕スル者ハ論ナキ愚儒ナルベシ。

（巻一、第三五条）

学者三代以上ノ事ヲ唱ヘテ、後世ノ形勢ヲ知ザルヲ迂儒ト云。宋元以降ノコトヲ論ジテ、上世ノ制度ヲ辨ゼザルヲ鄙儒ト云。又学博ク才該タリトモ、只義《ママ》論ニ喋〻トシテ其行ヒヲ省ミザルヲ腐儒ト云。腐儒トハ孝忠悌信ヲ腐却シテ之ヲ身ニ用ヒザルヲ云ナリ。又事理典故ヲ人ノ偽《ママ》ニ辨ズルノミナルヲ小人ノ儒ト云。

（巻二、第五三条）

前条は排仏論者物部守屋への批判であるが、それ以上に後世守屋を忠義人として称えた儒家が指弾された。当時三派の学者は自派宣揚に際して他流を攻撃し、あるいは独自説の創始に向け、諸学の融合に活路を見出だすものもあった。(11) それでも苟庵のように儒学に親しみ、医を業としたものが仏学擁護に回ったという話は、幕末の長崎ではごく珍しいケースだったのではあるまいか。しかもその論旨は至って合理的である。

後条では迂・鄙・腐・小人の四儒が悪害として擯斥されている。その不都合をプラスに転じた先に苟庵の求める究極の儒が存在することになる。つまり、歴史に学ぶことを忘れず、現実感覚に優れ、実践行動を尊び、道徳人倫を守って自ら学問修養に励む学者こそが、苟庵の理想とした通儒の姿なのである。

しかしこれを実践せぬ儒家が当時多数あった。苟庵は総じて儒家の為学には油断があり、情熱、努力、誠実、意欲等、これに不可欠な基本意識が欠落している点を大いに不服とした。そのことは次の儒仏優劣論に端的に示され、儒流の堕落に対する痛憤の深さを知る。言辞は至って辛辣である。

学而習之ト云ルハ論語開巻ノ一句ニテ、誰カ之ヲ知ザラン。サレドモ学者、此一句ヲモ行フコト能ハズ、斯テハ千万巻ヲ誦スルトモ誠ニ無益ノ遊翫ニテ、学問スルヨリモ米ニテモ搗タルガ愈ルナリ。彼異端トシテイヤシムル仏家ハ、学ベバ道ニ習フコト心得タリ。故ニ世ノ儒者、仏法ヲ口ヲ極メテ誹レドモ、予ハ彼ガ見ノ高キニ伏スルコト久シ。

(巻四、第二七条)

苟庵は仏教が哲学思想として優れる点だけに魅了されたのではなかった。それが治政に対して実効を伴う点にも強い支持理由があった。国史上に見る崇仏派為政者による良政の実現は、政治・教学に対する仏学の実利機能を証明する。そこで仏学が実践活用にたえる学説であることを強調し、いっそう堅固な斯学擁護の論陣を構えたのである。以下は仏学の実用を説く条々であるが、そこには苟庵の経世済民の活学に対する拘わりも見て取れる。

孝徳天皇ハ仏法尊信ノ天子ニテ、其朝知識ノ僧十人ヲ撰テ之ヲ十師ト号シ、衆僧ヲ教導セシメ、又顕官ニ於テ法顕ト云者ヲ置テ教法ヲ整正セラル。是等ノ事ヲ以テ世儒誹詆スレドモ、大ニ経済ニ心ヲ用ヒ玉ヘリ。（中略）亦賢主ト云ベシ。ソノ後大宝ノ令ニ及デ、租税賦役等ノコト大ニ備レリ。（巻一、第四十条）聖徳太子・弘法大師等ノ人ヲ世儒挙テ誹謗スレドモ、其経済法制ニ心ヲ用ヒラレタルコト莫大ノ大勲ナリ。今モ其遺法ヲ以テ国家御セラルヽコト多シ。愚儒ノ口吻ニ掛べキニ非ズ。（巻一、第四一条）

荀庵は為政者として聖徳太子を高く評価した。他にも「聖徳太子ノ制ニ敬田・療病・施薬・悲田ノ四院ハ、民ヲ恤ムノ良政ニテ今モ有タキ事ナレドモ、古ハ租税ノ軽キ故、其法行ハル。今ノ世ハ租税重キヲ以テ行ハルヽコト能ハズ。今モ摂州天王寺ニ其名目ヲ存セリ。告朔ノ饩羊トイヘドモ、古ノ良政ヲ観ルニ足ル」（巻一、三七条）と礼賛する部分がある。

各派の経綸が実社会にもたらす公益性は、荀庵にとって学問の真価を判断する重要な争点となっていたのである。その基準に基づき仏学の持つ現実的利沢を示して、儒学への相対的優位性を証明しようとしたのであった。

六　学問修養論としての宝心説

最後に志学者へのメッセージとして提示された宝心説に触れておく。本説が和学者、儒者の腐敗、堕落を救済する方法として大尾に配された点については前述した通りである。

書中には宝心説の他に、いま一つ四戒という為学心得も案出されている。そこで荀庵は学者の慢心を注意し、謙虚、誠実の実践を奨励、道義に背かぬ行動をとることを要求した。このように倫理道徳的方面からの助言を専らとした点は、彼の学問修養論が頗る唯心的傾向の強いものであったことを意味しているだろう。

学ニ志ス者ハ宜ク先四戒ヲ保ツベシ。四戒トハ不孝戒、不弟戒、不忠戒、不信戒ナリ。是猶ホ僧家ノ五戒ノ如シ。今ノ学者、僧家ノ人ノ聊カノ破戒セルモ囂々トシテ之ヲ誹謗スレドモ、己レモ亦四戒ニ於テ猶破レルコト有ベキヲヤ。

（巻四、第八四条）

古来儒家は誠意正心の実践工夫を重視した。「学ぶ者の先務は固より心志に在り」（『近思録』巻四）というがごとく、荀庵の学問修養論はこの儒教的伝統を依用し、そこに仏学の心論を加えて、志学者にいっそうの心的自律を求めるものであった。儒仏学説の調和・折衷により導かれた宝心説は、荀庵の教学態度や日常の挙措にも強く作用し、彼自身の人間形成をも基底で支えた修己の工夫であった。

人ノ宝タル者ハ方寸ヨリ宝ナルハナシ。方寸妙用ハ天地ノ外ヲモ知ベク、萬世ノ上ヲモ、萬世ノ下ヲモ知ベシ。況ヤ耳目ノ及ブ所ヲヤ。日本ノ宝ト云ルハ三種ノ神器ヲ上ナキ宝トシ給ヘドモ、カノ神器ノ奇特アリシコト古来ノ国史ニ見ザル所ナリ。安徳天皇ハ神器賷シテ蒙塵シ玉ヒ、終ニ入水ニ迄及ビ給ヒケレドモ、カノ神器、分毫ノ御利生モナク、又南北朝ノ時、南帝之方ニ神器ヲ伝ヘ玉ヘドモ、是亦聊カノ御奇特モナク、御運モ開ケ玉ハズゾ終レリ。是方寸宝タルヲバ知シ召サズ、徒ラニ瓦石ニ等シキ者ヲ宝トシ玉フ故ナリ。又秦始皇伝国ノ璽ヲ作リテ宝トセシカドモ、カノ宝璽モ速カニ他人ノ手ニ渡リ、秦国ニハ幸セズ。漢ノ末ニハ王莽ニ渡リ、後漢ノ末ニハ孫堅ニ渡リ、邪正ヲ論ゼズ、人手ニ往来スル所以ナレバ、宝トスベキ道理ハ決シテナキコトナリ。天下ハ徳アル人ニ伝ラル所以ニシテ、詐権ヲ以テ取捨スベキニアラズ、況ヤ瓦石ヲ以テ之ヲ証スベケンヤ。今ノ世俗金銀ヲ以テ宝トシ、之ヲ積テ其子ニ遺セドモ、其子ニ至テ、金銀ヲ遺ヒ果シ、家宅ヲモ売払フヲ見レバ、金銀ハ宝ニ非ルヲ知ルベシ。又爵禄ヲ宝トシ之ヲ子孫ニ遺セドモ、子孫之ヲ失フニ至ヲ見レバ、爵禄モ宝ニアラズ。故ニ亭宅モ宝トスルニ足ラズ。家国モ宝トスルニ足ラズ。天下モ宝トスルニ足ラズ。天下猶ホ宝トスベカラズ。況ヤ金銀ニ於テヲヤ。人百家ノ語ヲ読、萬巻ノ書ニ通ジ、識博シ、才ヲ宏スルモ、只方寸ノ宝ヲ宝タラシムル所以ナリ。（巻四、第九七条）

「方寸」は心の婉曲語である。「方寸の地」（『鶴林玉露』）、「方寸の虚」（『洗心洞箚記』）、「方寸の内」（『楞伽師資記』）もみな心を指す。方寸を心意に使う用法は経書には存在せず、早く六朝期の道教関係書（『抱朴子』嘉遯、『真誥』巻七）に見えるが、後世の王門と禅家に使用例が多い。金銀、爵禄、邸宅は変転有限の虚物であり、天下でさえ永遠の所有者が存在せぬことは過去の歴史が証明する。それよりも万人に内在して自らの研精次第で知恵となり、教訓となり、思想となって不断に継承される心の方が、無尽の資産としての価値が高いのである。読書・学問はその無形の財産を化育する方法に他ならない。苟庵はこう考えて心徳の涵養を訴え、人心こそが至宝であると力説したのである。

苟庵の学問遍歴に照らせば、本説は儒仏両学の心論の影響下に形成されたと見てよい。しかも当時流行した和刻本漢籍には類似の思考が「方寸の地を存して、子孫に留与して耕さしむ」（『鶴林玉露』人集）、「心は後裔の根。未だ根の植たずして、枝葉の栄茂するものはあらず」（『菜根譚』前集一五六条）と確認される。心を財産として子孫に伝えるという趣旨は苟庵の発想と全く一致し、これらの言葉との関係も大いに疑われる所である。

学問の研鑽に修心を重視する姿勢は、朱王両派に共通するものであった。苟庵の考えは「只徳性を尊びて問学に道るを将って心と為す」（『近思録』巻二）として、知・徳の一取一捨を認めなかった朱学の学問論と比較すると、どちらかといえば主心従知の傾向にあるように思われ、その点では自派を心学と称した陽明の学や日本王学派に通底するものがあり、[12]禅学との関連も指摘できそうである。[13]

宝心説は深い思索を通して案出された哲学思想というよりも、和漢の歴史に学んで悟得された実践論である。

そこには荀庵の歴史主義、事実主義の主張が見て取れる。本説中には宝とすべき心に高める方策や工夫（主静、居敬、慎独、瞑坐等の修養法）が読書以外に示されていないが、これには放蕩無頼な幕末の志学者の行動を規制するために設けた、前述の「四戒」をあてることが可能であろう。このように荀庵は厳格な律己を要求し、世俗的利欲を超脱することによって、学問・人物は大成すると考えていたのであった。

なお本説中に三種の神器を瓦石に等しいと、痛罵する点があるのは注意を要するかと思う。[14] この点は本書が出版に及べば不敬の誹りを免れず、筆禍を招くのは確実であった。ただ荀庵が尊王思想の持主であったことは前述の通りであり、ここも史実を意図的に歪め、宝器の神秘化を企てた一部の国学者に対する批判と受け止めるべきかも知れない。史筆に手を染める者としての荀庵の良心が、客観性を欠く平田派の古典研究法を最後まで許そうとしなかったのではないだろうか。

おわりに

明治―大正の時代、長府の名士に乳屋と詩人の両桂があった。前者は長門尊攘堂の創始者として名高い桂弥一翁であり、後者は詩文家の桂天香翁をいう。天香の最晩年の著作『長府詩史』（昭和十年刊）は当地所縁の人々を七絶に詠じた冊子である。思えばそこに旧幕臣たる桜痴居士の名を見つけ、奇異の感を受けたことが筆者の福地荀庵研究の出発点であった。

今日、荀庵自身が残した文献資料は殆ど目に触れず、わずかに「贈児萬世」[15] と「牛痘小考序」[16] の一詩一文が確認されるだけであった。その状況下での『茂園残話』の発見は誠に意義深いことと思われる。本書は伝存する荀庵唯一の著述であり、成簣堂文庫が所蔵する四巻本は、子孫宅にあったと思しき自筆稿本が既に残篇であったのとは異なり、ほぼ完本としての体裁を備えるものと判断される。

本書の出現で福地苟庵研究は新たな段階に入った。今後多くの研究者が苟庵に注目し、思想史、医学史に限らず、多様な視座からのアプローチが試みられることを希望したい。

（1）両者については、拙稿「湖南の儒医中村徳寅について」（本書二三三頁以下）、「福地苟庵小伝－長府に生まれた桜痴居士の父－」（本書二五七頁以下）を参照されたい。故あって長府藩籍を脱し、その後、他郷に名を成した幕末の儒医には、上総佐貫藩の井上宗端（乃木隆伯子）、肥前五島富江藩の顕原積水・東周兄弟（山本栄仙子）などもあり、各々地域の医療や教育に貢献したことが知られるが、総合的見地から事蹟を比較すると、やはり苟庵と徳寅（研里）の両者が一等地を抜くことは歴然としている。

（2）柳田泉『福地桜痴』、吉川弘文館、九－十頁、一九六五年。

（3）「東京日々新聞」、明治十七年六月二八日（土）第三七六五号、及び三十日（月）三七六六号に分割掲載（九州大学文系合同図書室所蔵マイクロ資料）。

（4）苟庵が最も史学を得意としたことも、やはり略伝中に「史学その最も長ずる所なり」と見えている。後述するが苟庵が理想とした儒家の条件にも、過去の歴史に学ぶことを忘れぬ態度があげられ、儒には透徹した歴史眼が必要とされた。『茂園残話』には史実の評考とは別に苟庵の史書に対する意見が次のようにある。「史ヲ編スル者、事ノ苟クモ当世ニ関係スルアレバ、必ズ直筆ヲ以テ之ヲ紀スル能ハズ。成テ存セル者ハ之ヲ褒シ、敗シテ亡スル者ハ之ヲ貶ス。故ニ史ヲ観ルハ事旨ニ達シ、時勢ヲ考ルニアラザレバ、文義ヲ誤ルコト必ズ多シ。日本書紀ノ如キ、天武天皇ノ紀ニ至テハ直筆ニアラズ、文徳実録・三代実録ノ如キ、藤氏ノ事ハ褒メ貶セズ。東鏡《ママ》ニ北条ヲ謗ラズ。太平記ニ足利ヲ誣ラザルノ類、一概ニ見テ実録トスベカラズ。唯和史ノミナラズ、漢土ノ史モ皆然リ。故ニ宜ク先事旨ニ達シ、時勢ヲ考ヘテ以テ大義ヲ誤ルコトナカルベシ。是史ヲ読ノ心得ナリ」（巻四第一条）。まずもってなかなかの炯眼といえよう。

（5）『新修成簣堂文庫善本書目』（主婦の友社、一九九二年）の編者川瀬一馬博士の鑑定による。同図書館司書岡本佳之氏よりご教示を賜わった。

（6）徳富蘇峰「明治の大記者・福地桜痴居士」（『中央公論』五十巻四号、一九三五年）。両者の関係は深く、例えば桜痴の『幕府衰亡論』は「国民之友」に特別寄稿の形で連載され、終了時に民友社から出版された。又同誌九九号（一八八九年）には「福地源一郎氏」という記事も掲載されている。

（7）『新修平田篤胤全集』巻十、名著出版、二八七頁、一九七七年。

（8）注（2）に同じ。

（9）柳田は「桜痴居士すけつちんぐ」（『伝記』二巻五号、一九三五年）に安政二年に長崎で撮影された苟庵と桜痴が並ぶ写真を福地家蔵として掲載する（五頁）。よって柳田はこの時点で既に福地家への訪問調査を概ね完了していたものと思われる。但し苟庵の遺稿に関する言及はなされていない。

（10）前掲「福地苟庵小伝―長府に生まれた桜痴居士の父―」中の「二　学芸及び思想の特色」（本書二六一頁）を参照。なお又『茂園残話』中にも苟庵の徹底した実利実益主義をうかがうに足る一条が存在する。それは当麻蹶速と野見宿祢の相撲試合を分析した意見に見られるもので、苟庵は「此両人ハ宜ク並存シテ朝廷ノ干城トスベキヲ一朝ノ戯ニ勇士ヲ妄殄シ玉フコト何ノ道理トモ辨ヘ難シ」と、為政者の遊興娯楽によって一人の勇士が喪失されたことを問題視し、合理的思考のもとに両雄併用論を提示したのである。

（11）国学者による排儒仏論（本居大平『古学要』、六人部是香『三教本論』、橘守部『稜威雄誥』）、儒家による反国学論（藤貞幹『衝口発』）、排仏論（司馬江漢『春波楼筆記』）の他、儒仏一致論（森尚謙『護法資治論』）、儒国統合論（座田維貞『国基』）、三教融和論（榊原久民『国学弁解』）等々が次々に提唱される形勢であった。

（12）例えば中江藤樹『翁問答』上を見ると、「われ人の身のうちに至徳要道といへる天下無双の霊宝あり。この宝を用て、心をまもり、身におこなふ要領とする也」と表現が酷似することに驚かされる。又大塩中斎『洗心洞箚記』下（三二条）には、「方寸」の語があるばかりか、古の大儒が心学を用いて賢聖の域に達したことを強調する。心学を廃して読書窮理すれば訓詁文字の末学に堕するとし、そこで大儒心学の諸説をあげて、後進の惑いを解くための一節を設けたのである。初めに朱学者の説を「学は本是れ心を治む。豈に反って心の害と為ることあらんや」（程伊川）、「古より聖賢は皆心地を以て本と為す」（朱子）等の七条を示し、次に「君子の学は惟其の心を得んことを求む」（王陽明）、「夫れ千古聖人の学は心学なり」（王龍渓）、「心学とは是れ真に聖学なり」（毛西河）と王学三家を引き、最後に自らの考えを「聖学の要、読書の訣は只放心を求めんのみ。只心を正しうせんのみ。此の外更に学なきこと、亦奚ぞ疑ふに足らんや」と総括した。これに照らせば、宝心説が見事に儒学の喫緊を押えていることが改めて実感される。

(13)　仏教心学との関連性を具体的に知り得る記述は殆どないが、「石橋先生略伝」に、「乃ち仏書を読み、仏学を修め、時として八斎を持し、経を誦し、時としては一室に静坐して工夫し、喜で首楞厳経を講じたれども亦別に門を立てず」とあるのがやや注目される。一派に拘わらなかったとあるが、「夫れ百千の妙門は同じく方寸に帰す」（『祖堂集』道信章）、「始めて方寸の内を知れば有らざる所無し」（『二入四行論』）、「始めて方寸の内を知れば真如を具足せん」（『楞伽師資記』）等の諸例からすると、宝心説は禅家の論に啓示を得たかと思われる。荀庵が講じた『首楞厳経』というのも、実は禅定力によって生死の世界を脱却することを説く禅門所依の経典である。又廃儒直後に多数の経典がある中で斯経が登場することは重要である。すなわち『首楞厳経』は儒教的心識論の限界を突破する所説を有し、心の実態解明に情熱を傾注した王学徒に注目され、明代中期以後に流行した経典であった（荒木見悟「明代における楞厳経の流行」、『陽明学の展開と仏教』所収、研文出版、一九八四年）。直前に見える「静坐」の語も王学との連関が深く、荀庵の宝心説への王学・禅学の影響を示唆するように見受けられる。

(14)　享保期の跡部良英『三種神器極秘伝』や玉木正英『三種神宝極秘伝』は、神器を天子三徳の徴という神道説を展開する。また勤皇儒者金本相観は『皇道要略』（慶応四年）に、皇位の無窮性は天神から授かった三種の神器に象徴されるとし、三種の神器と皇位の不二一体観を説く。これが当時の大勢を占めた神器観であった。しかし実証派国学者として著名な伴信友『残桜記』（文政四年）のように、神器の所持が皇位の正当性に直結しないとする見解もあり、荀庵の意見を単純に異端と認定することは控えたほうがよさそうである。

(15)　福地信世『還魂資料』（大正七年）所収。安政六年秋に江戸にあった桜痴に宛てた書信中に添えられた七絶である。

(16)　楢林宗建『牛痘小考』（嘉永二年序刊）所収。

沈浪仙の和詩収集と長崎文人

――福地苟庵『蕪稿』とその周辺――

はじめに

清の道光・咸豊朝を活動期とした浙江平湖の文人沈浪仙は、出版後いちはやく本邦に舶載された『乍浦集詠』の編者として知られる。本書に収められた道光二十二年の乍浦擾乱（第一次阿片戦争）にまつわる諸々の詩は、幕末の識者たちの国防意識に一定の影響を与え、その結果、我が国で抽印本が梓行されるまでの期間が異例に短かったことでも記憶される。

右の説明からも分かるように、これまで沈氏と『乍浦集詠』の研究は、主に書籍輸入や出版文化史、あるいは海防思想史の観点から進められてきたのである。(1) ところが浪仙の功績はこれにとどまらず、いまひとつ注目すべきものがある。それは沈氏に複数の日本研究書が存在した点であり、中でも安政頃までに和詩選集を完成させていた事実は特筆に値する。この方面については近年ようやく徳田武博士が取り上げ、山田梅村との詩文交渉を軸として論じられた。(2) ただそれでもなお沈氏の日本研究の特色や他邦人との交渉にまでは深く言及されておらず、これらについてはいまだ十分な解明がなされぬままとなっている。

いったい沈浪仙という人は、当時には珍しく隣邦の歴史や文化に高い関心を寄せ、自らも日本に関する数種の著述を行うほどの日本通であった。また海を越えて邦人と詩文の応酬を楽しみ、入手した和詩をもとに詞華集まで作り上げていた点を見ると、単なる異国情緒の愛好家程度に彼を理解することは避けた方がよさそうである。これは兪曲園の著名な『東瀛詩選』よりも実に四半世紀以上も前のことであり、その点だけをとっても沈浪仙の名は文学史上に刻まれる価値があった。(3) しかるにそれが実現しなかったのは、何一つとしてその成果が残っていないからなのである。

沈氏の数々の日本研究書が失われた点は惜しんで余りあるが、その概要については清末の地方志の記述により、ある程度は推測が可能である。いっぽう和詩収集の様子については、日本側にこれに触れた資料が散見する。この両者を併用すれば、浪仙の日本研究の実像はかなり鮮明に復元できるのであり、ひいては近世の日中文化交流史上に、新たな話題を提供することにもなろうかと思うのである。

浪仙による邦人漢詩の収集は、天保―嘉永期にかけて実施されたようである。この間約二十年に渡って継続された収詩は、果たして日本側の誰に協力を仰ぎ、いかなる経過をたどって完遂されたというのであろうか。本論はこれらの点につき、特に長崎文人との交渉に焦点を絞って考察を進めるものとする。

なお筆者は今日まで福地苟庵の研究を続け、すでに事蹟及び著述に関する考察を終えたが、(4) これはその苟庵研究の大尾となる一篇である。今回は清人と詩文交渉のあった長崎文人の一人として苟庵を扱うため、これまでの論考に比してややその影が希薄になった感は否めない。しかし、日中の近世文人交流史というマクロな視点から、詩家苟庵の位置を把握するのも大いに意義あることと確信している。

一　沈浪仙の略伝と著作

世に西浙の咽喉、東南の雄鎮と称された乍浦は、宋元以来、貿易・海運の拠点、海防の要所として発展をみた。明代には度重なる倭寇の襲来により甚大な被害を受け、商業活動が停滞する時期もあったが、康熙二十四年に海禁が解かれるや、寧波関十五口岸の一として繁栄を取り戻し、再び各国の商船が蝟集するようになった。ことに長崎との交易は最も頻繁であった。種々の舶載品に混じり書籍も多く輸出され、『紅楼夢』の本邦初来が当地からであったことはつとに知られる。(5)この一事をとっても、日中文化交流史上における当地の位置が容易に想像できるであろう。沈浪仙はこのように経済・文化両面で、長崎と深く結ばれた乍浦の地に居住していたのである。

沈浪仙（一八〇二―一八六二）は嘉慶七年に乍浦に生まれ、同治元年、六十一歳で上海に没した。清末の『光緒平湖県志』（以下、光緒県志と略す）巻十七（人物、列伝三、文苑）に新纂された簡伝には次のようにある。

沈筠。字は実甫。浪仙と号す。食貧しく節を励し、少より学を嗜み、母を以て教ふ。遂に古籍を研索し、六経三伝・荘屈馬班より而下の菁英を漁猟せざるなく、以て其の文藻を発抒す。晩歳は敦く名教を重んじ、凡そ忠義節烈の事及び耆旧の詩文は殫心採輯し、今以て存する者は皆筠の表揚の力に頼るなり。著に『乳水流芳録』一巻、『瑶池冰雪編』一巻、『壬寅乍浦殉難録』一巻、『龍湫嗣音集』十二巻、『守経堂詩集』十六巻、倶に世に刊行せらる。『蜻蛉州外史』十二巻、『日本紀略』一巻、『海上文徴』八巻、『滄海珠編』二十四巻、『守経堂困学録』八巻、未だ梓せず。(6)

父親の沈晋儒は早くに亡くなったらしく、その後は母の朱蘭が女手ひとつで浪仙を育てあげた。朱氏は当時の女性一般と違って教養があり、自作詩を集めた『先得月楼遺詩』（黄金台序、別名『繡余漫詠』）を刊行した女流詩人でもあった。(7) ただ学校や家庭教師に教育を託す経済的余裕はなく、この学問のある母親が自ら息子を教導した。その母の熱意に浪仙もよく応えて学問に励み、経史に通じ詩文にも巧みであった。九十年代に新修された『浙江省平湖県志』（以下、新修県志と略す）は、浪仙は学問研究に専念し、仕官を求めなかったと述べているから、どうやら生涯を地方の一文人として送ったようである。(8) 晩年の名教云々については次節に譲り、また文事や交遊の方面に関しては必要に応じて順次触れることとするが、浪仙の人生はこの程度のことしか判明しないのであり、いまだ詳らかにし得ない部分が大半を占めるのである。

沈氏の著述は右に列挙されたものだけで十部八十四巻にのぼる。しかしその著作は他にも多数確認され、『光緒県志』巻二十三及び『民国平湖県続志』(9)（以下、民国続志と略す）巻十一の各経籍部には以下の諸書を載せる。

光緒平湖県志

〔史部／伝記類〕

『壬寅殉難録』一巻（刊）

『乳水流芳録』一巻（刊）

〔史部／地誌類／外紀〕

『闈幽録』四巻、続集一巻（刊）

＊『蜻蜓州外史』十六巻、黄金台序（未刊）

〔史部／雑家類〕

『蕭兀瑣言』

〔史部／小説家類〕
『千金寿伝奇』（刊）
『賢博集』
〔集部／別集類〕
『守敬堂詩集』初・二集各十六巻（初集のみ刊）
〔集部／総集類〕
『続九峰文鈔』（未刊）
『龍湫嗣音集』十二巻、除一鱗序（刊）
『乍浦集詠』十六巻（刊）
＊『滄海珠編』二十巻（未刊）

民国平湖県続志

〔史部／伝記類〕
『乍浦人物備采』（刊）
『瑶池冰雪編』（刊）
〔史部／地誌類〕
＊『日本紀略』一巻（未刊）
〔子部／儒家類〕
『守経堂困学録』八巻（未刊）

〔子部／雑家類〕
『増広千字文』（刊）
〔集部／総集類〕
＊『海上文徴』八巻（未刊）

巻数の不明な書を仮に一巻と数えても、総計は優に百巻を超えるのであるから、やはりこれは多作家の部類に属すといわねばなるまい。＊を付したものは日本関係の著述である。なお『海上文徴』は『海上叢談』と同書と思われるから日本関係書に含んだ。また『大東詩録』は両志ともに著録がないが、沈氏自身がこれにしばしば言及しているため、その存在には全く疑問の余地がないと思われる。

浪仙の著作は以上の通りである。全体の分量もさることながら、執筆分野も経解の類を除いてきわめて多岐に渡り、一見して非凡な才能の持主であったことが実感される。次節ではさらに具体的にその業績と評価を論じ、次いで沈氏の日本研究の概要と邦人漢詩集の編纂事業についてうかがうことにする。

二　日本研究と邦人漢詩集の編纂

沈氏の著述は内容の上から大きく三つに分類できる。しかも、そのどれもが優れたものであり、後世の識者も高い評価を与えている。

まず第一に乍浦陥落の折、無辜の住民を襲った悲劇を記す一連の著作群がある。すなわち『壬寅殉難録』、『乳水流芳録』、『瑶池氷雪編』、『闡幽録』がこれに該当し、広義においては『乍浦集詠』をも含むものである。この分野の諸書は、官民の別なく烈士節婦の事蹟を記録し、その義勇の挙を顕彰した点から、名分を正し、秩序を保とうとする儒教思想の宣揚に大いに貢献したとして称えられた。

第二に『龍湫嗣音集』と『乍浦集詠』という、地方詩壇を舞台とした総集の編纂が注目される。『光緒県志』経籍志の集部には、『龍湫嗣音集』から採られた別集名が二十二種に及んでおり、これは道光朝の平湖・乍浦の詩家で本書に収められて後世に伝わった人々が、相当数あったことを示唆するものである。序文は徐一麟が書いた。徐氏は当地出身の嘉慶七年の進士及第者であり、郷党が誇る最高水準の官僚派知識人であった[10]。『乍浦集詠』にも同様のことがいえる。本書は明代－道光朝の乍浦に関する約千首の詩を網羅した一大アンソロジーである。編纂事業には参閲者二十七名、襄采者十六名、助校者七名の計五十名を動員し、この徹底した採録作業によって散佚を免れた詩もまた少なくなかった。この点を『光緒県志』は「表揚の力」と的確に表現した。すなわち地域文学の伝承・保存、顕彰に沈浪仙の果たした役割は頗る大であったと、後世においても認められていたのである。

そして第三に、複数の日本研究書を残した点を看過してはならない。沈氏の日本研究は一領域に偏せず、歴史、地理、風土、文学の広範囲に及ぶものであった。すなわち歴史は『蜻蜓洲外史』[11]（『蜻蛉洲外史』）に、地理・風土は『日本紀略』にそれぞれ概述され、そして『滄海珠編』、『海上文徴』（『海上叢談』）、『大東詩録』（『東国詩録』）という邦人漢詩の詞華集を編して、日本詩界の情勢と隣邦詩家の力量を示したのである。

浪仙はこれらの著述を通して系統的な日本理解を目指すべく準備を進めていたのであり、そこに彼における積極的な日本学構築の意図を読み取ることができる。著作量も都合五十巻を超えるのであるから、もはやこれは消閑の述作ではない。もちろん沈氏とて往々中華の雅士が抱いた尊大な隣邦理解からは、完全には脱却しきれていなかったろうが、しかし単純な優越感だけでは、これだけ精力的に仕事をやりこなすことは無理であろう。そこには好奇心以上に、客観的に東海の小国を見つめようとする意識の萌芽が認められ、これが推進力として大きく作用したものと見られる。

さて上記の日本研究のうち、沈氏が最も意を用いたのが、邦人漢詩を収集して詞華集を編むことであった。道光二十六年（弘化三年）刊行の『乍浦集詠』には、わずかながら邦人詩が収められており、すでに後々の和詩選集へと発展する要素を含むものとなっていた。その意図は同書例言の第十則に「一は以て方外の高致を見、一は以て文教の遠被を見る」[12]とあり、沈氏が隣国の作詩レベルを予想以上に評価していたことを知るが、勿論それはいまだ自国文化の優越性を実証する好材料としての意味を多分に含むものであった。その後の和詩選録事業でも、中華意識を完全に取り除くことはできなかったろうが、長崎の文人たちと手紙や詩文の応酬を重ねるうちに、しだいに心中に微妙な変化が生じ、それが異国の詩友に対する好意的なベクトルとなって成長していったことは確かである。

着手の意図がいかなるものであったにせよ、和詩専書の編纂という事業そのものは、少なくとも同時代の清国にあっては画期的な取り組みであった。それゆえ、これに対する地元乍浦・平湖の郷紳文人たちの反応もきわめて良好であり、人々の関心は思いのほかに高く、沈氏の周囲には多くの支持者が現れた。龍見田、孔広愚、李薌泉といった地方官僚が、本書を激賞した事実はそのことを端的に物語っている。また道光朝の乍浦詩壇の領袖として当地に君臨した黄金台も、親友のこの事業を「百年の文献、竟に布衣に属し、千古の詞章永く寿木に存す」と編述の意義を認め、浪仙の手腕を称える序文を寄せたのであった。[13]これにより沈氏の和詩収集が個人的趣味の段階を超えて、乍浦一帯の知識人の共感と期待のもとに進められたことが理解されるのである。

以上の点に照らせば、沈浪仙の邦人漢詩集の選録事業は、まずは順調な滑り出しを見せ、その後も無難に展開したものと思われるのである。各書の脱稿時期は未詳ながら、安政元年に山本淡斎に『大東詩録』の序文を嘱しているから、和詩選三部書が完結するのはおそらく咸豊朝の初めのことではなかったろうか。

三　長崎文人との交渉 Ⅰ――大友遠霞

さて本節からは日本側の資料に目を転じ、沈氏の和詩収集が邦人の間にどのように受容され、協力や進捗の具合はどうであったのかを見ることにする。

現時点で確認できる沈氏の交渉相手には、来崎者では高松藩儒の山田梅村、右田毛利家（萩藩一門家老）儒員の大田稲香、西大路藩儒の劉石秋、長崎在住者では漢学者大友遠霞、儒医福地苟庵、漢学者兼砲術家の山本淡斎、唐通事の劉穆堂（彭城藤四郎）、長崎会所役人の春老谷があり、また肥前蓮池藩主鍋島直与との間に文通があったことも指摘されている。[14] 沈氏の集詩事業については山田梅村『吾愛吾廬詩』に記事が散見し、日本側の文献では最も多くの情報を提供する一本となっている。ただ梅村、稲香、石秋の三者はあくまで遊歴者であり、長崎を生活の拠点とする文人とは異なる存在であった。よって本論では梅村等を除き、大友遠霞、福地苟庵、山本淡斎という長崎在住の三文人を取り上げる。なお春老谷については浪仙が高い評価を下しているが、文献資料が乏しく、今回は立項を見送らざるを得なかった。

三者のうち最も早く沈氏と接触があったのは、『乍浦集詠』に載る「北筑人大友参遠霞」であろう。本書巻十六下は「外域」と題しつつも、その実は四邦人十一首のみを収録する。東国儀賓は闕名（一首）、その他が大友遠霞、山田梅村、劉穆堂の三名である。遠霞は一人で七絶八首を占め、梅村、穆堂の七律各一首に比べると群を抜いた採録数を誇るが、遠霞に関する論考はいまだ出ていない。[15] そこで本節においてやや詳しく紹介したいと思う。

大友遠霞（一七九九―一八四三）は、寛政十一年に筑前国遠賀郡吉田村（水巻町）の大庄屋一田教民（平蔵、平一郎）と歌の二子として生まれた。名を参、字を士商、通称を簡三郎といい、遠霞と号した。長崎時代には義卿という字も使用している。[16] その書斎は露蕉風竹書屋と命名され、これに因んで露蕉風竹山人を別号とした。遠霞は生涯に渡って仕官せず、経史講説を業とする市井の処士として暮らしたから、漢学者、文人と称してよく、また一説では能書家として知られたという。[17]

幼少期より慧敏の誉れが高く、学問を好み、福岡藩校では亀門の高足江上苓洲に師事した。[18] 長じて山陽、近畿、北陸を十有余年に渡って遊歴し、各地に経史を講じた。一時帰国して木守村（遠賀町）に住み、四年間、子弟を教導している。木守に来たのは父平蔵の実家土師家との縁からであろう。遠霞の祖父土師致隆（宅平）は木守村庄屋であり、平蔵はその四男であった。[19] 両親は伊藤常足編『岡県集』（文政十一年）に入集しており、在村教養人として活躍した。遠霞は後に長崎に赴き、滞在十年に及んだが、天保十四年に病を得て帰郷、五月十四日、四十四歳で没した。子息龍が学問をつぎ、頗る父の風があったと伝える。[20]

墓誌には長崎滞留中に「夏人其の名を聞き、交りを納れ、書を寄する者少なからず」と記すから、これが沈浪仙との海を越えての詩文応酬を含むものであることは想像に難くない。ただ遠霞と清人との交流は、乍浦の文人との間にのみ展開したものではなかった。伊藤道保編『筑紫遺愛集』[21]（慶応四年刊、巻十三、遠賀郡下、文雅者の条）には次の記述がある。

名声四方に聞え本邦の名家ハいふに及ばず、夏人も其名をきゝて交りをいれ、書を寄する者また多し……夏人筆墨或は文具を贈遺せるもの枚挙するに遑あらず。

同書には本邦名家としては京の四辻公説（号希曇。羽林家。楽道をもって朝廷に勤仕）との交流が紹介されるが、現在までの筆者の調査では、他にも長崎における国学者の中島広足[22]、淡門十哲のひとり劉石秋[23]、崎陽の三大文人画家の一で医家としても知られた木下逸雲[24]との交流が判明している。

清人との交遊に関しては、同書また母の歌が還暦を迎えるに際し、寿詞を和漢の文人に乞うた所、書画を寄せて祝福する諸家が夥しい数にのぼったといい、さらに以下のエピソードを添える。遠霞と最も深交のあったのは姑蘇の張小帋であった。依頼が届いたとき、小帋はあいにく病臥中であった。そこで子息某に無量寿仏の像を描かせ、自らは「積法の善果は恒河沙のごとし。数澄して壊れず、身は須弥山の高きに等し。是れ福寿者の相は飴を含んで其の楽しみや陶々たり」と賛して寄贈したのであったと[25]。これらの記述に従う限り、長崎滞留中の遠霞と清国文人との信頼関係は、予想以上に緊密なものがあったようである。

次に浪仙との詩文交流であるが、諸般の事情から考えて天保十年前後の出来事であろう。両者の交渉は『乍浦集詠』所収の遠霞詩によってうかがうしかない。そこでいま八首のうち三首を紹介する。管見の及ぶ限り遠霞詩は、土師家に「春日偶成」（七古）が伝わるだけである。かかる状況下に外国の詩集に八首も収録され、今日に伝わったこと自体驚異であり、また遠霞の詩才に対する清人の評価を示すものとしても貴重な意味をもつ。なお本詩には二箇所に遠霞の自注が附され、作詩事情を理解する一助となる。詩は「懐ひを乍浦の諸詩人に寄す」と題されている。

数載飲風景慕頻　　数載風を飲んで景慕頻なり
文縁自似有前因　　文縁自ずから前因有るに似たり

江湖此去三千里　　江湖此を去ること三千里
徒使煙波隔美人　　徒だ煙波をして美人を隔てしむ

自注には「謂ふ、心葭、春林、雪巌、浪仙、雲泉の諸君、露蕉風竹書屋に題するの詩を賜ふ」とある。書屋の呼称は長崎の遠霞宅の書斎名をいう。乍浦の文人たちは遠霞から依頼を受け、彼の書斎を詠じた詩を作って彼地より送ったのである。その返礼として遠霞が送った詩がこれであった。遠霞に送詩した乍浦の詩人は浪仙以外に四人いた。心葭は劉東藩[26]、春林は陸熔[27]（一七八五－一八四六）、雪巌は林寿椿[28]（一七八六－一八五三）のことである。雲泉は未詳ながら、他の三者はみな平湖文苑を代表する人々であり、しばしば会同して親しく韻事を語った浪仙の先輩格であった。

盛楓春至滑青苔　　盛楓春至って青苔滑らかにして
桃李番々待雨開　　桃李番々として雨を待って開く
主人不效洪喬誕　　主人は效はず洪喬の誕
一信天涯肯帯来　　一信天涯肯て帯び来たる

本詩には「盛楓は周靄亭の築く所の園名。諸君の贈る所の書冊、園主人より達せり」と注がある。これにより詩稿の仲介者が来舶清商の周靄亭であったことが分かり、遠霞と周氏も親密な関係を保っていたと考えられる。

津頭煙雨柳絲絲　　津頭雨に煙って柳絲絲たり
千里懐人夢亦癡　　千里人を懐へば夢も亦た癡なり
何歳長風送桴去　　何れの歳か長風桴を送り去り
一堂情話挙清卮　　一堂に情話して清卮を挙げん

これらには遠霞の乍浦文人へのやみがたい思慕の念が披瀝されている。どの詩も清麗温柔な詞を用いつつも、要所に剛壮な語を配して緊張を失わず、海外の詩友との交誼が厚い信義に支えられていたことをうかがわせる。最後の詩などは、いつか清国に渡航するゆえ、そのときは一献傾けようというのであるから、冒険や困難を厭わぬ遠霞の豪胆な気性も読み取れよう。学師の江上苓洲は「亀門の顔回」と称された人であったから、遠霞の詩に古文辞の余風が漂うのは当然かも知れない。

当時、沈浪仙へは様々な邦人から送詩があったと思われるが、そこからあえて遠霞詩を選び、最多掲載した理由は何であったろうか。それは多分詩格や詩趣の問題ではなく、乍浦文人への一途な思いが評価されたと見るのが妥当である。しかし理由は報答などではなく、そこには別の利用価値が見出された。『乍浦集詠』が地域密着型の総集である以上、編纂時に愛郷精神が発揮されるのはごく当り前のことである。そのため海外の熱狂的崇拝者の詩は、当地詩壇の優位性や独自性を客観的に証明する貴重な証拠品となり得た。いわゆるお国自慢的発想からの創意である。浪仙は遠霞の詩を本書に加えることで、乍浦には異国からも仰望される優れた詩家があることを誇り、海東にまでシンパサイザーを擁する事実を示して、当地が文学先進圏であることをさりげなくアピールしようと考えたのであった。このように大友遠霞の詩は、乍浦文苑の地位向上や権威づけに利用されたのであり、意外な役割を担っていたと結論することができる。

現段階では、遠霞詩が浪仙の詞華集に採録されていたか否かは確認できていない。しかしながら右の状況に照らせば、おそらく浪仙は和詩選録に際し、自分たちを欣慕する遠霞の詩を邪慳に扱うことはなかったと思われる。

四　長崎文人との交渉 II——福地苟庵

大友遠霞と沈氏の詩文交流が行われたのは、天保年中としか推定できなかったのであるが、これに対して福地苟庵との接触は嘉永三年のことで、しかも月日まで明示できるのである。長府出身の福地苟庵（一七九五―一八六二）は桜痴居士の実父であり、早くから開国説を唱え、通商交易による富国策を持論とする、経世家にも似た異色の儒医であった。文政の中頃に福地冥斎の養子となり長崎に移住して以来、当地にあって著名士と交わり、諸技芸に秀でたことから崎陽文化人の一角を占めた。

苟庵は大坂の詩儒篠崎小竹に学び、詩人としても優れた資質を備えていたが、専門詩家と見られることを嫌い、詩稿類は残さなかったといわれる[29]。ところが、実際は『茂園詩草』と『蕪稿』という二種の稿本が伝存していた。これについては二つの桜痴伝に言及がある。すなわち柳田泉は『茂園詩草』を実見したといい[30]、また川辺真蔵は桜痴の遺品中に苟庵の『蕪稿』の存在を確認していた[31]。両者の記述から、戦前までは苟庵の自筆詩文稿二種が伝わっていたことは紛れもない事実である。

『茂園詩草』の場合、柳田は最終の題名（文久元年）を「児萬世、官して江戸に在り、今冬命を奉じて公使に泰西六国に従事す、懐ふて此の体作り云々」と示したに過ぎず、内容の紹介までは行っていない。それでも柳田は苟庵詩の印象を「なかなか風格のある詩で、桜痴より大分上である。そうして、そのころの詩人があまり手がけない詞などの作も相当にこなしている。長崎にて中国詩文人に接していたということもあろうが、才分も豊かなものがあったのであろう[32]」と評している。塡詞の作がある点は来舶清人との雅交が密であった長崎ならではの風趣であり、荀庵の作家的感性が清人との接触を通して磨かれたことを示唆するものとして注目される。

いっぽう『蕪稿』であるが、これは東京日々新聞社が保管していた桜痴居士の遺品中に含まれる小冊であった。川辺は本稿には「讃州の山田梅村、崎に来たる。遊龍氏に客たり、邂逅して賦し贈る」、「平安の中島棕隠来遊し、包を鳴玉軒に挂く。春初の詩有り、次韻して以て贈る」等、長短二十五篇が収録されていたと述べるが、こちらも詩の引用は全く見られず、荀庵がいかような詩を作ったかは両書をもってしても具体化できぬ状況にある。

いま『茂園詩草』は所在不明である。戦災による焼失も想定されるが、筆者の調査はその点の確認にまでは及んでいない。対する『蕪稿』は遺憾ながら、もはやこの世に存在せぬことが判明した。すなわち、本件を東京日々新聞社の後身である毎日新聞東京本社へ問い合わせた結果、情報調査部デスクの佐藤良一氏より、保管庫の全目録を精査したものの、当該詩稿の収蔵を確認するに至らず、数次にわたる社屋移転に際し不用品として廃棄された可能性がきわめて高いとの回答を得たのであった。かくして福地荀庵の詩文稿の一切は、今日では実見不可能な状況となってしまっているのである。

右の厳しい現実は否が応でも甘受するしかないのであるが、それでも唯一の救いは、川辺が『蕪稿』に関して以下の説明をしている点であり、その貴重な情報が後世に残されただけでもまことに幸いであった。すなわち、本稿には清人の添削批評が加わっており、前後の序跋の内容から荀庵がこの詩集をはるばる人に托して唐土に送り、かの地の詩人に斧删を乞うた事実が知られるというのである。その持渡者というのは来舶清人の陳逸舟であり、删評者が他ならぬ乍浦の沈浪仙であった。川辺はそのようにはっきりと記している。

持渡者の陳逸舟は名を憙といい、小鸜鵒洲画史を別号とする浙江の画人である。天保三年に初来、廬山派の正統をつぐといわれ、滞在中には、三浦梧門、木下逸雲、小曽根乾堂、滝和亭（江戸）、谷口靄山（富山）等、多数の邦人に画法を伝授したことで知られる。[33]この陳逸舟により清国に舶載され、再度苟庵のもとに戻ってきた詩稿には、沈浪仙による以下の跋文が添えられていたのである。

千里を遠しとせずして恵示せられし一編は、管三品の詞華、江匡房の博識、一手兼擅すれば、傾心を三復す。時に余は『滄海珠編』を刊せんとするに方り、一首を補入せんとす。又『大東詩録』を輯むれば、采りて八章を中に入れん。芻蕘の献、幸ひに狂直を宥せよ。時に道光庚戌仲冬二十二日　平湖の沈氏実甫識

道光三十年は嘉永三年にあたる。苟庵の詩稿は前年の作という。沈氏は苟庵詩を、平安朝を代表する漢詩人菅原文時の典雅優麗さと、大江匡房の博学多識を兼備した佳作であると賞讃した。無論これは儀礼的褒辞に他ならず、いわゆるリップ・サービスである。菅江両氏に比肩された苟庵はさぞかし面映ゆく感じたであろうが、両者を引き合いに出す点にかえって浪仙の日本漢詩に対する素養の深さを見る思いがする。沈氏は日頃から『和漢朗詠集』を愛読し、都良香、小野篁を推奨していたが、[34]大江匡房をあげた所を見ると『新撰朗詠集』をも読んでいた可能性がある。[35]そして目下自分は『滄海珠編』と『大東詩録』という日本漢詩の詞華集を編纂中なので、苟庵の二十五首中から九首を選び、前者に一篇、後者に八篇を収録したと告げ、協力に謝したのであった。これが右に示した跋文の趣意である。

以上の話から、福地苟庵が著名な来舶画家の陳逸舟と交遊し、さらに彼を通じて沈浪仙に自作詩の批評を仰いでいた事実が明らかとなる。従って桜痴が苟庵を詩文軽視者と断じた点については、分析にいささか粗率な感があり、今後の再検証が必要となろう。桜痴の言はあるいは中年期の厳父苟庵の印象に影響されたものかも知れず、そのように理解した方が、苟庵晩年の作詩に対する執心との整合性が図れるのではないかと思う。

また浪仙が苟庵に与えた跋文からは、和詩選三部作の編録作業が各書同時に進行しながらも、完成の年次は

別々であったことがうかがえる。ここに『海上叢談』の書名が見えないのは、すでに嘉永初までに完成していたからではないかと思う。『光緒県志』及び『民国続志』の経籍部の記載順序に照らせば、最初に『滄海珠編』が脱稿され、次に『海上文徴』（『海上叢談』）が出来上がったようにも見受けられるが、『光緒県志』経籍部では『滄海珠編』を二十巻と掲出するいっぽうで、列伝には同書を二十四巻としており、後々まで増補作業が続けられていたことが予測され、珠編と叢談の完成の順序を決定することはなかなか難しいようである。それはともかく、誤りのないのは、最後に両県志に著録されていない『大東詩録』（『東国詩録』）の編纂作業が完了したと推定される点である。『大東詩録』は遅くとも安政初までには出来上がっていたようである。

五　長崎文人との交渉 III——山本淡斎

高島秋帆の高弟として西洋砲術を皆伝され、また宜園出身の漢学者としても知られた山本淡斎（一八〇一—六七）も、浪仙の和詩収集に協力した一人である。淡斎の場合は嘉永五年と安政元年の二度に及ぶものであった。淡斎、梅村、荀庵の三者は友として好く、彼らがこぞって沈氏に送詩した現実を決して偶然と捉えてはならない。沈氏の集詩事業は、長崎における三者の歓談対酌の際に話題に供されたと見てよい。そこで事業への共通理解が図られ、協力に対する歩調も自ずから決定されたことが想起される。本件への長崎文人の連携については、梅村を含む右の三者が深く関与したことは疑いない。このうち山本淡斎は生粋の長崎人であり、しかも清人の信頼がとくに厚い人物であったから、そこで果たした役割は相当に大きなものがあったろう。

そもそも淡斎と清人の詩筒のやりとりは沈氏に限られたものではなかった。他にも数次に渡って交わされていたことが記録に残っている。『山本二翁合伝』[36]には沈氏以外に次の三回が確認される。まず天保四年に蘇州の顧禄が自著『忠孝伝』の題詩を求めてきたのが最初であり、このとき淡斎は三首を送った。顧禄が朝川善庵に『清嘉録』の序を依頼するのが同三年五月であったから、『忠孝伝』の件はその翌年のことである。顧氏は前述の大友遠霞とも交流があった。顧禄は多数の日本人との間に詩文交渉が確認され、邦人間でもかなり人気の高い清国文人であったといえるようである。

次いで万延元年の秋に郁載瑛（字伯尊）[37]が淡斎の「硯香書屋記」と「雲影楼記」を評し、かつ詩を寄せてきたのでこれに次韻して送る。さらには元治元年四月二十七日には、張天翔が詩を寄せている。これらが虚言でないことは、合伝の本文中に相手方の寄詩や淡斎の送詩が正確に引用されていることから立証され、この点においても『山本二翁合伝』は十分に信頼に足る資料と判断されるのである。

いっぽう沈浪仙が淡斎に和詩収集の協力を求めた一件については、以下の説明がある。

（嘉永）五年壬子の春、翁齢五十二、清人平湖の沈筠、字は浪仙、王克三、字は峻明等、遙かに翰を訳司某に寄せ、翁に請ふに詩を以てす。翁乃ち沈筠の為に五言古詩二首を賦し、其の集詩図に題す。王克三の為に五言絶句一首を作り、其の槐陰書屋の図に題す。後数月、王克三は酬ゆるに画梅を以てし、沈筠は酬ゆるに詩を以てす。

この画については『吾愛吾廬詩』巻四に、「王克三槐蔭書屋図」と「沈浪仙輯詩図、賦して其の嘱に応ず」という、全く同じ詩題が見えている。沈氏からの依頼は弘化四年といわれ、その際、梅村のもとには『乍浦集詠』と『沈浪仙輯詩図』が寄贈され、送詩の要請もなされた[38]。これに対して淡斎の所へ同趣旨で依頼が舞い込んだのは嘉永五年のことであり、ここに五年という歳月のずれがある。これはいったいどういうことなのであろうか。

梅村と淡斎は咸宜園の同窓であった。その誼みもあって淡斎は遠来の友人梅村を来崎のたびに歓待した。『吾愛吾廬詩』の題詞に唯一の日本人として選ばれたのが淡斎であったことは、梅村側の信頼の厚さを物語っている。両者は互いに学問や詩文の才を認め合い、等しく友愛の念を抱く仲であった。そのため弘化四年の第二回来崎に際しては、梅村は沈浪仙に和詩選録事業の進みつつあることを淡斎の耳に入れて助力を依頼し、また浪仙、克三にも崎陽の山本淡斎が詩才に富み、収集に不可欠な邦人詩家であることを報じたと思われるのである。しかし、当時の清国の社会事情を加味しても、五年は少々長すぎる気がする。ならば絵図は再度同じものを描いて送ってきたというのであろうか。それとも梅村の来崎が嘉永五年の誤りなのであろうか。この点についてはいま筆者に十分に論ずるだけの準備がない。真相の究明は後日の課題としたい。

槐蔭書屋の主人である王克三は、梅村の「海外縁」にも登場するが、嘉永五年当時はまだ平湖に居住していた。しかし、太平天国軍の乍浦侵攻で難民となり、周彬如、邵安甫、徐雨亭等と乱を逃れて長崎に来寓し、やがて淡斎とも直に顔を合わせることになる。初対面は文久二年二月二十四日のことであった。訳司某についても特定したいが、例の劉穆堂（一七六九―一八五〇）は嘉永三年に死去しているから除外される。となると、梅村と深交のあった劉暁園（一八二九―六五、游龍彦次郎）が有力ではあるまいか。嘉永五年当時は小通事並であり、長崎では茶人としても知られた人物であったという(39)。

さて郁載瑛から詩が寄せられた安政元年、実は浪仙からも次の依頼が淡斎のもとに届けられていた。

是の年、某月日、清人沈浪仙、復た翁に請ふ、以て其の纂む所の東国詩録の序文を弁ぜよと。翁乃ち小序を作り之に応ず。

小序の原文は残念ながら合伝に収録がない。嘉永五年に沈氏に送詩した二年後、再び浪仙は淡斎に書簡を送り、邦人漢詩集の序文を依頼したのである。これにより淡斎への信頼度、その詩文に対する清人側の評価がうかがえる。『東国詩録』は梅村の詩を巻首に置いた『大東詩録』のことであろう。その邦人漢詩集に序文を求められたことは、淡斎にとってもこの上なく名誉なことであったに違いない。

こういった清人の依頼状などが伝存していれば、きわめて貴重な資料となるのであるが、現時点では発見できずにいる。淡斎家にあった書簡類の散佚については、合伝を書いた子息の晩翠が、自分は当時その価値が分からず、清人の詩文を乞われるがままに人々に妄閲させていたため、いつのまにか失われ、明治の初めにはすでに何ひとつ残っていなかったと後悔している。さらに淡斎の詩稿五巻、文稿三巻についても、父親の没後もそれが長らく未刊のままであることを自分の責任に他ならないと反省し、次のように述懐する。

然れども翁の未だ没せざるに、其の詩一巻は流伝して支那に至り、平湖の沈筠、字浪仙なる者、七首を采り、其の新著『滄海珠編』及び『海上叢談』中に編入せりと。

晩翠にとってせめてもの慰めが、本場の清人が編纂した和詩選集に亡父の詩が入集していたことであった。しかもそれが淡斎生前の出来事であったという点で、子息は父の文名を貶しめるに至らずに済んだとして大いに安堵した。この朗報は王克三や賀鏡湖といった浪仙に近い来舶清人が、直接晩翠に伝えたものであろうから、信憑性は高いといえる。

両者の詩筒往復は、合伝の記録では嘉永五年と安政元年の二回を確認するに過ぎないのであるが、送致数と編入数が一致せず、詩稿流伝の記述を考慮すれば、あるいは他の時期にも文通があったのかも知れない。嘉永五年の記述からは、送詩の返礼に詩や絵画が贈答されたことも判明する。以上に見てきたように沈浪仙と山本淡斎の間にも友好的な詩文交渉が継続されていたのであり、序文まで依頼した点からすれば、淡斎に対する清人側の評価はかなり高いものであったと考えられるのである。

おわりに

幕末の長崎三文人の詩文は沈浪仙の手に渡り、浪仙の編した各漢詩集に配分収録された。これを整理すると次のようになる。

大友遠霞　『乍浦集詠』　八首
福地苟庵　『滄海珠編』　一首
　　　　　『大東詩録』　八首
山本淡斎　『海上叢談』
　　　　　『滄海珠編』　計七首
　　　　　『大東詩録』　序

ちなみに山田梅村の場合は、『海上叢談』に四首、『滄海珠編』に三首、さらに『大東詩録』巻首（採録数未詳）にまで置かれた[40]。また『乍浦集詠』にも七律一首を収め、邦人詩家としてはとくに珍重され、別格の扱いを受けたことが分かる。しかし、それでも一人ほぼ八首前後をひとつの目安としていたらしく、邦人個々の採録数には一応の基準が設けられていたようである。なお大田稲香については、目下のところ「題諫鼓鳴鶏図」が『東国詩録』（『大東詩録』）に一首採られたことのみが判明している[41]。

天保以後、本邦詩家中に序跋・題詞、批評を清人に乞うものが急増するが、一般に邦人が詩稿を託す相手を前もって指名することはなかったのであり、ほとんどは仲介者の判断に任され、状況に応じて不特定の読書人に渡されていた。(42) ただ勿論一定のルートは確保されており、誰彼となく無差別に渡されるということはなかった。持渡者の出身地や出港地における地縁、血縁、学縁を通じて、各地詩壇に形成された人脈の範囲内で適材が選択されたのである。

しかし、周靄亭と陳逸舟は、事前に平湖の沈浪仙に渡すことを遠霞や苟庵に唐通事を介して伝えたと思われる。両者も自分の詩が届けられる相手とその目的の説明を受け、浪仙への送詩を歓迎したことであったろう。周・陳両氏は、送詩者、集詩者の双方から感謝されるべき、まことに良心的な仲介役であった。周氏は乍浦人であり、陳氏は浙江の出身としか伝わらぬが、やはり平湖県かその近隣の生まれであろう。その縁で各々が懇意とした乍浦文人の雄、沈浪仙のもとに届けようとしたのである。だがいくら地方詩壇の誉望を担う人物であるからといって、浪仙にばかり届けるのは不自然である。彼らは浪仙が邦人漢詩集の編纂事業に取り組んでいたことを前もって承知していたのである。しかもそれが郷里の知識人たちの期待と支持を集める事業となっていたことをも十分に理解していた。それゆえに協力を惜しまなかったのであり、この点こそが浪仙に和詩が継続的に安定供給された要因であったと考えられるのである。

来船清商や画家の役目はいわば運び屋に相当した。彼らには日本国内では行動の制約があり、そこに自由に情報の収集活動ができる邦人の支援を必要とした。周旋する側は浪仙の和詩収集の意図や規模等のあらましを知っておかなければならなかったろう。周旋者はそれを長崎の文人たちに適宜説明する広報の処理能力に長け、かつ相手方の詩才を吟味する眼力をも要求されていた。その役割を担当したのが、彭城藤四郎や游龍彦次郎等の長崎唐通事であった。そのことは「往年、乍浦の沈浪僊、崎陽の訳士劉某に托して、遠く詩筒を寄す」(『吾愛吾廬詩』

巻四、「奉呈蓮池老侯閣下詩并序」）、「遥かに翰を訳士某に寄せ、翁に乞ふに詩を以てす」、「遥かに訳司に嘱して翁に請ふに題詩を以てす」（『山本二翁合伝』）という記述により裏づけられる。従って実質的には唐通事の雅友中から送詩者が選択されたといってよく、そこに長崎人が多数を占めるのは至極当然なことだったのである。そうはいうもののこれら唐通事の仲介なくしては、浪仙の集詩事業は成立しなかったであろう。

沈浪仙の日本漢詩の撰録事業は、これら多くの邦家知識人たちに支えられて完遂を見たのであった。しかしながら、一切の日本研究の著述が烏有に帰したことについてはすでに冒頭で述べた通りである。その悲劇については諸書が次のように記載している。

○咸豊辛酉、乍城陥て稿其の半ばを失ふ。（『光緒県志』経籍、『蜻蜓洲外史』条）

○初集は已に刻す。黄金台云ふ、「事に感じ、事を傷むの作、層見畳出し、詩史と称すべし。余は則ち或は山谷に似、或は鉄崖に似る。聞く、手づから自ら編定して未だ授梓を経ざる者、尚ほ八十巻有り。詩の菁華畢く此に萃まる。乱を避けて沔に横たはる時、賊至り燬かる。今已に稿を刊するも亦僅かに四巻存るのみ。惜しいかな」と。（同書、『守経堂集』条）

○友人沈浪仙、乱を避くるに因って申江に至る。去年の秋間、病故す。一生の著作、尽く兵燹に付す。深く歎惜を為す。（『吾愛吾廬詩』第二稿、王克三題詞）

つまり太平天国軍の乍浦侵攻に際して、大半の原稿が焼失したと伝えるのである。ここに『海上叢談』、『滄海珠編』、『大東詩録』という三種の邦人漢詩の詞華集が、跡形もなく消え失せてしまったことの負の意義は計り知れない。戦乱は浪仙の命をも危うくした。咸豊十一年、浪仙は太平天国軍に蹂躙された乍浦の地を逃れ、春申江、すなわち黄浦江に流民となり、翌年には上海でこの世を去った[43]。

大友遠霞にとって浪仙は異邦の詩友として、心から敬慕すべき存在であった。福地苟庵に至っては親子で詩の添削批評を乞うたというし、(44)山本淡斎の場合、浪仙から直々に集詩図の題詠や、和詩集の序文を依頼されたことがこれによって明らかとなった。本論では上記三名と浪仙との詩文交渉を追ったに過ぎないが、博捜すれば他にもまだ長崎文人中に該当者が必ずや発見できるはずである。沈浪仙の和詩収集に関する考察は、文献資料の面で困難が多いが、できる限り肥筑、両豊、防長の郷土資料に丹念に当って今後も調査を継続する所存である。

幕末という時代、清国も日本も西洋列強の外圧に苦しみ、政治・社会的にもはなはだ不安定な情勢にあった。そのような危急の状況下にありながら、遠く海を隔てて両国の文人たちが詩文交流を通じて友好の絆を深めていた事実に、あらためて我が国の近世漢文学が内包するエートスを思うのである。

(1) 書籍輸入の視点では、大庭脩『江戸時代における唐船持渡書の研究』(関西大学東西学術研究所叢刊、一九六七年)一九七―一九九頁、同『江戸時代における中国文化受容の研究』(同朋舎出版、一九八四年)三九一―三九四頁に言及があり、我国の幕末海防思想史への影響については、春名徹「『乍浦集詠』とその影響―ある詩集の運命」(田園調布学園大学、『調布日本文化』第三号所収、一九九三年)がある。また中国側では王暁秋『近代中日文化交流史』(中華近代文化史叢書、北京中華書局、一九九二年)六一―六二頁において、幕末の日本文学中の阿片戦争の記述に本書の影響があることが指摘されている。

(2) 徳田武「山田梅村と沈筠・賀鏡湖・王克三」(『近世日中文人交流史の研究』所収、研文出版、二〇〇四年)。

(3) 清人による日本漢詩選の編集スタイルには、(A)在清送詩型、(B)来日採詩型の両種があった。前者は届けられた詩稿・詩集を材料として、自国にいながら作業を進める。後者は日本に来遊し、入手した和詩から摘録するものである。鎖国政策が維持された近世は(A)のみであり、近代になって(B)が登場する。このうち(A)については、(i)清人が自発的に編纂活動を行ったもの、(ii)日本人の要請を受けて編纂に着手したものとに分けられる。各類ごとに初作を提示することもできようが、一般的には上記の分類とは無関係に、これまでは兪曲園『東瀛詩選』を本格的な日本漢詩の総集として扱ってきた。これについて王宝平博士は、多くの人が『東瀛詩選』（光緒九年六月序刊）を中国人の編纂した日本漢詩集の濫觴と考えることを誤りとし、陳鴻誥『日本同人詩選』（光緒八年四月刊）をもって権輿とすべきであると主張した（『晩清東游日記匯編』、①中日詩文交流集、「前言・試論清末中日詩文往来」四頁。上海古籍出版社、二〇〇四年。『清代中日学術交流の研究』、「第二章、兪曲園と日本」八五頁、汲古書院、二〇〇五年）。『東瀛詩選』は岸田吟香の注文による商業出版であったから、（Aⅱ）分野では本書が最初の編著である。また『日本同人詩選』は土屋鳳洲の跋（明治十五年）に「海外人士の我が邦に来游し、諸家の詩を選するものは、古は未だ嘗て之れ有らざるなり。之れ有るは陳曼寿明経の編する所の日本同人詩選より始まる」と述べる通り、（B）分野における初の出版であった。これに対して沈氏の和詩選三部作は（Aⅰ）に該当すると思われる。徳田博士は仮に山田梅村からの要請を受けていたにせよ、編纂の動機は至って内発的なものであった（前掲書、三九一頁）と分析しており、ここに分類してよいかと思う。浪仙の三書は未刊稿本ながら、総計は少なくとも四十巻を超え、これは『東瀛詩選』の四十四巻に比しても遜色のあるものではない。本書が刊行されていれば、必ずや歴史に残る文学遺産となっていたはずである。なお専集ではないが、翁公平『吾妻鏡補』（嘉慶十九年自序、文化十一年完成）の巻二十三―四（芸文史志）にも早く邦人詩の紹介があり、浪仙の事業への影響も指摘されている（徳田、前掲書、三九二―三九三頁）。

（4）「福地苟庵小伝―長府に生まれた桜痴居士の父―」（本書二五七頁以下）及び「石橋陳人『茂園残話』の研究―福地苟庵の著述をめぐって―」（本書二七七頁以下）で各々考察を行った。

（5）平湖県志編纂委員会編『浙江省平湖県志』（上海人民出版、一九九三年）十六頁及び三四九頁。

（6）『中国地方志集成』浙江府県志輯、第二十冊所収（光緒十二年刻本影印、上海書店、一九九三年）巻十七、列伝三、文苑の条。

（7）『光緒県志』巻三十二、経籍。

（8）『新修県志』八三四頁。

（9）注(6)同冊所収（上海図書館蔵抄本影印）。

（10）嘉慶年間に平湖県出身の進士及第者は十二人あり、その最初が徐一麟（一七六二―一八四四）であった。広東万川、南海等の知県を歴任し、恵政をもって知られた。宦遊二十年で退隠、詩酒を愛し、各地に学を講じて、八十余歳の天寿を全うした。道光朝の平湖文林では押しも押されぬ大長老であった。著に『牧庵雑記』六巻がある（『光緒県志』巻十六）。かたや『乍浦集詠』

は乍浦海防官署にあった桂林の龍光甸の序を巻頭に据える。これは地方出版書としての礼儀であるが、次に同邑の朱壬林（一七八〇－一八五九）を置いた点には重要な意味がある。朱氏は嘉慶十六年の進士であり、官歴は徐氏を凌ぎ、よく民治にも意を用いて同僚からも推重された。また学問や著述にも心を砕き、蔵書家としても知られていた。朱氏は地元の先達の遺文が散佚するのを嘆き、郷党の顧広誉、葉廉鍔、賈敦良、陸潢等を動員して、百余家五百首以上の詩文を集め、『当湖文繋』二十四巻、『当湖朋旧遺詩』十巻を編纂した（『光緒県志』巻十六）。浪仙の事業はこの朱壬林の影響を受けたと思われ、朱序の添付はその意志の継承者として公認されたことを意味する。このように両書に同郷出身の高級官僚経験者の序が付されたことでステータスが高まり、さらに朱序は編纂事業の正統性の主張にも威力を発揮したと考えられるのである。

(11) 『蜻蜓洲外史』十六巻なる史書については十分に注意を払う必要がある。『光緒県志』は「日本音博士源朝苗の輯むる所の国史に据ゑて之を删潤す。周の恵王の十七年に起こし、明の神宗の十六年に至って止む。咸豊辛酉、乍城陥って稿其の半ばを失ふ」と説明する。これにより本書が編年体で記述された日本の歴史書を参考としたことが分かるが、しかるにこの「音博士源朝苗」という著者が詳らかでない。従って以下はあくまで推論である。まず蜻蜓洲（あきつしま）は日本の古名であるから、書名はとりもなおさず『日本外史』となる。ただし体裁、叙述範囲ともに山陽の書と符合しない。しかし山陽とは無縁でないように思われ、筆者は本書の粉本は『日本政記』ではなかったかと考えている。その根拠は三点ある。第一に両書の巻数が十六巻と全く同じである点が指摘できる。次に本書の出版時期と浪仙の日本研究の極盛期が重複することも頭に入れておきたい。本書は天保末－弘化初にかけて出版された。沈氏の日本研究が最も活発化するのは、おそらく和詩収集の進められた天保－嘉永期と思われ、その間に邦人により新刊の『日本政記』の情報を得て関心を高め、送付を希望し、これが実現したという推論も成り立つことになる。そして第三には叙述範囲がほぼ一致を見る点をあげておきたい。『蜻蜓洲外史』にいう周恵王の十七年は、日紀では神武帝元年である。『日本政記』首巻はこれより起筆し、慶長三年十一月、第二次朝鮮戦役における遠征軍の引還をもって記事を終える。慶長三年は明神宗の二十六年に当る。『光緒県志』は『蜻蜓洲外史』の終りを同十六年とするが、これは天正十六年に当り、この年は後陽成天皇の聚楽第行幸、小田原北条氏の上京拒絶、北野大茶会の三件を記すのみで大事件はない。また翌十七年も北条氏の再諭、伊達正宗の招諭が不答に終わったことを述べるに過ぎず、この叙述の中断には不自然さが残る。その点から筆者は県志に「二」字の脱落を疑うのである。そうすると両書の叙述範囲は完全に一致することになる。ただそれでも「音博士源朝苗」に対する疑問は消えずに残る。音博士は律令制下のそれとは異なろう。江戸期には大名に仕えた茶道頭を茶博士と称した例もあり、儒者を音博士と唐風に呼ぶこともあったか。『日本政記』は著者名を「頼襄子成」とするだけである。字形のやや類似する「朝茁」と「頼襄」の訛誤はなきにしもあらずだが、頼氏は橘姓であるのに何ゆえ「源」としたのかが解せない。とにかくここでは問題を提起するにとどめておきたい。

(12) 以下、本論における『乍浦集詠』からの詩文引用は全て筑波大学所蔵本（一帙四冊、道光丙午、乍川潘文秀斎刊本）を使用した。

(13) 『光緒県志』巻二十三、『滄海珠編』の条に「是の書、龍見田、孔広愚、李薌泉の諸司馬に撃賞せらる。木鶏老人云ふ、百年の文献、竟に布衣に属し、千古の詞章永く寿木に存するは、推許の至りなり」と見える。木鶏老人は黄金台の号であり、後半の文は『滄海珠編』に寄せた黄序の一節をそのまま引用したものと思われる。浪仙とは親友であり、沈氏の母の詩集にも序した点はすでに紹介した。世間では豪邁で奔放不羈、詩に工であった黄金台、陳錦、荘敬の三人を「蘆川の三異人」（『光緒県志』巻十七、陳氏伝）と称したという。『光緒県志』に収める各伝の内容を比較し、経歴や事蹟、著作の状況から考えて、道光期に活躍した当地文人では沈浪仙と黄金台の評価が群を抜いている。黄金台（一七八九－一八六一）、字は鶴楼、歳貢生。早熟の才の持主であった。科挙に十回挑んで尽く失敗、その後は著述に専念した。博く群書を極め、あらゆる学問に通暁した。一時、武康の徐熊飛に従学、その教育の成果もあって作った詩文には皆法度が備わっていた。文体は徐氏を宗とし兼ねて百家に通じた。多数の名士と交遊し、江・浙文人が著述をした場合、金台に序文を依頼することが多かった。数年間、蘆川書院（平湖県新倉鎮）に主講し、後進の育成にも尽力した。金台は日頃より自己の節操を堅持し、世俗におもねることを嫌った。流俗の人に遇うと妄りに言葉を交わさなかったが、少しでも見所のある人物と分かれば、往々その人の名声を伝え広めた。そのため勵学の士で親附しないものはなかった。咸豊十一年、平湖再陥に憂憤し、ついに病を発して七十三歳で卒去した（『光緒県志』巻十七）。著に『木鶏書屋文鈔』三十巻、『木鶏書屋詩選』六巻、『左国閑吟』一巻（以上刊本）、『駢体正声』（稿本）、『国朝新楽府選』、『国朝七古詩鈔』、『国朝七律詩鈔』（『光緒県志』巻二十三及び『新修県志』八三四頁）等があり、駢文作家としての評判が高かった。また『光緒県志』引『聴鸝館日誌』の記事は、平湖・乍浦文人の小伝や逸話、著作に対する解題や批評をふんだんに含み、当地詩壇の理解に有益な情報を提供する。

(14) 徳田、前掲書、三九一－三九二頁。徳田博士は、『吾愛吾廬詩』地冊、第二稿、巻四に収める「奉呈蓮池老侯閣下詩并序」の記事内容を交渉の根拠としている。

(15) 徳田博士は前掲書(三八〇―三八一頁)において、『乍浦集詠』の大友参の第三首を引用するが、そこでは梅村詩の持渡者と目される周靄亭の補足資料として扱われるに過ぎず、大友遠霞に対しては興味を魅かなかったものか、何らの言及もされてない。

(16) 中島広足『瓊浦集』(天保十一年序刊)、上冊、夏部(競馬)の題詠に「大友義卿」が一首ある。編者の広足や本集に多数入集する木下相宰(逸雲)との交遊から考えると、この大友義卿は遠霞のことと思われる。

(17) 森政太郎編『筑前名家人物志』(一九〇七年、文献出版社復刻、一九七九年)には、「遠賀郡ノ人。書ヲ能クスルヲ以テ名アリ」(五三頁)と記され、書家部に配される。

(18) 江上苓洲(一七五八―一八二〇)は、寛政十年の甘棠館炎焼により儒職を免ぜられ、このときすでに平士となっていたから、当時藩校にはなく、家塾を開いて子弟を教授していた(広瀬淡窓『儒林評』)。おそらく遠霞は苓洲の家塾に学んだのであろう。苓洲は経術、文章、行事を兼備する南冥門下の逸材として知られ(同書)、九州では原古処、広瀬淡窓とともに並称されるほどの学者であった(小畑行簡『詩山堂詩話』)。いま遠霞に対する学問的影響は定かではないが、苓洲が徂徠学を信奉していた点から、遠霞も若い時分は古文辞派の詩風を継承したかと思われる。

(19) 『遠賀町誌』(一九八六年)七〇四頁。

(20) 以上の簡伝の根本資料は荒井周夫編『福岡県碑誌筑前之部』(筑紫史談会、福岡県碑誌保存会、大道学館出版部、一九二九年)に掲載された「大友遠霞墓誌」である。『福岡県篤行奇特者事蹟類纂』(一八九六年)、『筑前名家人物志』(一九〇七年)、『遠賀郡誌』(一九一七年)等の事蹟紹介もほぼこの墓誌に拠る。ただし本文はわずか一四三字しかない。墓碑の建立年次は判らぬが、建之者は「木守村修塾門人中」とある。四年間の木守滞在中に遠霞に教えを受けた面々が金銭を出し合って、報恩頌徳のために墓に刻んだようである。木守村は現在の福岡県遠賀郡遠賀町字木守の地で、筆者は臨地調査により遠霞の墓石が現在も同地の一田家の墓域内に保存されていることを確認した。

(21) 『筑紫遺愛集』については、中野三敏博士が『福岡県史』通史編(二五八―二五九頁)において、福岡の田舎版では最大の出版物であり、十六郡五四〇名に及ぶ人物の事蹟集の編纂は、当代福博文化の記念すべき大事業であったと高い評価を下している。

(22) 中島広足『不知火考』に以下の遠霞の序文がある。「不知火は一奇火なり。而して之を奇として伝ふる者は数百千載なるも、其の言、紛然として底極する所無し。肥人広足先生、近ごろ『不知火考』を著はす。博覧精究、幾庶んど以て群言の紛を解くべし。而して其の論終に知るべからざるに帰すも、大いに不知火の状態を得たり。余今秋観火の行有り。此の篇を受読するに及んで心目了々、我口に之を発せんと欲して言一として備はらざる無し。因って数言を巻端に録して、以て後の観る者に証せん。天保乙未小春遠霞陳人」（『中島広足全集』第二編、四八五頁、大岡山書店、一九三三年）。右の記述により、遠霞の天保六年十月時点での長崎在住が確定する。また『桧垣嫗家集補註』にも遠霞の跋文が見える。こちらは併載された海雲乞士黄泉の後題が天保六年の秋とあるから、遠霞の跋も同時期のものと思われる。『不知火考』とほぼ期を同じくして記されたものらしい。「桧垣の嫗なる者は、往昔肥筑の間を来往し、稗史小説の其の履歴を説く者は、頗る尠なからず。然れども其の之を説くや、朦然たる丘里の言、豈に信を士君子の間に取らんや。間ろ広足先生の著はす所の『桧垣家集補註』なる者成れり。辨析訂謬、蠶糸を剖く者のごとし。嗚呼、余や筑人にして知る所無し。今此の編を閲して一典故を得たれば、則ち先づ我が一身の為にして之を嘉し、之に次いで筑人にして而も亦天下後世の為に之を嘉す。夫れ桧垣なる者は一老嫗にして、其の伝へる所は寥々たる短篇なり。已にして数百年を歴て言猶ほ朽ちざる者は、豈に梃然たる偉節、藹然たる美言に非ざれば、以て之を存すること有らんや。今や士大夫にして道を学ぶとも、終に草木と其の帰を同じうする者、亦愧づべきの甚だしき者ならんや。是余の嘉する所、何ぞ翅だ一典故の上のみにあらんや。遠霞大友参書於露蕉風竹書房」（同全集、五四七頁）。以上により中島広足と大友遠霞が親しい友人関係にあったことが証明されるであろう。

(23)『緑芋村荘詩鈔』後編（慶応二年刊）巻上に「題遠霞氏古銭簾」という七絶を収める。

(24) 木下逸雲との交遊は、斎藤敏栄「保存されていた幕末の長崎三大南宗画家の書状」(一)(二)（『長崎談叢』第八六・七輯、平成九・十年）により知った。逸雲の交遊関係を示す約九五〇通の書簡が子孫宅を中心に発見され、中には清人の書状が百通も含まれるという。しかも大友遠霞宛の清人書簡もあると報じられ（二、一一八頁）、また遠霞から逸雲に宛てた書状も五通あるという（二、一四七頁）。これらに関しての詳細な情報は得られず、いまもって筆者は未見であるが、大友遠霞研究には不可欠な資料と思われ、精査の必要性を痛感する。

(25)『筑紫遺愛集』は「張小帋」と記すが、これは誤解である。実は土師家は一田家菩提寺の浄土宗正願寺（北九州市八幡西区）に遠霞所縁の掛軸を寄贈しており、筆者は先般これを実見したが、それは清人より贈られた紙本着色仏画であり、画賛には次のように書かれていた。「道光己亥冬日、日本筑前州遠霞先生、估舶に説きて書を属せて予に与ふ。謂ふ、老母有り。今六十度の春秋なり。俚詞を厲せて北堂の寿を為せと。時に適々予病んで一辞を措くこと能はず。因って蒓児に命じて無量寿仏の図を絵かしめ、以て之を祝し、并びに累ねて以て賛して曰く、積法の善果は恒河沙のごとし。数澄して壊れず、身は須弥山の高きに等し。是れ福寿者の相は、飴を含んで其の楽しみや陶々たり。茶磨山人顧禄印」内容そのものは遺愛集の記述通りである。ところが署名からこの画賛者は張小帍ではなく、『清嘉録』の著者として知られる蘇州呉県の文人顧禄（字総之、又鉄卿、号茶磨山人）であったことが判明するのである。仏画は子息の顧蒓が書いていた。製作年次の道光十九年は天保十年のことである。顧禄については、稲畑耕一郎に「顧禄年譜」（初編＝『中国文学研究』第八期、一九八二年、続編＝『中国詩文論叢』第二集、一九八三年）があるが、道光十九年は、十三、十六年と同様、動静が不明な空白の一年となっていた。しかし、今回、確かに病気であったことと、大友遠霞の依頼を受けて仏画に賛して贈っていた事実が新たに確認されたことになる。顧氏は詩画を善くし、邦人とも関係が深かった。道光十二年（天保三）五月には、清商李少白を通じて扇面詩と画を朝川善庵に贈り、『清嘉録』の序文を乞うた。同書題辞には大窪詩仏、高島秋帆、大田稲香（防州右田毛利家儒員）の邦人三家の詩も見える。稲香は天保中に秋帆に入門し、徳丸ケ原の演習にも参加した。また翌年にはこれも秋帆門の山本淡斎に『忠孝伝』の題詞を依頼している（後述）。さらに前述の斎藤敏栄の調査では、清人書簡中に顧禄からの六通が含まれるといい、うち頼山陽、朝川善庵、前川秋香宛が紹介されている（二、一五二頁）。複写掲載された顧禄の署名（二、一五一頁）は、正願寺仏画の筆跡に全く同一と認められる。残りの三通中に遠霞宛の書簡が存在する可能性はきわめて高いのではあるまいか。長崎文人と顧禄との間には、このようにかなり頻繁に詩文交渉のあったことが指摘できるのである。繰り返すが、大友遠霞に仏画を贈ったのは『筑紫遺愛集』にいう張小帍ではなく、顧禄・顧蒓父子なのである。この真相は贈答画の発見により初めて判明したのであり、よって本画は日中文人交流史上において、きわめて史料的価値の高いものと考えられる。今後は地域の文化財として大切に扱われることを懇望する次第である。

（26）この劉東藩の内兄が周靄亭である。『光緒県志』巻十七の劉東藩伝は「字は心葭。道光の歳貢生。学問を績み詩文に工みなり。諸生試を為せば輒ち高等たり。門に及んで受業する者多く声を庠序に騰ぐ。著はす所は已に佚し、今僅かに刊して『心葭詩選』有るのみ」と多くを記していないが、やはり乍浦詩壇では主要メンバーの一人であったと見られる。劉氏は梅村の『吾愛吾廬詩』の批評にも加わっている。

（27）陸熔も『光緒県志』巻十七に以下の伝が新纂されている。「字は春林。庠生。少くして穎慧、学を積み詩に工なり。武康の徐熊飛に師事し、林寿椿と名を斉しうす。熊飛、観海書院の講舎に顔して曰く、春雪廬と。蓋し二子に於て深契有らん。鎔早に卒し、詩文散佚す。今僅かに『春林詩選』一巻存るのみ」と。これによって遠霞に送詩した乍浦諸友のうち、陸・林両氏が徐熊飛門の双璧であったことを知る。また黄金台も門下であったことはすでに述べた通りである。徐熊飛は嘉慶九年の挙人で、もとは浙江武康の人であったが、乍浦の観海書院で学を主講し、特に翰林院典籍の官を授けられた。当時の乍浦文教に大きな影響を及ぼした学者であったと思われる。陸氏は詩を朱雅山に学び、風格峻潔、劉東藩、林雪巌と名声伯仲したという（『光緒県志』巻二十三、『春林詩選』条）。

(28) 林寿椿も『光緒県志』巻十七に「字は雪巌。廩膳生。志を勵まして帷を下し、経史を窮究し、詩・古文・詞に工なり。徐熊飛の高弟為り。性廉静恭遜、人咸之を敬ふ。晩年は東渓に隠居し、詩文を以てす。質を請ふ者、因って材造す。就里の人、咸其の教沢に沐す。著に『菊泉山館詩文集』八巻有り」と簡伝がある。その他、編書に『平湖采芹録』（『新修県志』八二三頁）がある。日本側では勝田半斎の詩稿に題詩を送り、批評者の一人にも加わっていたことが確認されている（徳田、前掲書所収、「『半斎摘稿』と清人序跋」）。また浪仙の詩才については、黄金台が「事に感じ時に傷む の作、層見重出す。詩史と称すべし。余は則ち或は山谷に似、或は鉄崖に似る」（『光緒県志』巻二十三、『守経堂集』条）と評した。加えて朱壬林も浪仙の詩才を称賛している。朱氏は道光の乍浦詩家中にあって兪衫を高華超妙と最も高く評価した（『光緒県志』巻二十三、『蹄涔集』条）が、その兪氏と伯仲するとまで『乍浦集詠』の序で述べた。以上のごとく乍浦の詩家五名のうち、沈浪仙、劉東藩、陸鎔、林寿椿の四名が『光緒県志』文苑中に立伝されており、この点からも四者がそろって当時の乍浦詩壇の実力者たちであったことが理解できるであろう。

(29) 福地桜痴「石橋先生略伝」（東京日々新聞、明治十七年六月二八日、第三七六五号所載）。

(30) 柳田泉『福地桜痴』（吉川弘文館、一九六五年）九―十頁。なお福地家での調査が戦前に実施されていたことについては、拙稿「石橋陳人『茂園残話』の研究―福地苟庵の著述をめぐって―」（本書二七七頁以下）においてすでに論じたのでそちらを参照されたい。

(31) 川辺真蔵『報道の先駆者福地桜痴』（三省堂、一九四二年）二〇―二一頁。以下本書の引用は全て同頁からのものである。

(32) 注(30)に同じ。

(33) 古賀十二郎『長崎画史彙伝』（大正堂書店、一九八三年）五三四―五三六頁。

(34) 『吾愛吾廬詩』には所々に沈氏の『和漢朗詠集』に対する賛辞が見える。例えば「浪仙云ふ、金和玉節、之を朗詠集中に置かば、幾んど能く辨ずる莫からん」（巻一、「登藤尾山重用前韻」）、「沈浪仙云ふ、能く状し難きの状を状とす。菅三品の亜なり」（巻一、「客去」）、「沈浪仙云ふ、都良香の手に出づるがごとし」（巻二、「重游葛渓途中、同諸友分韻紀所見」）等がそれである。また「夢游唐館」（巻二）には、「昔、野篁、唐に聘せらるるを得ざるを憾事と為す云々」という逸話も引用されている。

(35) 同右、天冊、巻二、第一稿の「宿邨篁山宅、半夜雨起。時有明早看楳之約」の注には「沈浪仙云ふ、江匡房之を見れば、必ず朗詠の余句に采入せん」とある。大江匡房は院政期の碩儒であるから、『和漢朗詠集』には採録がない。次の『新撰朗詠集』に初めて入集を見る。大江匡房の詩風を理解した上で朗詠選集の編纂があればとしてこのように想定したのであろう。

(36) 山本晩翠編『山本二翁合伝』（明治十二年、金井俊行序、長崎歴史文化博物館蔵写本）。二翁とは山本晴海、竹内晴潭兄弟を指す。本書は晴海の次子山本晩翠の手になり、当時の長崎区長金井俊行の序文が付されている。淡斎は高島流の砲術家として名声を博し、天保十一年に江戸町から本古川町に居を移してからは二百余人の門弟を抱えた。しかし、高島秋帆の事件に連座して閉門となり、解かれて以後は砲術部門からは手を引き、漢学教授を専門とした。この点については『淡斎口授書』一（佐賀県立図書館蔵写本）の跋文（嘉永六年夏五月識）により知ることができる。淡斎は和漢の学に通じ、当時長崎に学を講じた中島広足の『海人のくぐつ』にも序文を寄せ、その線から推すと大友遠霞とも交際のあった可能性が高い。

(37) 郁載瑛も平湖の人である。『光緒県志』巻二十三によると、高三祝の序を付した『味雪斎詩鈔』二巻（刊）があったという。高氏には『春秋職官考』があり、経学にも造詣が深かったようである。高氏とは『観水唱和詩』四巻を共編しており、かなり懇意であったらしい。郁氏の詩風は沈静密致とされ、駢文にも巧みであった。詩は青浦の熊蘇林農部から激賞された。『新修県志』（八三九頁）また道光の諸生と記す。その姉を郁貞といい、この人にも『吟香閣詩鈔』（未刊）があり、浪仙の母朱蘭と並んで道光乍浦を代表する女流詩人であった。

(38) 徳田、前掲書、三八七頁。

(39) 宮田安『唐通事家系論攷』（長崎文献社、一九七九年）二二六—二二七頁。

(40) 『吾愛吾廬詩』の沈評によれば、『海上叢談』に収めたものは、巻一「夏雨山中」と「蘆洲夜泊」、巻二「霊源寺和尚見恵盆種白蓮、詩以謝之」、「江邨雑詠」の計四首である。また『滄海珠編』には巻二「躑躅花」、「夏日遊山寺」、「夢游唐館」の三首が採録されている。さらに巻三に収載する「酬沈浪仙寄」注に沈氏の原唱が掲載され、そこで「自註に云ふ、時に大東詩録を輯む。君が詩を冠と為す」と明言されている。

(41)『紅葉山房詩鈔』(明治二十年、門人今川岳南序刊、山口県立図書館蔵) 所収の「至後一日」詩に「以下、清人沈浪仙の評に係る」と注があり、凡そ十四首に沈氏の評語が添えてある。「題諫鼓鳴鶏図」には「措詞極めて古法を得。東国詩中に録入す」と見えており、おそらくこの「東国詩」は下に「録」字が脱落したものであろう。また本書末尾には沈浪仙 (癸丑冬日＝嘉永六年) と王克三 (甲寅夏日＝嘉永七年) の二種の跋を置く。沈氏跋には、長崎の春虚堂翁、豊後の劉石秋翁と並んで東国詩壇に鼎立する詩才の持主であると稲香を讃えている。春虚堂というのは詩文書画に秀で、秋帆門の高弟としても知られた春老谷 (長崎会所役人) のことであり、春氏、劉氏、大田氏いずれも淡門であった。このように述べるからには、春老谷、劉石舟の詩も沈氏の和詩選集に収録されていたと判断してよいかと思う。

(42) 徳田、前掲書、三四七－三五三頁、及び三六三－三七〇頁の記述から理解できる。

(43) 太平天国軍は三度平湖に侵攻した。平湖県は咸豊十年 (一八六〇) の七月十五日－十八日、八月五日－十八日にかけて二度にわたる李秀成軍の襲撃を受け清軍百余人が戦死した。さらに翌十一年 (一八六一) 三月九日には陳炳文軍が海塩から乍浦に侵攻、清軍の副都統錫齢阿が戦死、総兵米興朝は残兵を率いて金山に逃げた。勝ちに乗じた太平軍は北進して、十日に県城攻略戦が本格化する。その結果、平湖一帯は太平軍の支配下におかれ、同治二年 (一八六三) 十一月七日に太平軍が県城を撤出、十二日に乍浦から退くまでの実に二年八カ月の長期に及ぶ占領であった。平湖の文人を代表する黄金台と沈浪仙はこの期間に相次いで鬼籍に入り、王克三、江稼圃、賀鏡湖等は海外へ脱出して長崎に来り、一時難を避けるという事態に発展した。ここに乍浦詩壇はほぼ壊滅的な打撃を受けるに至ったのである。

(44) 福地桜痴には十四－十九歳 (安政年間) の詩集が、『星泓詩草』二巻 (稿本) として子孫家に伝来していた。これに関して柳田は「彼が人に托して清人沈浪仙 (名は筠、字は実甫、平湖の人) にその詩集を示して批評を乞い、浪仙から大いにほめられたことが伝わっている」(前掲書、三十頁) と記述する。真実とすれば親子で沈氏に批評を仰いだケースとなる。思うに陳逸舟が持渡した嘉永二年は桜痴はまだ八歳であるから、父子同時に持参されることはあり得まい。おそらく桜痴も父に倣い、後年別に依頼をしたものと考えた方がよいだろう。

あとがき

本書に多く引用した『古谷道庵日乗』は、天保–明治初期までの諸方面に亙る情報がふんだんに含まれた地方文献の雄である。当地の儒医の動静を知る為には今後さらなる活用が図られて然るべき資料かと思う。筆者はかなり以前から丹念な読み込み作業を続けているが、最も印象深かった記事の一つに松谷浦（下関市豊浦町川棚）への韓人漂着の一件がある。慶応二年三月五日、道庵は小串の医家岡（陵）昌斎に誘われてその様子を見物に出かけた。浦庄屋の酒井岸槌は接見を許したものの、筆談厳禁の藩命が布達されている旨を告げた。ところが両人の前に異装の韓人が跪拝し、自ら金珣智と名乗り、先方から進んで筆談を乞うてきたのである。そこで昌斎は相手が識字者であったことを喜び、詩を所望すると、次の一篇をその場で作って手渡してくれた。

暮春三月許多花　　暮春　三月　許多の花
他国風光豈曰佳　　他国の風光　豈に佳と曰はんや
今我万里流落後　　今　我　万里　流落の後
朝鮮勝景在誰家　　朝鮮の勝景　誰が家にか在らん

金氏の望郷詩は道庵の胸を打ち、国公より筆談を禁じられていたにも関わらず、迷うことなくこれに次韻して返詩に及んだ。道庵は生国を遠く隔たる異郷に漂着し、不安な毎日を送る金氏の憂結を和らげることに努めた。

山村到処也多花　　山村　到る処　也た花多し
雖在他郷豈不佳　　他郷に在りと雖も豈に佳ならざらんや

帰帆東風応有日　　帰帆の東風　応に日有るべし
何傷万里逗漁家　　何ぞ傷まん　万里の漁家に逗まるを

金氏の側も道庵の誠意をしっかりと受けとめる。見ず知らずの日本人が憔悴極まった異国人に優しい心遣いを示してくれたことに甚だ感激し、さらにいま一首を献じて道庵の善意に報いたのであった。

偶逢文士二三人　　偶々文士二三人に逢ひて
問答幽情涙満巾　　問答すれば　幽情　涙　巾に満つ
数歳親朋松谷浦　　数歳　親朋のごとし　松谷浦
漁夫山客好為隣　　漁夫　山客　好んで隣を為す

松谷の浦人は予期せぬ異邦者の漂着に対し、敵意や蔑視の悪感情を抱くことが殆どなかった。地元民は不運な遭難者にごく当たり前のように愍惜の温情をもって接した。このことは結果として彼らが儒教における仁愛の実践者であったことを意味する。ここに双方の間にいわゆる信義が成立し、相互扶助の精神が実際に機能していたことを知るのである。慶応のこの出来事は山口県北西部の片田舎に起こった些事に過ぎぬのであるが、後々に近代日本がたどった不幸な歴史を思い浮かべるとき、幕藩体制末期の地方知識人や漁民までもが一様に備えていた我が国人の美質に多少なりとも啓発を受けぬ訳にはいかないだろう。

古谷道庵と金珣智の話はごく細やかなエピソードに過ぎないが、実は防長というのは日本漢学史上に注目すべき数多の出来事を有する土地なのである。ところがそうでありながら、今日まで至って軽微な扱いしか受けていないのはまことに残念な気がしてならない。例えば宋学の本邦移入に尽くした南村梅軒と桂庵玄樹が、ともに周防人であったことをどれほどの人が知っていようか。梅軒は天文年間に朱子学を唱え、土佐に下向して海南学派の祖となるが、四国へ渡る前は大内家に御伽衆として仕えていた。肥薩の地に赴き、薩南学派を興した桂庵玄樹は、一時下関の永福寺に住持としてあったと伝える。このように防長儒学の淵源は、遠く室町時代に求められるのである。

近世、防長二州は関ヶ原の戦役で減封された毛利氏三十六万九千石の領国となり、廃藩まで萩に藩府をおいて十四代の治世が続いた。その間、六代藩主毛利吉元は全国屈指の規模を誇る藩校明倫館を創設した。享保四年のことである。二代祭酒山県周南は提学育英に励み、文教大いに興隆し、萩藩は鎮西徂徠学の淵叢として世に知られた。教学に熱心であったのは宗藩に限らず、四支藩（長府、徳山、清末、岩国）及び一門六家（三丘宍戸、右田毛利、厚狭毛利、吉敷毛利、阿川毛利、大野毛利）や寄組士中においても、宗藩に倣い学制を整えるものが相次ぎ、進んで良師碩儒を招き家士の学問・教養を高めることに努めた。その後、山県太華は朱学一尊への学風改変を断行、ここに萩宗藩は古文辞の余風を一掃して、昌平派が教学の実権を握ることとなる。これに対して支藩や一門家では、王学派や実学派が台頭し、結果的にはそれが学問的沈滞を回避する効果をもたらし、幕末の防長では、むしろ各地郷学において、より活発な育英事業が展開されたのであった。

防長の漢学はかほどに充実した内容と規模を誇りながら、しかるにいまだ系統的研究が行われておらず、従って防長儒学史や防長漢学発展史といった概括的研究書も現れていない状況にある。医学方面には田中助一氏の大著『防長医学史』があるというのに。ただこの書とて半世紀も前のものである。地方の医史に手を染める研究者が稀少となったいま、防長の儒・医学研究は瀕死の状態にあるといっても過言ではない。私はこれらの点を、三十代に入って地域史に興味を抱いた頃から危惧し続けていた。

そんな折、もう十年も前になろうか、林田慎之助先生（神戸女子大学名誉教授）から久坂玄瑞について書くようにとのお話を頂いた。もちろん長州の幕末維新に興味がなかったといえば嘘になるが、日本漢学を専門にやったわけではないからずぶの素人である。もともと私は故江頭廣（佐賀大学名誉教授）、田村和親（二松学舎大学教授）両先生のもとで、古代中国の不死再生にまつわる信仰や習俗を研究する学徒であった。しかも当時は坂出祥伸先生（関西大学名誉教授）のご助言もあって、方術神秘主義の視点から道教の服食・服餌説の展開について本格的な考察をはじめた矢先であった。かかる状況下に畑違いな分野に挑むかどうか、少々ためらいはしたものの、結局、温故知新とばかりにお引き受けすることにした。おそらく林田先生は私が下関に住み、たまにお宅に伺うと、近世長関の詩人学者の話をすることから適材と判断なさったのであろうが、おかげで当方は長州維新学を初歩から勉強するはめになってしまった。かく考えてみると、私の防長儒医学研究の原点は、この久坂の一件にあるといってよく、斯学の研究が今日まで継続できたのも、ひとえに林田先生のご鞭撻があればこそであった。ここに一書の体裁をとるにあたり、まずもって先生のご厚沢に対して満腔の謝意を捧げる次第である。

さて本書はこれまで発表してきた十篇の論考に書き下ろしの二篇を加え、『幕末防長儒医の研究』と題してまとめたものである。各編は支藩王学と久坂玄機、松本濤庵の医事と旭荘娶嫁の順序が前後するだけで、その他は発表年代順の配置となっている。内容については字句文言の補訂にとどまらず、論考によっては大幅に加筆したものもある。

本書は「防長」と冠しながら、実質的には二州の出身者にとどまらず、吉村秋陽や広瀬旭荘といった防長への来訪者を含み、さらに福地苟庵の関係からは長崎文人、果ては清国詩家にまで話題を広げており、その点において本書がローカリズムに終始する単なる地方史の書でないことは理解して頂けるかと思う。「幕末」は山口県史の編さん事業においては、明治維新部会がこれを担当し、天保期から明治四年の廃藩までを範囲として取り扱う。

本書も基本的にはその時代に生きた人々を対象として論じたが、なかには前後の説明を加えた場合もある。例えば福地苟庵の場合、修学・雌伏期にあたる化政期の行状に触れざるを得ず、また廃藩後に再び表舞台に登場した松本濤庵などは、伝攷としての性質上、明治十年頃の事蹟をも含んで叙述に完結性を与える必要があった。よって本書の「幕末」は歴史学用語としての厳密な定義に拠っておらず、設定範囲がやや緩やかになっていることをお断わりしておきたい。

次に「儒医」であるが、その概念については和漢に諸説があって、いまだ定説といえるものがない。ただし筆者の場合は、単に「儒」と「医」を並置連称したに過ぎず、いわゆる志業一本の儒医なる家業に限定した用法ではない。そのため本書の「儒医」には、専門儒家、専門医家、儒医兼業家（主儒従医、主医従儒）の三者すべてが含まれることになっている。玄瑞はのちに平士に取り立てられるが、本質的に久坂兄弟は医であり、松本濤庵もまた医学専従者であった。高杉については、厳密には儒ではないものの、『漢文学者総覧』に収録され、儒役待望論もあってこれに準ずる扱いが可能である。いっぽう古谷道庵、中村徳寅、福地苟庵は儒医を兼業し、そして吉村秋陽と広瀬旭荘は天下にその名を知られた名儒であった。本書ではこれらの人々の包括的呼称として「儒医」を使用してある。

ここに収めた論考はいずれも基礎的研究で、十分な考察の段階にまでは達していないものばかりである。その点、慚愧にたえないが、何はともあれ地方に散在する文献資料と、防長に関係する儒医の知られざる業績を少しでも世に紹介できれば筆者としては幸いである。今後、多くの研究者が本書に論じた人物や資料に関心を抱き、いっそう精緻な研究によって日本と日本人の将来が模索されることを期待したい。

最後となるが、本書成るに際しては、林田慎之助先生はもとより、戸川芳郎（東京大学名誉教授）、竹下悦子

（二松学舎大学教授）、饗庭孝典（前杏林大学教授）の各先生から暖かいお励ましを賜った。また防長各地に何度となく調査行をともにした海永初之、畠中茂朗両氏、さらに防長史研究の立場からご助言を頂いた今村元市、河村一郎、諸井耕二の各先生、大友遠霞の調査にご協力下さった石松昭氏（遠賀町役場）及び土師家、正願寺の皆様、そして古谷日記の解読に熱いエールを送られた岩切稔先生（福岡教育大学教授）、その他、お世話になった多くの方々に対して衷心より感謝の意を捧げる次第である。

なおまた困難な書物の刊行を快くお引き受け下さった知泉書館の小山光夫社長に対し、深く御礼を申し上げたい。

初出一覧

「久坂玄瑞の神医説－安政末における起医の決心－」（『山口県地方史研究』第八十四号、二〇〇〇年十月、山口県地方史学会）
「京坂遊学期における久坂玄機の交友関係について」（『山口県地方史研究』第八十七号、二〇〇二年六月）
「幕末長州支藩の王学派台頭に関する俯瞰的考察－吉村秋陽とその門人の軌跡を軸として－」（『山口県地方史研究』第八十五号、二〇〇一年六月）
「高杉東行の王学信奉に関する覚書」（書き下ろし）
「長府藩医松本濤庵に関する若干の考察」（『山口県地方史研究』第九十号、二〇〇三年十月）
「松本濤庵の医事－古谷道庵との交渉を中心として－」（『山口県地方史研究』第九十二号、二〇〇四年十一月）
「嘉永四年広瀬旭荘の長府娶嫁及び藩儒招聘に関する一考察」（『山口県地方史研究』第九十一号、二〇〇四年六月）
「広瀬旭荘晩年の赤関厄難について－『日間瑣事備忘録』に見る婚家当主清水麻之丞との紛擾顚末－」（『地域文化研究』第二十号、梅光学院大学地域文化研究所紀要、二〇〇五年三月）
「湖南の儒医中村徳寅について」（『山口県地方史研究』第九十三号、二〇〇五年六月）
「福地苟庵小伝－長府に生まれた桜痴居士の父－」（『山口県地方史研究』第九十四号、二〇〇五年十一月）
「石橋陳人『茂園残話』の研究－福地苟庵の著述をめぐって－」（『地域文化研究』第二十一号、二〇〇六年三月）
「沈浪仙の和詩収集と長崎文人－福地苟庵『蕪稿』とその周辺－」（書き下ろし）

人名索引

あ　行

か　行

さ　行

た　行

な　行

は　行

ま　行

や　行

ら　行

わ　行

事項索引

あ　行

か　行

さ　行

た　行

な　行

は　行

ま　行

や　行

ら　行

わ　行

書名索引

あ　行

か　行

さ　行

た　行

な　行

は　行

ま　行

や　行

ら　行

わ　行

亀田一邦（かめだ・かづくに）

1961年，山口県下関市生まれ。1985年，二松学舎大学院文学研究科（中国学専攻）修士課程修了。現在，九州国際大学付属中・高等学校教諭。山口県史編さん調査委員。

〔主要論文〕「オカルティズムより見た中国の服芝行為に就いて－巫祝・神仙家と催幻覚性菌類－」(『東方宗教』第89号，日本道教学会，1997年)，「葛洪の服餌説における非成仙系服餌の救荒法化について」(『六朝学術学会報』第1集，六朝学術学会，1999年)，「『抱朴子』仙薬篇の定命的服餌説に関する一考察」(『六朝学術学会報』第2集，2001年)，「『相貝経』攷－服食派方士と宝貝－」(林田愼之助博士古稀記念論集『中国読書人の政治と文学』所収，2002年，創文社）等。

〔幕末防長儒医の研究〕　ISBN4-901654-80-2

2006年10月15日　第1刷印刷
2006年10月20日　第1刷発行

著者　亀田一邦
発行者　小山光夫
印刷者　藤原愛子

発行所　〒113-0033 東京都文京区本郷1-13-2
電話03(3814)6161 振替00120-6-117170
http://www.chisen.co.jp
株式会社 知泉書館

Printed in Japan　印刷・製本／藤原印刷